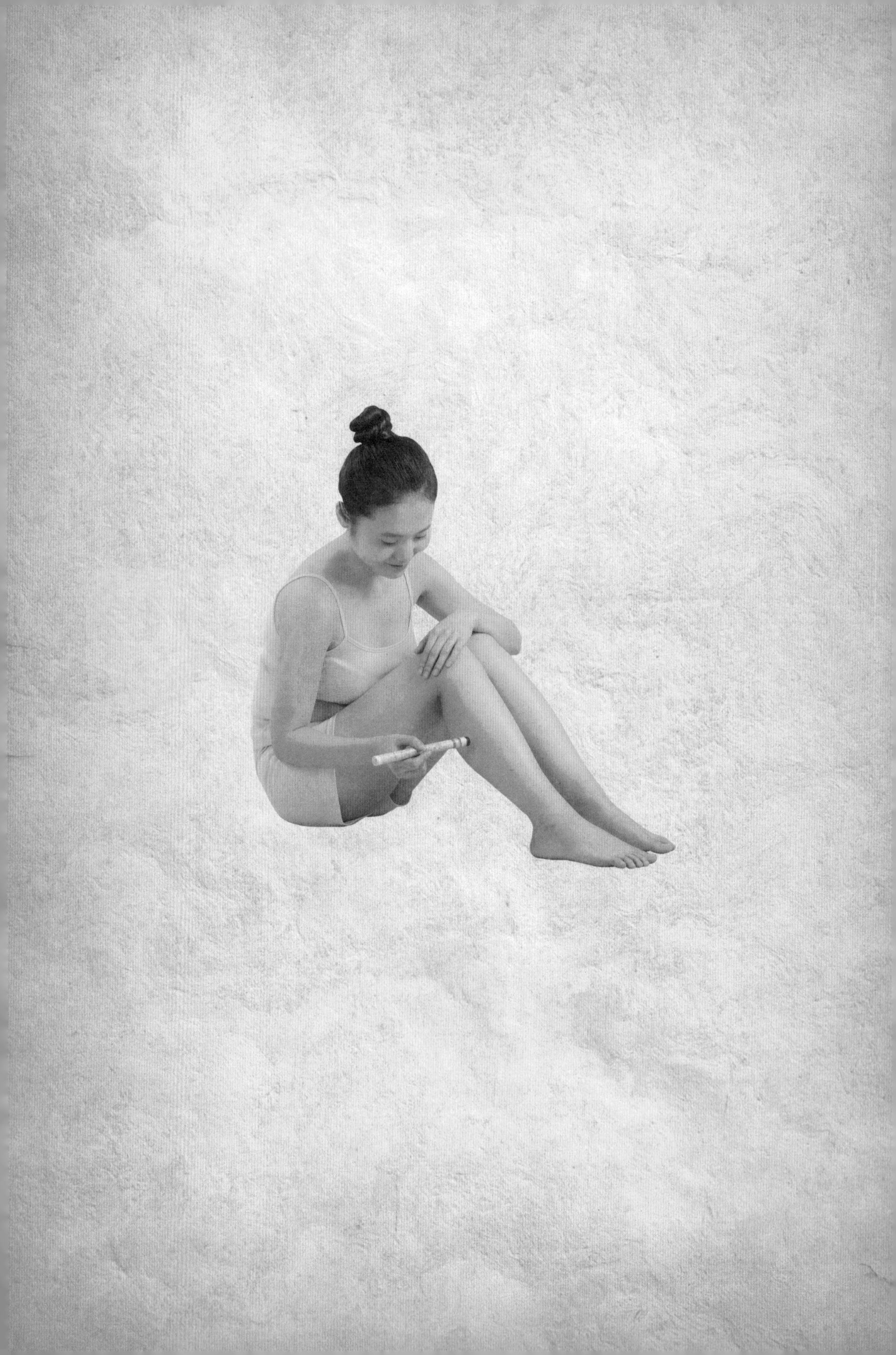

◆ 名家养生系列 ◆

零基础学艾灸

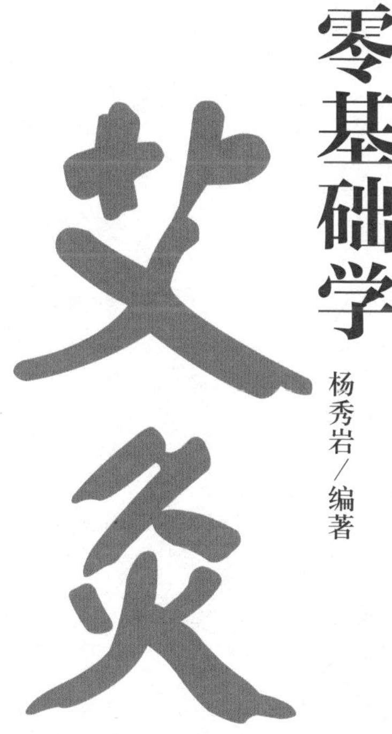

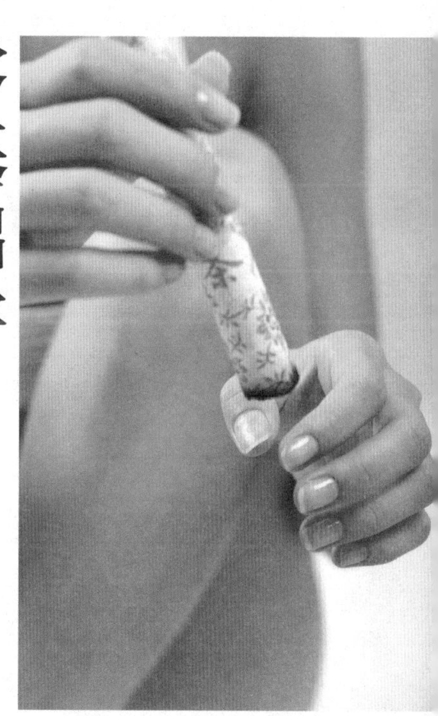

杨秀岩/编著

国家一级出版社 中国纺织出版社 全国百佳图书出版单位

图书在版编目（CIP）数据

零基础学艾灸 / 杨秀岩编著 . -- 北京：中国纺织出版社，2018.9 （2023.5重印）

（名家养生系列）

ISBN 978-7-5180-5303-2

Ⅰ . ①零… Ⅱ . ①杨… Ⅲ . ①艾灸 Ⅳ . ① R245.81

中国版本图书馆 CIP 数据核字（2018）第 184199 号

责任编辑：韩婧　　特约编辑：刘美君　　责任印制：王艳丽

中国纺织出版社出版发行

地址：北京市朝阳区百子湾东里 A407 号楼　邮政编码：100124

销售电话：010-67004422　传真：010-87155801

http：//www.c-textilep. com

E-mail：faxing@c-textilep. com

中国纺织出版社天猫旗舰店

官方微博 http：//weibo. com/2119887771

大厂回族自治县益利印刷有限公司印刷　各地新华书店经销

2018 年 9 月第 1 版　2023 年 5 月第 2 次印刷

开本：710×1000　1/16　印张：12

字数：136 千字　定价：58.00 元

前言

艾灸在我国已有数千年的历史。早在春秋战国时期，《灵枢经》中就有关于艾灸的记载，“灸则强食生肉”，说明了艾灸能增加食欲，促进人体正常生长发育。唐代著名医学家孙思邈，幼年多病，到了中年时期，开始尝试艾灸，常令“艾灸烧遍全身”，到了93岁仍“视听不衰，神采甚茂”，年过百岁还精神奕奕著书立说。在民间也流传着“家有三年艾，郎中不用来”的谚语。这些都充分说明了老百姓对艾灸的喜爱。

艾灸是利用艾草为原料，制成艾绒、艾炷、艾条，然后在对应的穴位上用各种不同的方法燃烧，直接或间接地施以适当温热刺激，通过经络的传导作用而达到治病和保健的一种方法，不仅可以改善人体的气血循环、疏经通络、调节脏腑功能、改善亚健康，还能辅助治疗各种病症。

艾灸疗法符合自然疗法的要求，它安全可靠、使用范围广、疗效奇特，关键是无毒副作用，也不受外部条件的限制，可以随时随地进行。即使不懂中医医术的人，也能轻松按照书中的操作方法完成整个艾灸过程。

本书用通俗易懂的文字介绍了艾灸的基本使用知识，让读者了解常用的方法、操作的技巧、灸治过程中的注意事项等。然后从家庭内科常见病、外科常见病、皮肤常见病、五官科常见病以及男女性常见病的角度详细介绍了近百种疾病的艾灸疗法，配真人操作演示图片，形象生动，读者可以轻松操作。相信通读完全书后，你也能成为自己和家人的灸疗师，为自己和家人的健康保驾护航。

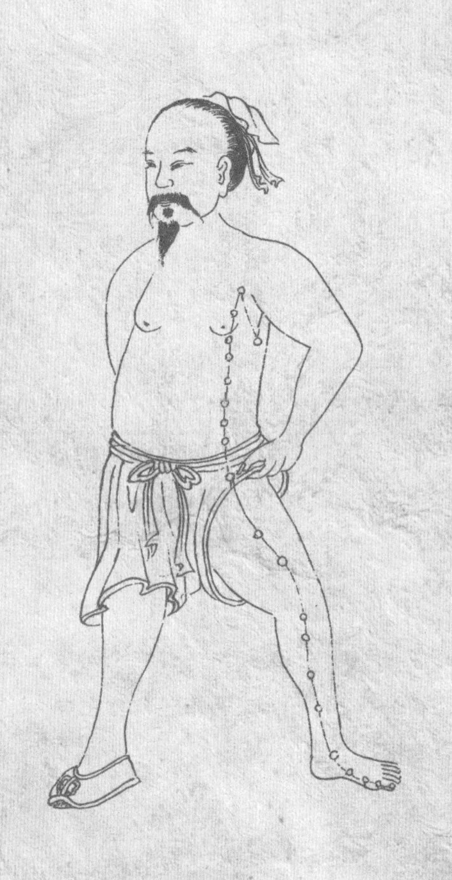

目录

艾灸调理内科常见病 …45

艾灸调理外科常见病 …99

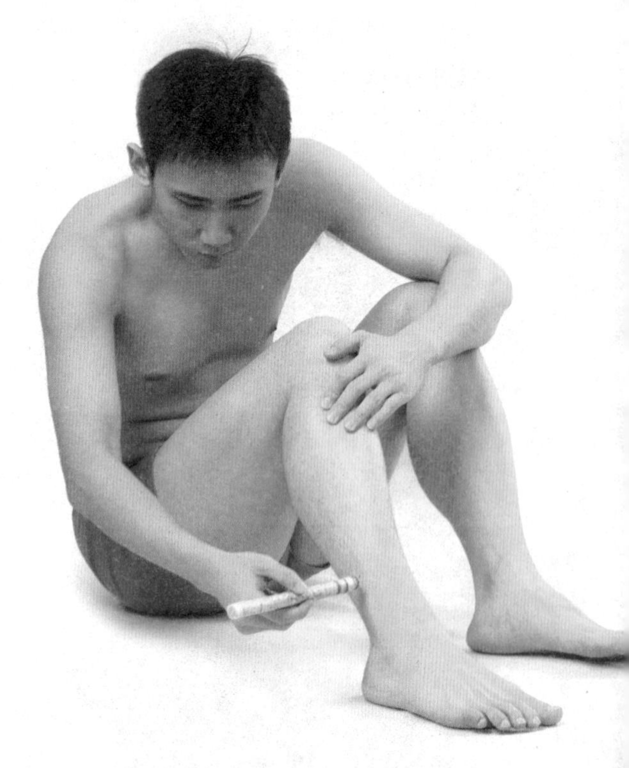

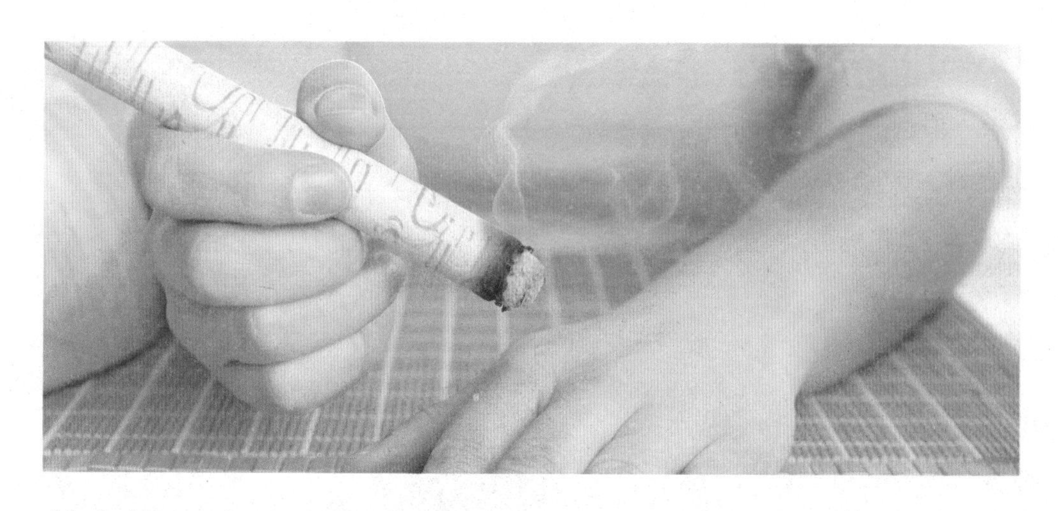

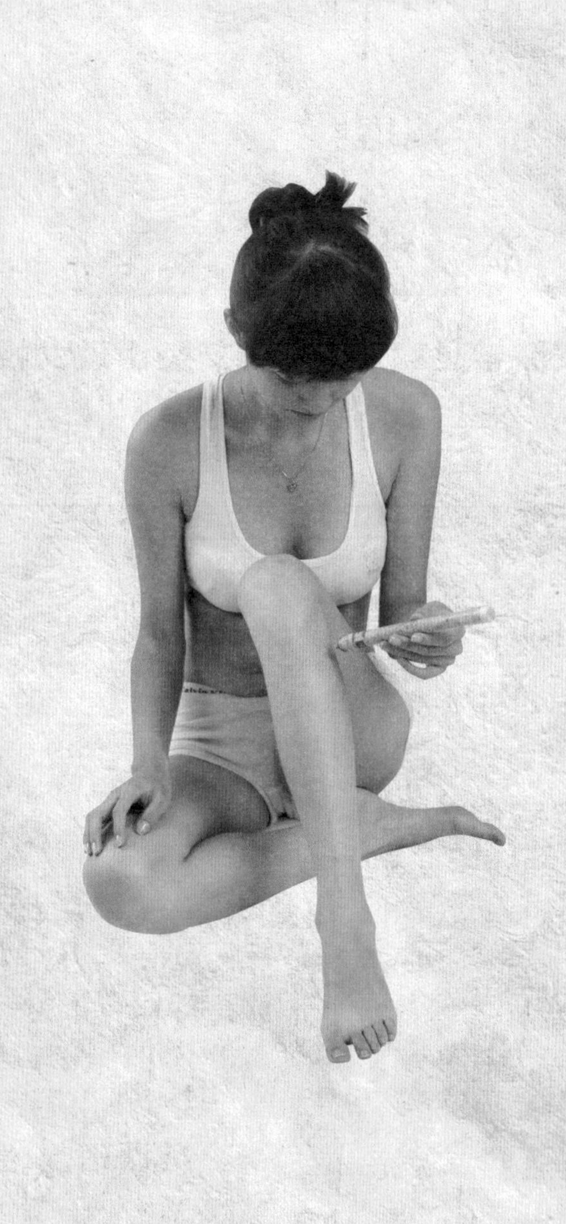

艾灸，好学好用的养生保健疗法

艾灸是我们祖先传下来的治病保健良方，是一种神奇的中医疗法。灸法是用艾绒、药物或其他灸材料点燃后放置在体表穴位或病变部位上烧灼温熨，借灸火的温热之气和药物的作用，通过经络的传导，起到温通气血，扶正祛邪，达到治疗疾病和预防保健的一种外治疗法。

艾灸，古老又神秘的中医疗法

艾灸在春秋战国时期就已广泛流行，在中国古代，艾灸是治疗疾病的主要手段。艾灸疗法操作简单，安全有效，即使是不懂医术的人，也可通过简单的学习快速掌握其操作方法，因此，此种方法自古以来就受到广大劳动人民的喜爱。

古人生病自灸，历史由来已久

艾叶为纯阳之品，具有温经通络的作用。著名药物学家陶弘景在其《名医别录》中称“艾叶，微温，无毒，主灸百病……”关于艾叶的作用，《本草纲目》中早有记载：艾以叶入药，性温、味苦，无毒，纯阳之性，通十二经，具回阳、理气血、逐湿寒、止血安胎等功效，亦常用于针灸。故又被称为“医草”。用艾叶作施灸材料，有通经活络、祛除阴寒、消肿散结、回阳救逆等作用。临床上，艾叶除了用来做成艾条、艾炷，还可以作为中药，如中医著名方剂“胶艾汤”“艾附暖宫丸”中均以艾叶为主要成分。

家有三年艾，郎中不用来

灸用艾叶，一般以越陈越好，故有“七年之病，求三年之艾”（《孟子》）的说法。《本草纲目》记载：“凡用艾叶需用陈久者，治令细软，谓之熟艾。若生艾灸火则易伤人肌脉。”陈艾以颜色呈土黄色或金黄色、艾绒柔软无杂质者为上品。陈艾叶的优点是含挥发油少，燃烧缓慢，火力温和，燃着后烟少，艾油已经完全挥发掉，不会对人体造成危害，而且渗透力好，艾灰不易脱落；而新艾则没有这些优点，新艾气味辛烈，含挥发油多，燃烧快，火力强，燃着后烟大，艾灰易脱落，容易伤及皮肤和血脉。新艾其中的挥发油没有完全挥发掉，不仅不能达到治疗效果，反而可能对人体产生一定的危害。

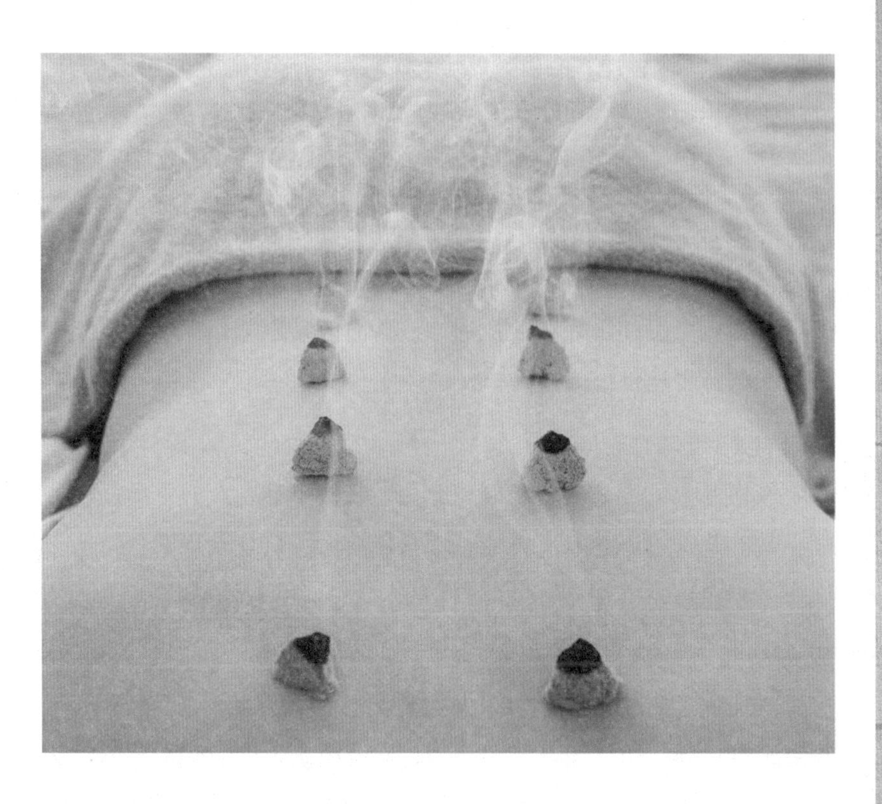

艾灸可温通气血、温经散寒

艾叶药性偏温，燃烧产生的艾烟的主要成分配合艾火产生的热力可温通气血、温经散寒、温煦阳气。艾烟中的艾叶油对体外的白色葡萄球菌、A 型链球菌、奈瑟菌、肺炎球菌有很好的抑制作用。艾叶油的主要成分有兴奋神经中枢的作用，可解热、止血、镇痛。艾燃烧的生成物可附着在穴位皮肤上，通过艾灸产生的热力渗透进体内，产生药效，达到辅助治疗疾病的目的。

温热刺激能改善血液循环

局部的温热刺激是调理疾病的关键因素，这种温热刺激可以改善局部血液循环和淋巴循环，加速细胞新陈代谢，减轻炎症，修复损伤组织，使肌肉、神经的功能与结构恢复正常。人体是一个有机的整体，各种因素相互影响，艾灸对人体产生的刺激作用，可激发机体产生一系列的反应来应对这种变化，从而产生一种良性的调节作用，以达到辅助治疗疾病的目的。

艾灸可祛寒湿、温经络、除疾病

艾灸的应用范围比较广泛，在祛寒湿、温经络方面作用显著。具体来说，艾灸具有以下五种功效。

艾灸能温通经络

经络是气血运行的通路，经络通畅，则气血运行、营养物质输送正常。寒湿等病邪，侵犯人体后，往往会闭阻经络，导致疾病的发生。艾灸可温经散寒，活血通络，从而改善寒凝血滞、经络闭阻所引起的各种病症。

艾灸能行气活血

气血是人的生命之本，气血充足，气机条达，人的生命活动才能正常。艾灸可以补气、养血，还可以通调气机，升提中气，使得气血调和以达到治疗和保健的目的。

艾灸能祛湿散寒

气血的运行，遇寒则凝，得温则行。中医认为，血得热则行，得寒则凝，故一切气血凝滞的疾病，均可用艾灸来治疗。艾灸疗法通过对经络俞穴的温热刺激，起到温经通络、散寒除痹的作用，以加强机体气血运行，达到治疗和保健的目的。艾是纯阳之物，加上火的热力渗入，以阳气驱出阴邪，因而艾灸疗法对湿寒之证特别有效。

艾灸能调节阴阳

人体阴阳平衡，则身体健康，而阴阳失衡，人就会发生各种疾病。艾灸可以调节阴阳，使失衡的阴阳重新恢复平衡。

艾灸能回阳救逆

艾灸有回阳救逆的作用。古书上记载："气阴两脱急取神阙、关元艾灸以回阳救逆"。阳气虚弱不固，轻者下陷，重者虚脱。艾叶性属纯阳，火本属阳，两阳相合，可益气温阳，升阳举陷，扶阳固脱。

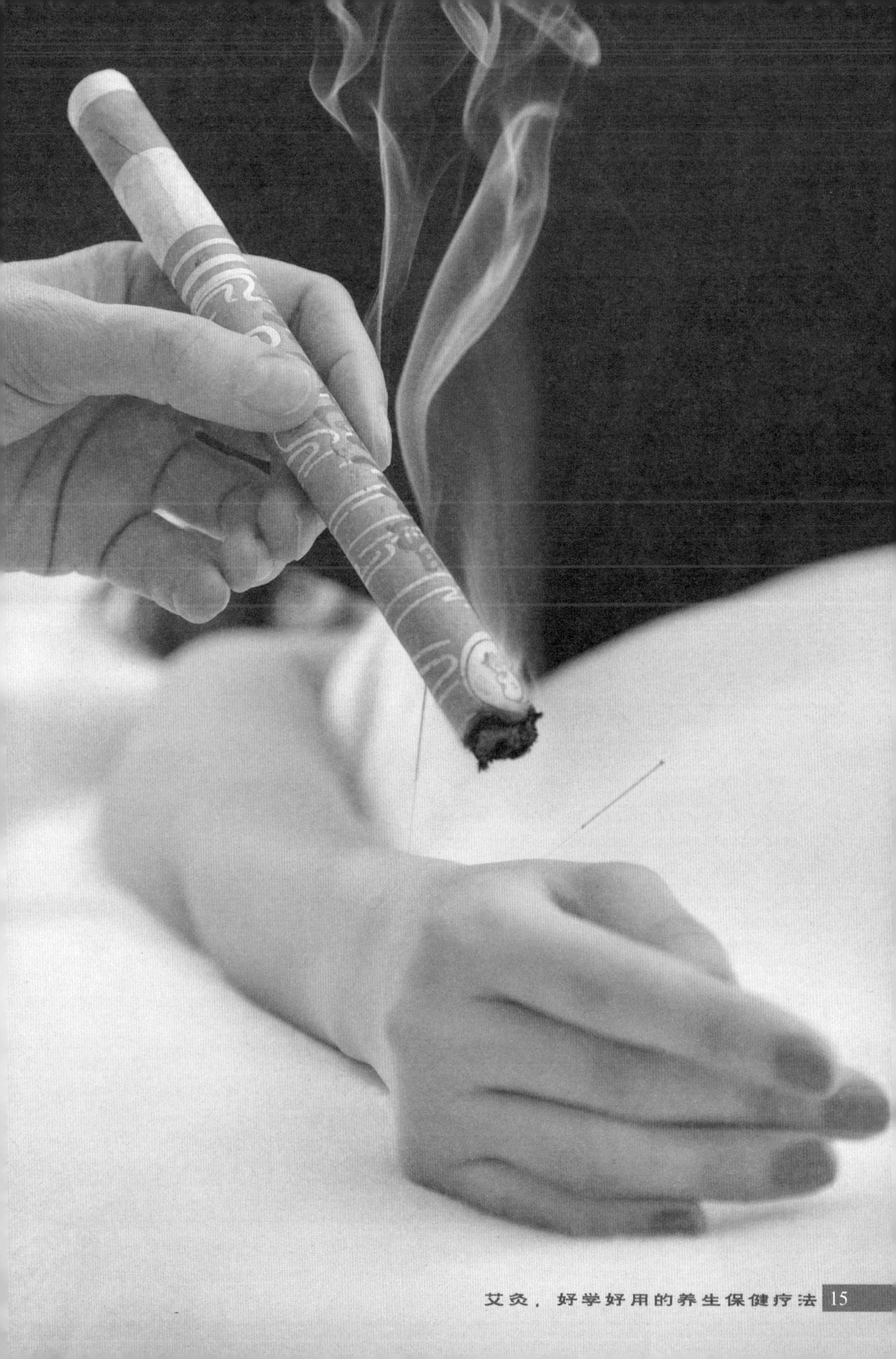

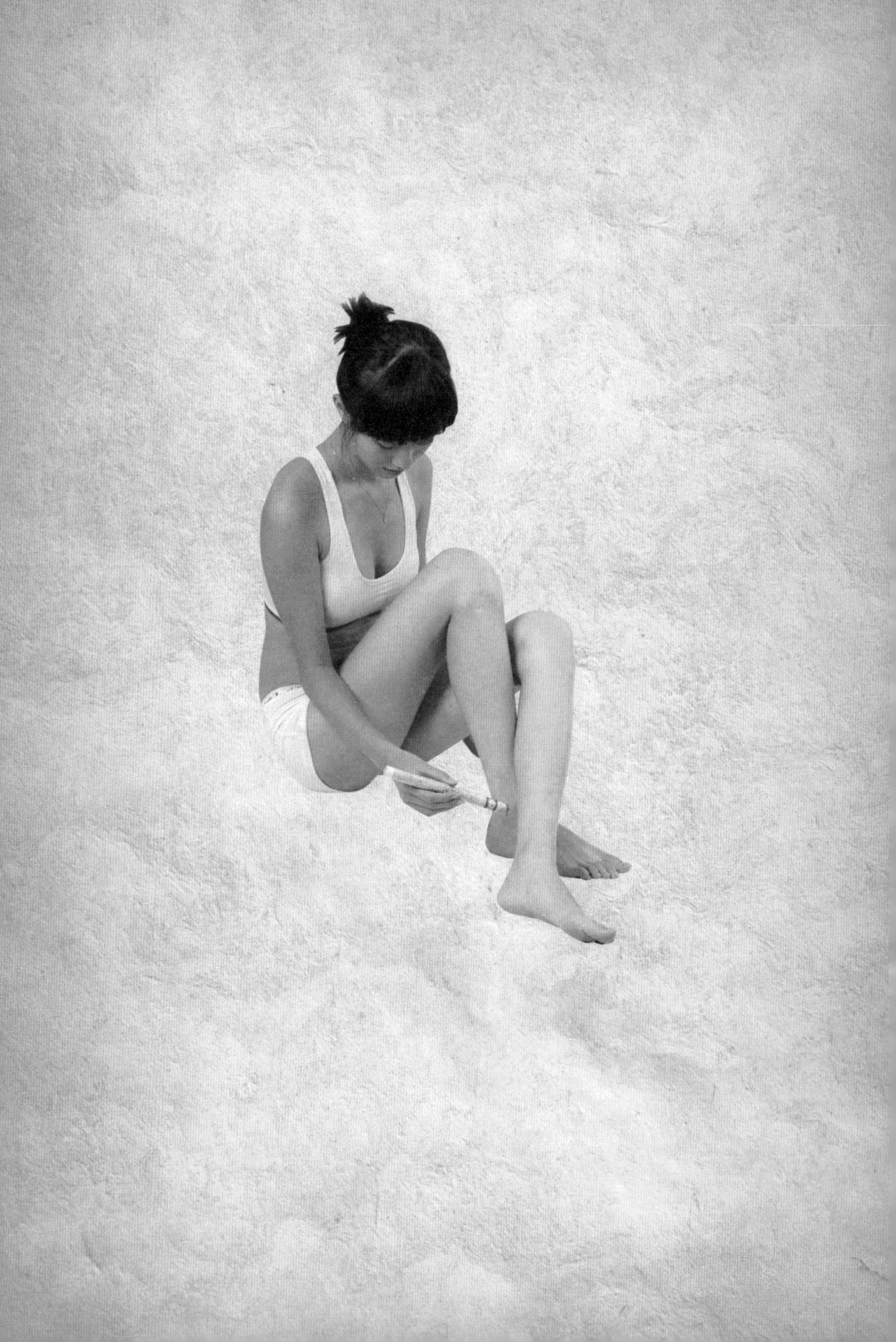

保健艾灸，在家轻松做

艾灸疗法原材料比较低廉，操作方法简单易学。患者完全可以在家自己学习艾灸疗法。

艾灸第一步，认识艾草

《本草纲目》记载："艾以叶入药，性温、味苦、无毒、纯阳之性、通十二经，具回阳、理气血、逐湿寒、止血安胎等功效，亦常用丁针灸。"

艾草是多年生草本或略呈半灌木状植物，植株有浓烈香气。主要分布于亚洲东部，如朝鲜半岛、日本、蒙古。我国的东北、华北、华东、华南、西南以及陕西、甘肃等地也均有分布。在每年的农历四五月份，当叶盛花未开时采收，采收时可只采摘艾叶，也可连枝割下，在太阳下晒干或阴干后备用。

艾的品种主要有两种，一种为蕲艾，一种为野艾。蕲艾多产于江北，叶宽而厚，绒毛多，可以制出优质艾绒。野艾在江南较多，绒质较硬，其艾香亦不如蕲艾，为劣质艾绒。

艾叶的气味芳香，味辛、微苦、性温热，具纯阳之性。用艾叶作施灸材料，有通经活络、祛除阴寒、消肿散结、回阳救逆等作用。

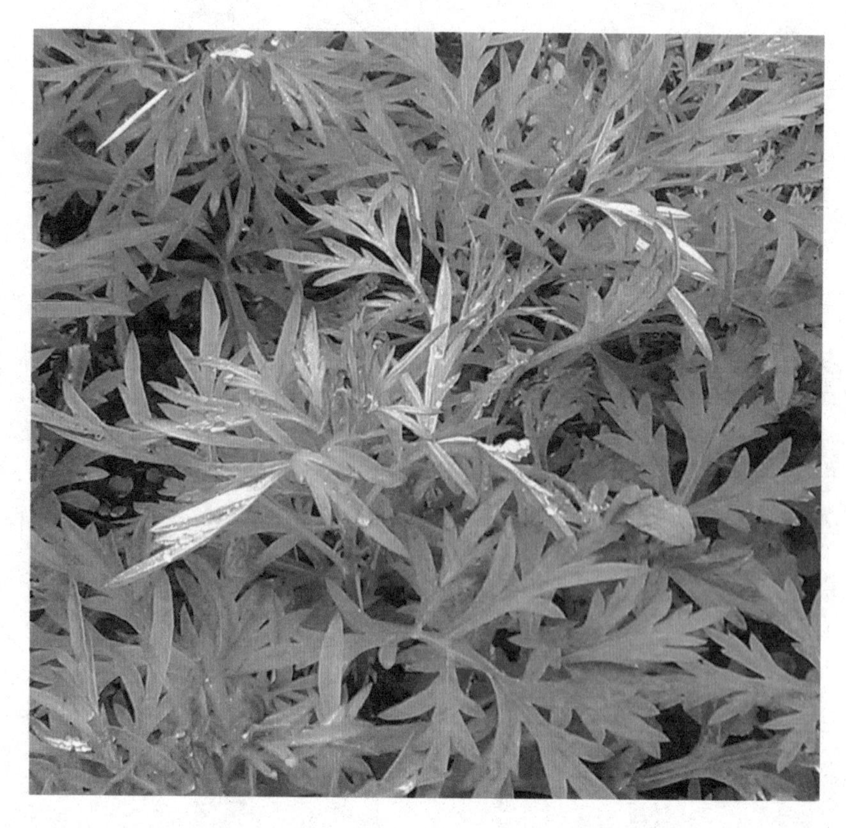

在家自制艾条、艾炷、艾绒

艾灸最重要的原材料就是艾草，在普通中药店随处可见。其制作工序并不复杂，艾草也很廉价，所以，在家自己制作艾条、艾炷、艾绒也是一件比较简单的事情。

扫码看艾灸的材料

艾条的制作方法

1. 先将适量艾绒，用双手捏压成软硬适度利于燃烧的长条形。

2. 然后将其置于质地柔软疏松，但又较坚韧的桑皮纸或纯棉纸上。

3. 再将其搓卷成圆柱形状，用糨糊或胶水将纸边黏合，两端纸头压紧压实，即制成长约 20 厘米、直径约 1.5 厘米的清艾条。

艾炷的制作方法

将适量艾绒置于平底瓷盘内，用食指、中指、拇指将其捏紧，捻成上尖下圆柱状的艾炷。

手工制作艾炷要求搓捻紧实，耐燃而不易爆。此外，有条件的可用艾炷器制作。艾炷器中铸有锥形空洞，洞下留一小孔，将艾绒放入艾炷器的空洞中，另用金属制成下端适于压入洞孔的圆棒，直插孔内紧压，即成为圆锥形小体，倒出即成艾炷。用艾炷器制作的艾炷，艾绒紧密，大小一致，更便于应用。

根据治疗的需要，艾炷的大小常分为三种规格。小炷如麦粒大，可直接放于穴位上燃烧（直接灸）；中炷如半截枣核大，大炷如半截橄榄核大，常用于间接灸（隔物灸）。一般临床常用中型艾炷，炷高 1 厘米，炷底直径约 0.8 厘米，炷重约 0.1 克，可燃烧 3~5 分钟。

艾绒的制作方法

每年农历的 4~5 月，采集新鲜肥厚的艾叶，在日光下反复晒干后置于石臼中或其他器械中，反复捣杵，使其细软如棉，然后筛去杂梗、灰尘，即成粗绒。如果要得到细绒，就要继续加工，重复上述步骤，经反复的捣杵、晾晒、筛检后就成了土黄色洁净细软的细绒了。

艾绒质量的优劣直接影响到施灸的效果。质量较好的艾绒无杂质、干燥、柔软、绒细，且存放时间较长，燃烧时火力温和，不易散裂，施灸的效果更佳。劣质艾绒一般含杂质较多，潮湿生硬，燃烧时易爆裂，容易灼伤皮肤。而新制的艾绒火力较强，患者往往无法耐受。

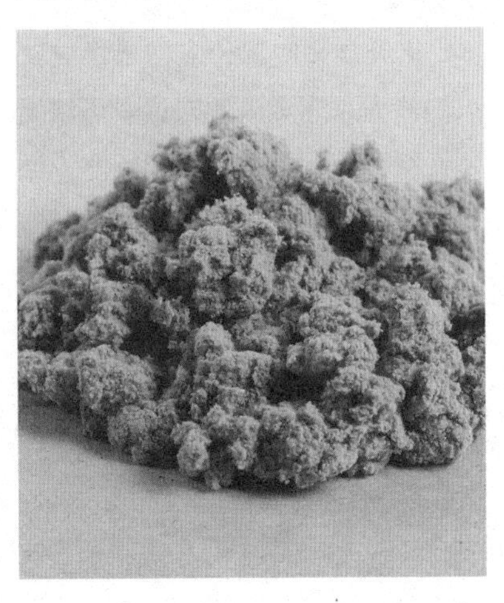

实用又方便的艾灸辅助器具

艾罐

艾罐大多为银器、竹器、陶器制品，大小如面碗。中央是一个拥有十多个孔的小筒，放置艾粒；罐的底部也设有许多小孔。当罐筒中的艾粒被点燃之后，热量就可经过筒内和罐底的小孔，传导至皮肤表面的穴位上。

灯心草

用一根灯心草，以麻油浸之，燃着后，于应灸的俞穴上爆之。若听到“叭”的一声，即为1壮。主要功能为疏风解表、行气化痰。多用于治疗小儿痄腮、麻疹、腹痛、胀满等。

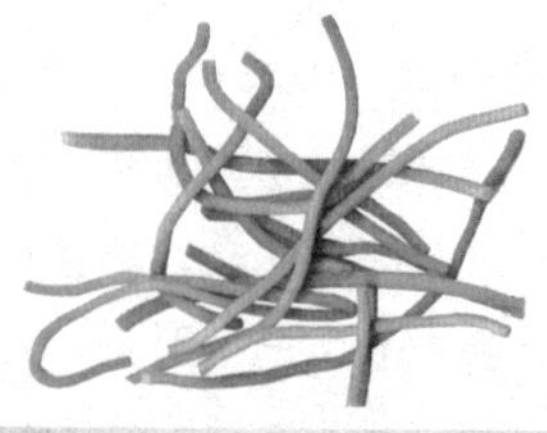

艾灸盒

艾灸盒又叫温灸盒，是通过艾火的热力来刺激人体穴位。可以温通经络，行气活血，祛湿逐寒，温经止痛，平衡阴阳，促进血液循环，调整脏腑功能，促进机体新陈代谢，增强抵抗力。

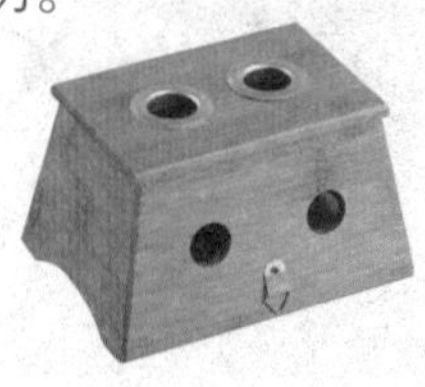

现代温灸器

现代温灸器灸，是采用无烟艾条或艾油，通过微电了技术熏烤加热，将艾的气味和热量输送到经络穴位处。有的温灸器配有红外线、激光等发射装置，将光针和温灸相结合，可将体表温度控制在42~50℃。

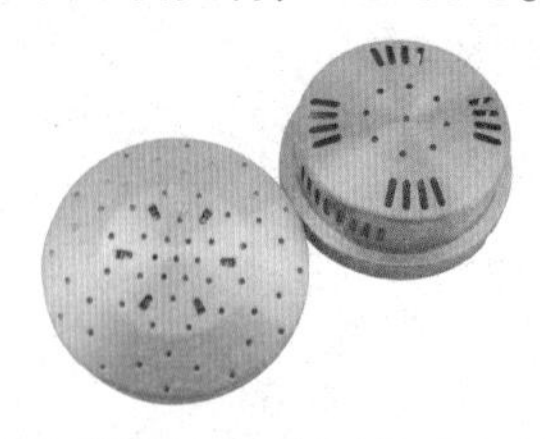

温针

温针又名热针、烧针尾、传热灸，是将针刺与艾灸相结合的一种治疗方法，操作时将针具刺入俞穴，并提插捻转得气，给予适当的补泻手法；最后留针时，再将纯净细软的艾绒捏在针尾上部，或用一段长约2厘米的艾条插在针柄上，将其点燃施灸。当艾绒或艾条燃烧完后，除去灰烬，将针取出。

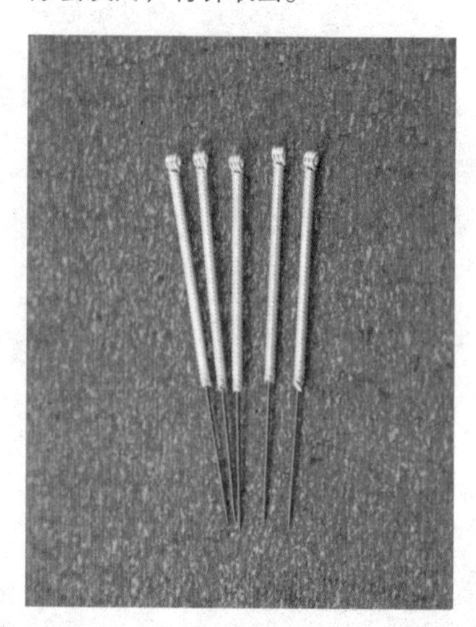

目前常用的艾灸方法有艾炷灸、艾条灸、艾熏灸三种方法，每种艾灸方法都有自己的优势，具体使用哪种艾灸方法，还需要根据患者的具体情况，选择最适合自己的方法。

扫码看艾灸的常用方法

艾炷灸

艾炷灸是点燃艾炷，把艾炷直接或间接放置在穴位或患病处进行施灸的方法。分为直接灸法和间接灸法。

直接灸

直接灸又分为瘢痕灸和无瘢痕灸两种。

【瘢痕灸】施灸前在穴位皮肤处涂抹一层凡士林，以粘牢艾炷。粘牢后，点燃艾炷，当艾炷燃尽时除去艾灰，更换新的艾炷。在灸的过程中，患者会感到施灸部位灼热疼痛，施灸者可轻轻拍打穴位周围的皮肤，以减轻疼痛。灸完所需壮数后，用灸疮膏药或剪一片大小合适的胶布贴在施灸部位上，化脓后，每日换 1 次膏药或胶布。脓水多时可每日 2 次。疮面宜用盐水棉球擦净，以防感染。约经 1~2 周，脓水渐少，最后结痂，脱落后留有瘢痕。此法常用于辅助治疗顽固性疾病，如哮喘、肺结核、慢性肠胃病等。

【无瘢痕灸】施灸前，在穴位皮肤上先涂上一层凡士林，然后把艾炷放置在穴位上，使艾炷粘附在皮肤上。粘牢后，从上端点燃艾炷，当艾炷燃至接近皮肤，患者感到皮肤发烫或灼痛时，用镊子夹去艾炷，换取新的艾炷重新施灸。施灸结束时，在施灸部位皮肤可出现一块较艾炷略大的红晕，隔 1~2 小时后可能会出现水疱。若起水疱，不必挑破，可在 2~3 日内结痂脱落，不留瘢痕。此法适用于辅助治疗哮喘、眩晕、急慢性腹泻等。

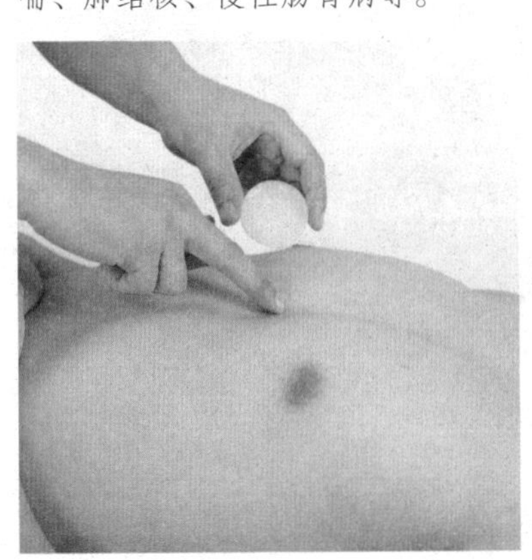

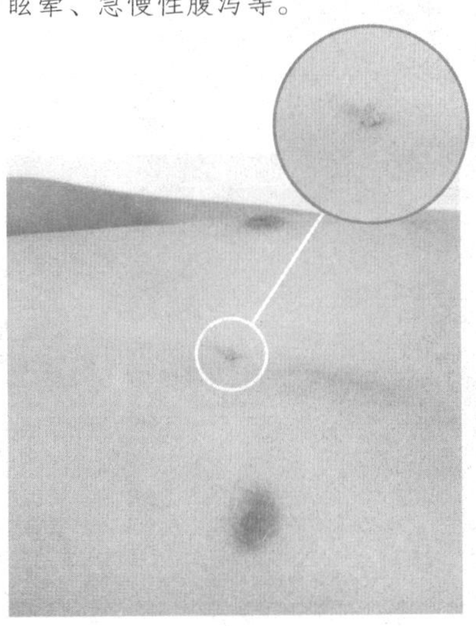

间接灸

间接灸是在艾炷和皮肤之间垫一样物品进行施灸的方法。通常用大蒜、姜片、大葱等作为垫隔物，这样做既可加强通经活络的作用，又可防止艾火灼伤皮肤。

间接灸的种类很多，常用的有隔姜灸、隔蒜灸、隔葱灸、隔盐灸、隔附子灸等，下面主要介绍前两种方法。

【隔姜灸】选取新鲜的生姜，沿生姜纤维纵向切取，切成厚约0.3厘米的姜片。姜片的大小可根据所灸部位的大小而定。在姜片上用针扎孔数个。施灸时，把姜片放在穴位皮肤上，把艾炷置于姜片之上，点燃艾炷。当患者感觉灼烧疼痛时，可提起姜片离开皮肤一会儿，以缓解疼痛，或换取新的艾炷。每次可施灸5~10壮，以局部皮肤潮红为度。此法适用于辅助治疗腹痛、遗精、不孕等症。

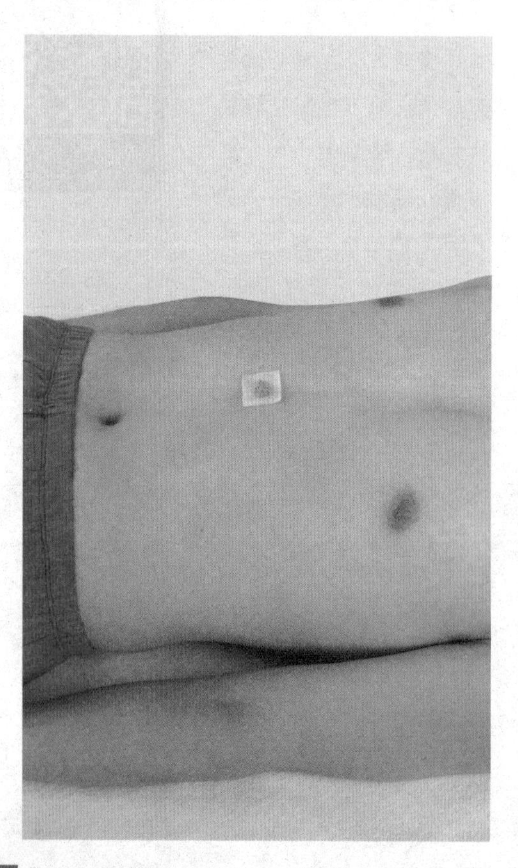

【隔蒜灸】隔蒜灸是用蒜片或蒜泥作隔垫物的一种方法。取新鲜大蒜，切成厚0.1~0.3厘米的薄片，在其上扎数个小孔。或把蒜捣成蒜泥，做成厚0.2~0.4厘米的圆饼。施灸时，把蒜片或蒜泥置于穴位皮肤上，艾炷置于其上。点燃艾炷。施灸过程中可更换蒜片，不必更换蒜泥。每穴每次可灸足7壮，以皮肤泛红为度。此法适用于辅助治疗疮、疖、皮肤红肿、胃溃疡、肺结核等症。

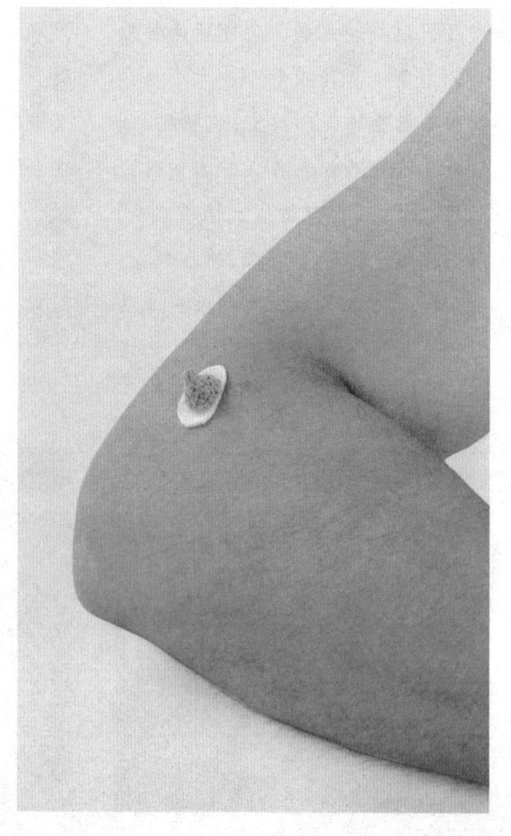

艾条灸

艾条灸是点燃艾条的一端，然后把其置于穴位或患病部位施灸的一种方法。艾条灸又分为实按灸和悬起灸。

最常用的是悬起灸，悬起灸又分为温和灸、回旋灸和雀啄灸。

温和灸

将艾条燃着的一端对准皮肤，与施灸处的皮肤保持约3厘米的距离，使患者感到局部温热而无疼痛感，每穴灸10~15分钟左右，以皮肤出现红晕为度。这种灸法的特点是温度较恒定和持续，对局部气血阻滞有散开的作用，主要用于病痛局部灸疗。若给知觉减退的患者或小儿施灸时，施灸者要注意患者穴位皮肤的温热程度，防止灼伤。

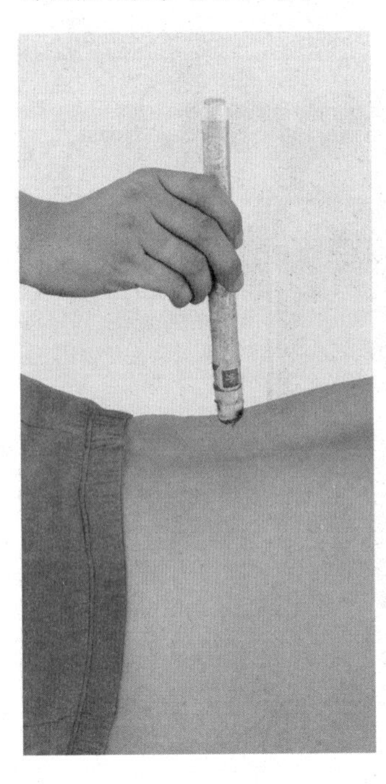

回旋灸

将点燃的艾条一端对准施灸部位，与施灸处皮肤保持约3厘米的距离，左右往返移动或者旋转施灸，一般灸10~15分钟。这种灸法的特点是除对局部的气血阻滞有消散作用外，还能对全身经络气血的运行起到促进作用，故对灸点远端的病痛有一定的治疗作用。

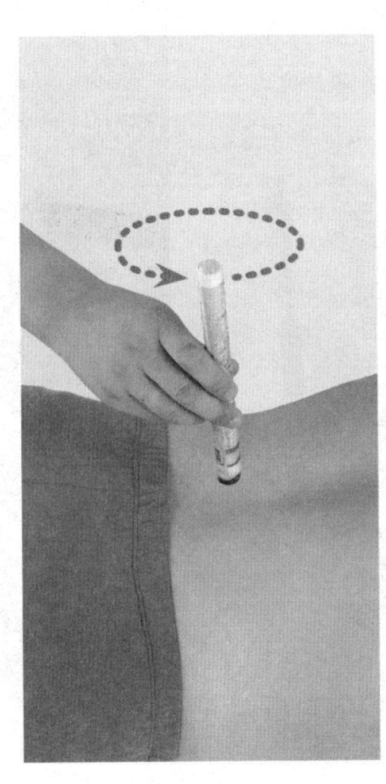

雀啄灸

将艾条的一端点燃，对准施灸部位，像鸟雀啄米似的一上一下移动，火头与皮肤应保持2~3厘米的距离。一般每穴灸5~15分钟，这种灸法的特点是温度突凉突温，对唤起穴位和经络的功能有较强的作用，因此适用于灸治远端的病痛和内脏疾病。施灸过程中要防止艾灰掉落，以免烫伤皮肤。

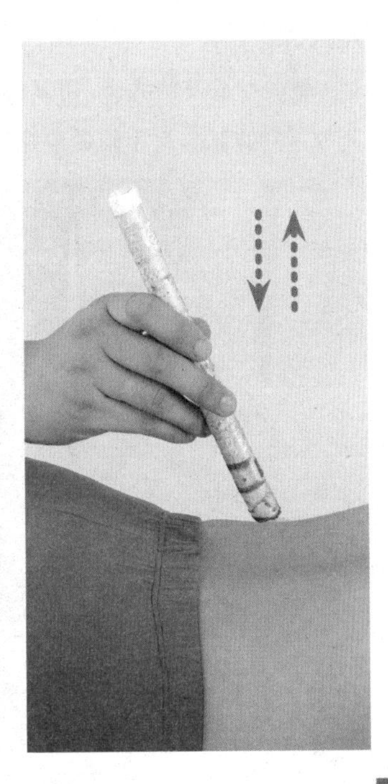

艾熏灸

艾熏灸包括烟熏灸、蒸汽灸和温灸器灸三种方法。

烟熏灸

把艾绒放在容器内燃烧，用艾烟熏灸穴位皮肤或患病处的一种方法。用于辅助治疗风寒湿痹等症。

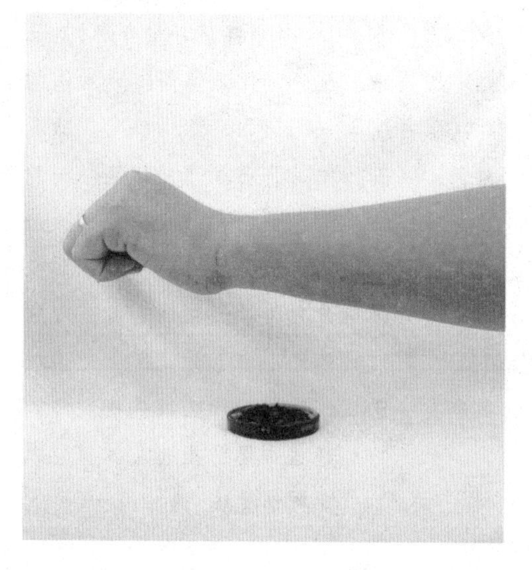

蒸汽灸

把艾叶或艾绒煮沸，用蒸汽来熏穴位或患处的一种方法，用于辅助治疗风寒湿痹等症。

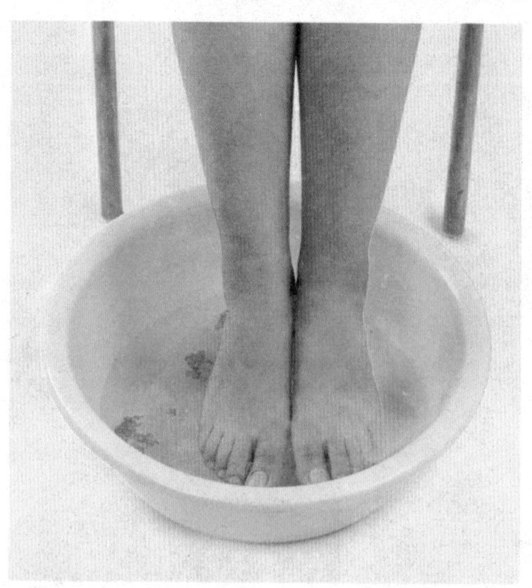

温灸器灸

温灸器一般有温灸筒和温灸盒等，把艾绒或艾条置于器具中，放置在穴位上施灸。这种方法热力均衡，给患者以舒适的温热刺激，有利于气血运行。适用于风寒湿痹、胃痛腹胀等症。

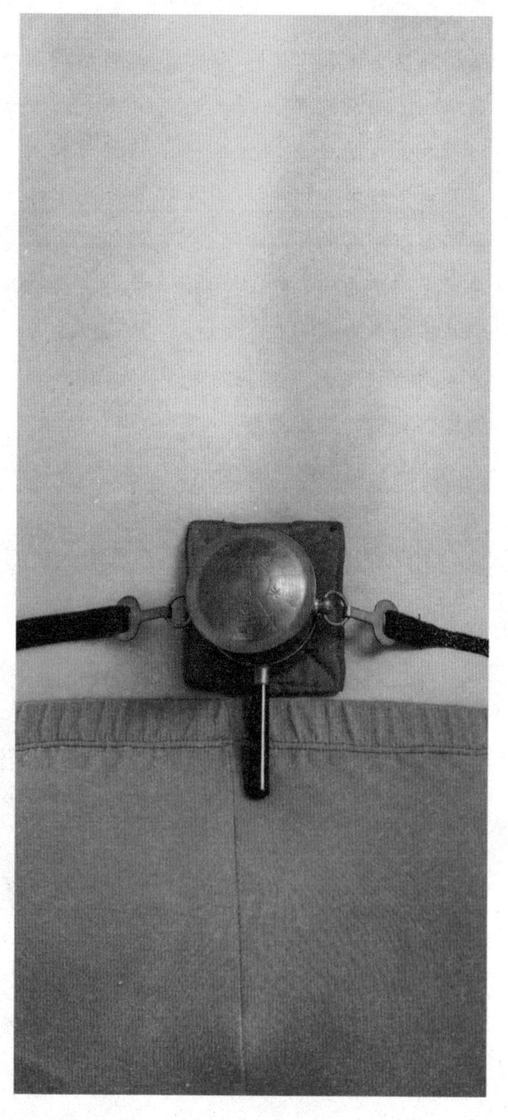

艾灸方法虽然看起来简单，但是在施灸过程中还是要注意患者的体位、施灸的顺序和时间以及施灸时灸量的掌握。只有对症施灸，才能让疾病好的更快一些。

寻找合适的施灸体位

施灸常用的体位有坐位和卧位。坐位分为俯伏坐位、侧伏坐位、仰靠坐位；卧位分为仰卧位、俯卧位、侧卧位。

坐位

俯伏坐位

患者坐在桌前，桌上放一软枕，患者伏在软枕上或者用双手托住前额，暴露施灸部位。此体位适用于头后部、项部、背部的穴位，有时也适用于前臂穴位。

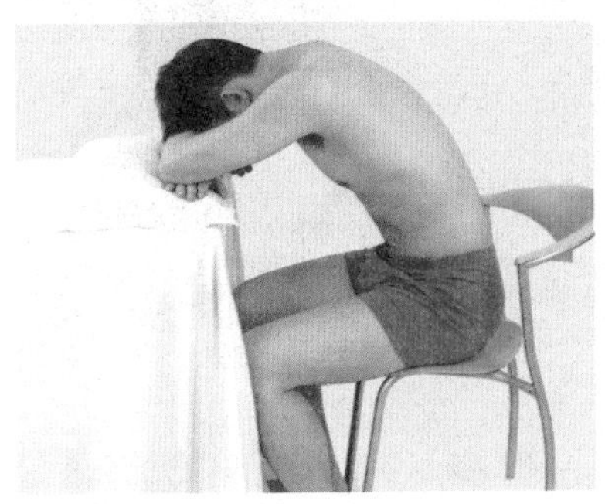

侧伏坐位

患者侧坐在桌前，桌上放一软枕，患者侧伏在桌面上，露出施灸部位。此体位主要适用于头部两侧的穴位。

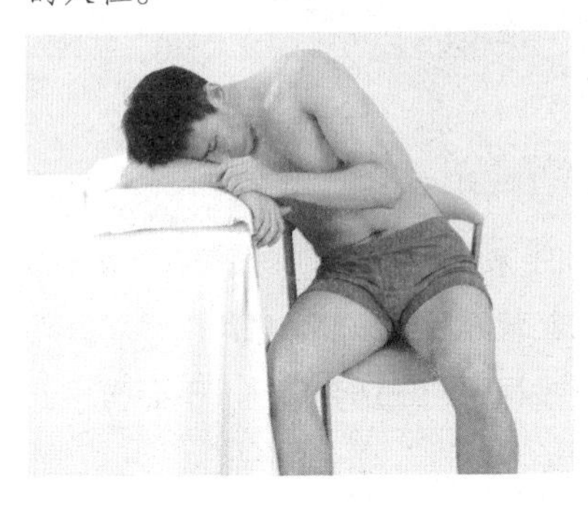

仰靠坐位

患者仰面靠坐于椅上。此体位适用于头前部、面颊、上胸、肩臂、腿、膝、足踝等部位的治疗。

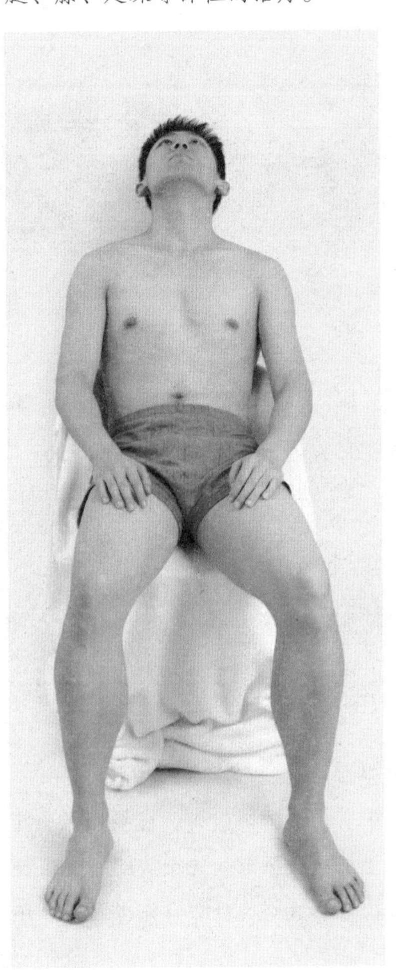

卧位

仰卧位

患者自然平躺于床上，上肢放于体侧，下肢自然分开，腘窝下可垫以软枕，全身放松。此体位适用于头面、胸腹、四肢的治疗。

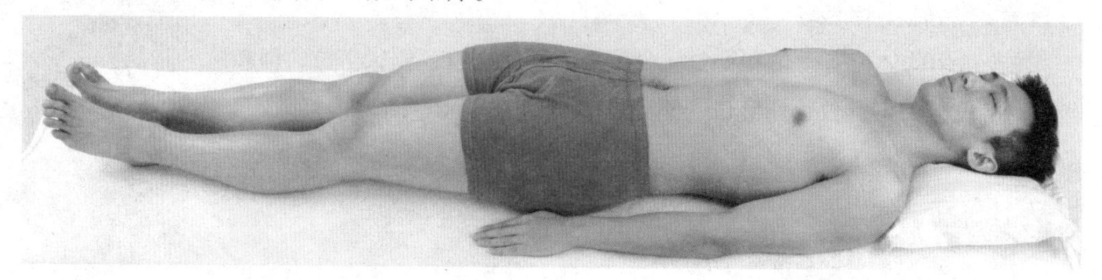

俯卧位

患者自然俯卧床上，胸前可垫软枕，踝关节也可垫软枕。此体位适用于项背、腰、臀及双下肢后侧的治疗。

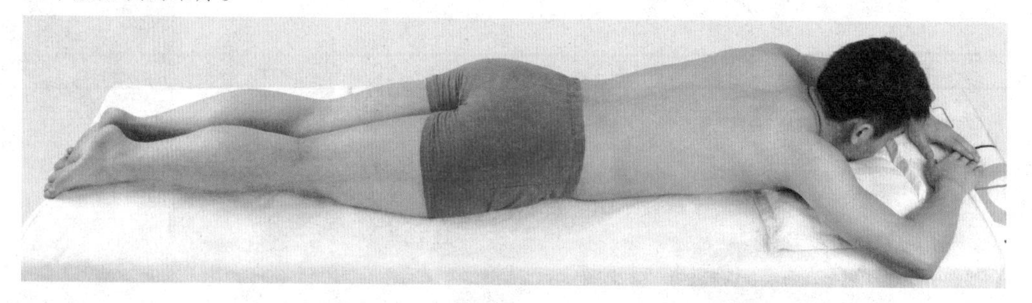

侧卧位

侧卧，上肢放在胸前，下肢微屈。此体位用于肩、肋、髋、膝以及上下肢外侧的治疗。

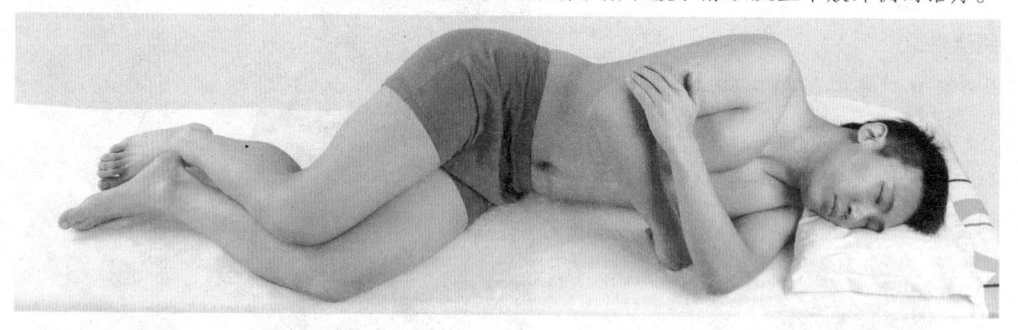

注意施灸的顺序

施灸时除了要求有合适的体位外，还要遵循一定的顺序来施治，才能提高灸疗的效果。施灸时，一般先灸上部再灸下部，先灸头部后灸四肢，先灸背部后灸腹部，先灸阳经后灸阴经。艾炷灸时宜先小炷后大炷，壮数宜先少后多。在施灸过程中还应结合病情，不必拘泥于此顺序。

掌握好灸量

施灸时灸量的掌握是决定施灸效果的重要因素。灸量的掌握看似简单，但必须要经过长时间的观察和经验积累，才能在艾灸过程中准确掌握，达到最好的治疗效果。

灸量的决定因素

灸量是指施灸时向体内导入的热量。这主要取决于施灸时间的长短，施灸部位的面积大小以及施灸时所达到的热度高低。不同的灸量会产生不同的效果。施灸时间的长短由患者的体质、年龄、施灸部位、病情等因素来决定。若是慢性病，则疗程长灸量大，若是急性病，则疗程短灸量小。

施灸时面积的大小和所达到的热度主要由施灸时艾炷的大小、壮数、火势、艾条灸或温灸器灸的时间等决定。艾炷大、火势大、壮数多则灸量大，反之灸量小。艾条灸或温灸器灸时间长灸量大，反之灸量小。

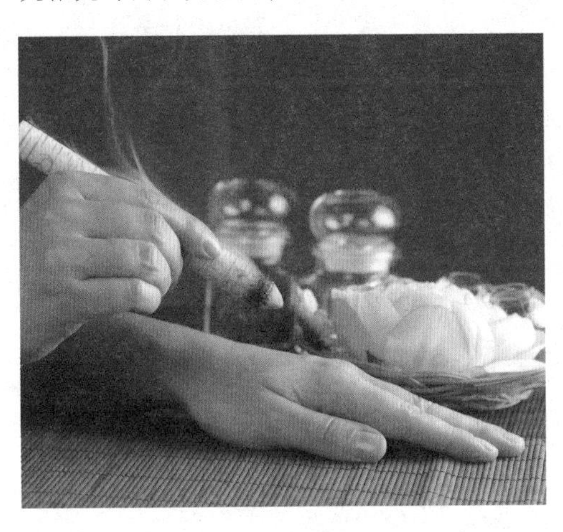

以艾炷灸为例谈灸量

1. 按照每次施灸用量的累积来算，施灸壮数少则1~3壮，多则十几壮乃至上百壮。急性病每日可灸2~3次，慢性病可每隔3~5日灸1次。保健灸每月可灸3~4次。每次灸的壮数要根据自身情况结合病情来把握，每次不应多于10壮。

2. 身体强壮的青年、男性、体质较好者宜用大炷，壮数可多。身体较弱者、体虚者、老人、小儿、妇女宜用小炷，壮数要少。

3. 肌肉丰厚的部位，如腰背部、臀部、腹部等宜用大炷，壮数宜多。头面部、四肢末端、多筋骨的地方宜用小炷，壮数宜少。若直接接触皮肤施灸，以小炷为宜，每次灸3~5穴，每穴灸5~7壮，小儿要减少用量。

4. 根据病情施灸。对沉寒痼冷、元气将脱者宜用大炷，壮数宜多，以补充阳气、温散寒凝。对外感风寒者宜用小炷，以温经通络、驱散外邪。使用不同的灸法所需灸量也不同，若用艾条灸，则温和灸每日10~15分钟，回旋灸每日10~15分钟，雀啄灸每日5~15分钟。温灸器灸相对时间较长，但也应少于30分钟，根据自身病情和灸时的感受而定。

灸量的使用是很讲究的，施灸者要不断地摸索和研究，要在艾灸过程中灵活掌握用量，不能生搬硬套规则，要根据病情的性质、轻重，体质的强弱，年龄的大小，施灸部位的不同综合考虑，用量不能太多也不能不足。

艾灸的禁忌和注意事项

扫码看艾灸的注意事项

不宜艾灸的情形

1. 不宜在过饥、过饱、酒醉、大恐、大怒、大渴时施灸，女性月经期亦不宜施灸。

2. 五心烦热、面红耳赤以及邪热内积的人不宜施灸。

3. 暴露在外面的部位，如脸部、四肢等不要直接施灸，以免遗留瘢痕，影响美观。皮肤较薄、肌肉少的部位，以及孕期妇女的腰骶部、下腹部不能施灸，乳头、阴部、睾丸等也不能施灸。

4. 心脏部位、大血管处不要灸，关节部位不要直接灸。

5. 某些传染病、高热、昏迷、惊厥（抽风）期间，或身体极度衰竭、形销骨立者不要施灸。

6. 精神病患者禁止施灸。

施灸时的注意事项

1. 施灸时要专心致志，耐心坚持。不要在施灸时分散注意力，以免艾条移动没有灸在穴位上，或艾灰落在皮肤上灼伤皮肤。

2. 找准穴位，保持舒适的体位。根据要求找准要灸的穴位，以保证艾灸的效果。选择舒适的体位，否则患者就会无法持久保持不动。

3. 要注意防火。在施完艾条灸后要将火熄灭，避免发生火灾。当艾灰积压过多时，则应把艾灰吹掉，避免因艾灰掉落而灼伤皮肤或烧坏衣物。

4. 要注意保暖和防暑。冬季施灸时要对患者进行保暖，防止受凉感冒。而在夏季，天气炎热加上艾灸的热度容易引发中暑，所以要注意调节室内的温度。

5. 不要在饥饿时或饭后立即施灸。

6. 要防止晕灸。在施灸过程中一旦出现头晕、眼花、恶心等身体不适时不要惊慌失措，应停止施灸，让患者躺下，保持安静，再温和灸足三里 10 分钟左右。

7. 要防止感染。如施灸不当，可能会使局部烫伤，产生灸疮。注意一定不要把灸疮挑破，要让它自行吸收。若已经溃破，可涂抹消炎药。

8. 注意调节施灸的温度。在施灸过程中要注意感知施灸部位的温度，尤其是对感觉迟钝者或小儿，防止温度过高烫伤皮肤。

9. 掌握施灸的顺序。如果灸的穴位较多，应遵循一定的顺序来施灸。如先背部后胸腹，先头部后四肢。

10. 要遵循循序渐进的原则。初次使用灸疗要小剂量、时间宜短，慢慢加大剂量，延长时间。否则患者会无法耐受。

11. 施灸后要注意调养。要保持情绪乐观、心情愉快。避免重体力劳动，宜食用清淡而有营养的食品。

涌泉穴

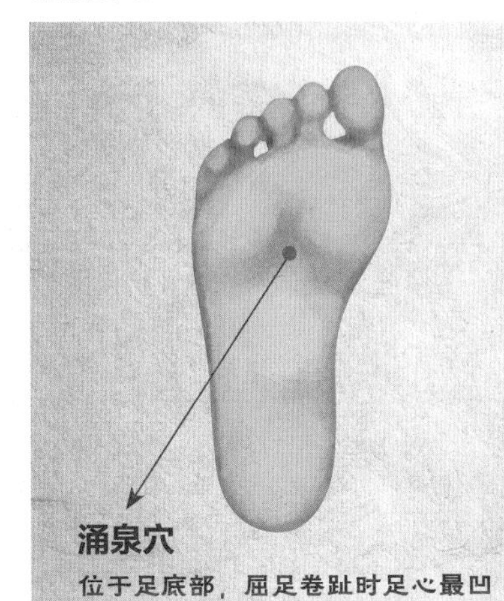

涌泉穴

位于足底部，屈足卷趾时足心最凹陷处，约在足底第 2 趾、第 3 趾趾缝纹头端与足跟连线的前 1/3 与后 2/3 交点上。

【功能】清脑醒神、安神定志、清热散风。

【主治】休克、昏迷、眩晕、中暑、健忘、头痛、三叉神经痛、癫痫、癔症、精神病、小儿惊风、脑出血、功能性瘫痪、功能性失语、面部痉挛、高血压病、心绞痛、心肌炎、扁桃体炎、咽炎、咳嗽、黄疸、胃痛、水肿、阳痿、腰痛、膝关节痛、胸痛、视力减退、麻疹、疝气等。

艾炷直接灸

1. 让患者取俯卧位，露出脚底，在涌泉穴部位涂抹一层凡士林，使艾炷黏附在皮肤上，防止施灸过程中脱落。

2. 在穴位上直接放上麦粒大小的小艾炷，点燃艾炷施灸，至艾炷烧近皮肤，患者有微热感或轻微灼痛时用镊子移去，再施第二壮。每次灸 3~7 壮，至皮肤潮红即可。每日 1 次或隔日 1 次。若起水疱，不必处理，2~3 天后会结痂脱落。

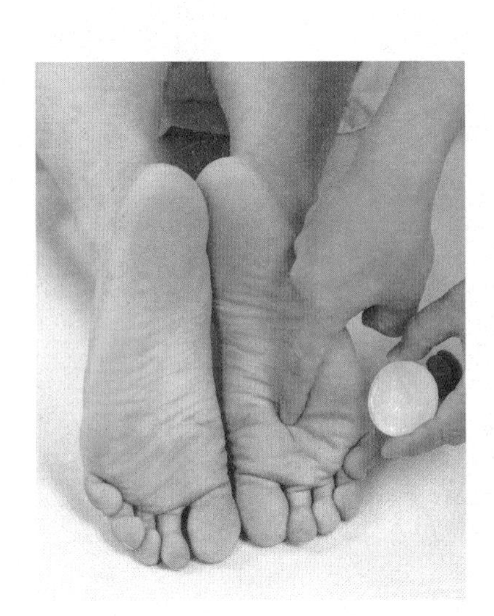

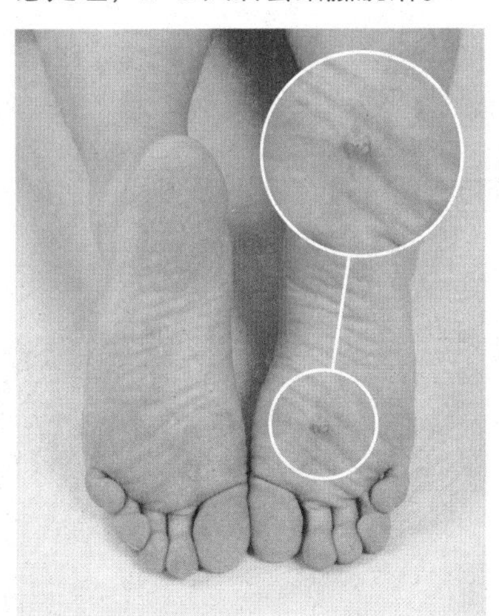

足三里穴

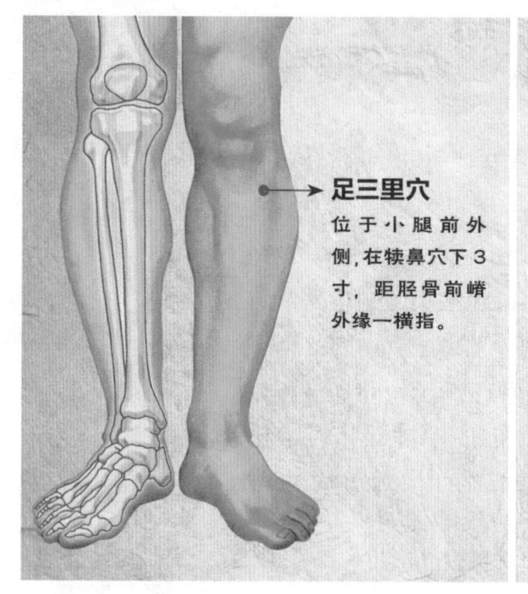

【功能】调节机体免疫力、增强抗病能力、预防衰老、调理脾胃、补中益气、通经活络、疏风化湿、扶正祛邪。

【主治】急慢性胃肠炎、胃溃疡、十二指肠溃疡、胃下垂、痢疾、阑尾炎、肝炎、高血压病、冠心病、心绞痛、贫血、支气管炎、支气管哮喘、肾炎、膀胱炎、遗尿、阳痿、遗精、月经不调、盆腔炎、头痛、失眠、神经衰弱、面神经麻痹、脑血管病、癫痫、眼疾、口腔疾患、耳聋、耳鸣等。

艾炷直接灸

1. 患者取仰卧位，在足三里穴穴位皮肤上涂抹一层凡士林。以使艾炷黏附在皮肤上，避免艾炷脱落。

2. 在穴位上放置小艾炷，用火柴点燃，让其自燃，至艾炷燃近皮肤或有灼痛感时，用镊子移去未燃尽的艾炷，继续施第二壮。每次5~7壮，每日1~2次。

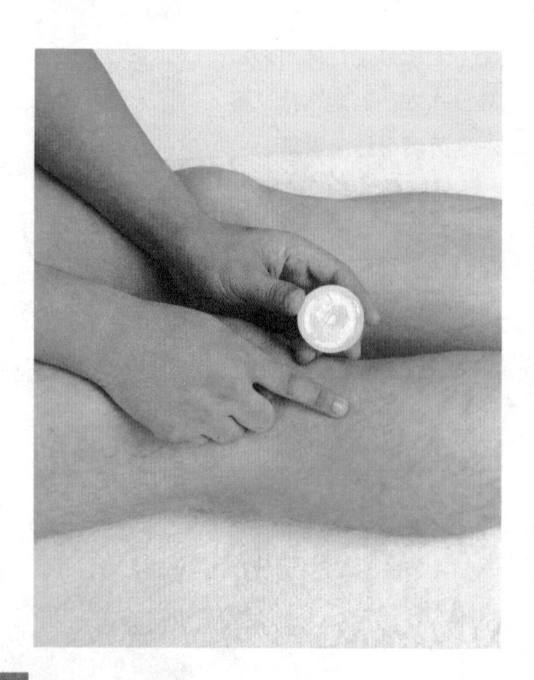

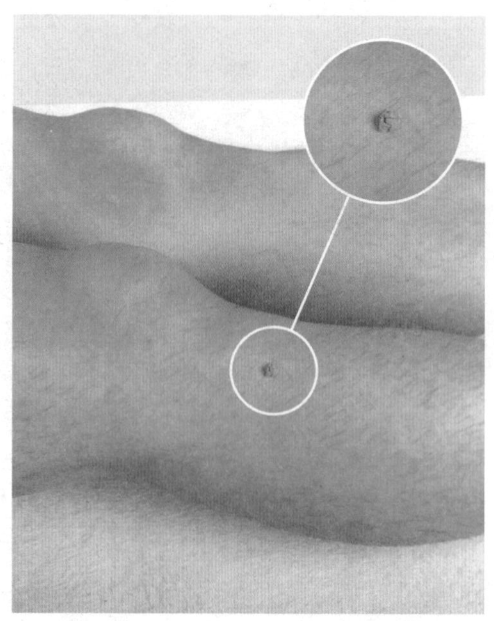

曲池穴

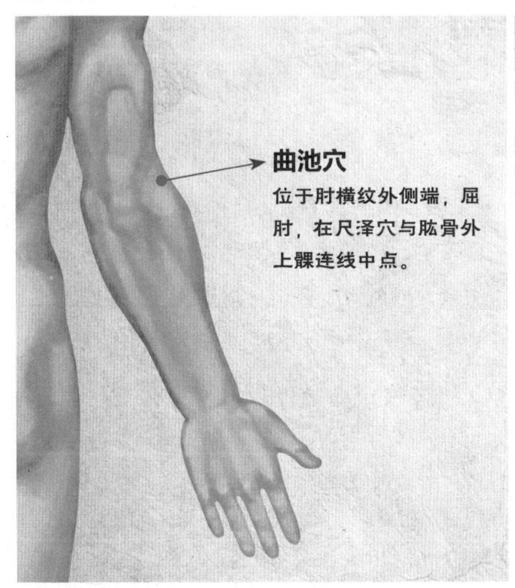

【功能】凉血润燥、清热解毒。

【主治】急性脑血管病后遗症、肩周炎、肘关节骨关节炎、流行性感冒、发热、痢疾、肺炎、扁桃体炎、咽喉炎、牙痛、睑腺炎（麦粒肿）、甲状腺肿大、乳腺炎、高血压病、皮肤病、过敏性疾病等。

艾条温和灸

让患者取坐位，胳膊放在桌子上，露出穴位皮肤。施灸者点燃艾条的一端，让其对准穴位。距离皮肤约 3 厘米施灸。灸 10~20 分钟，至患者感到局部有温热感但无灼痛、皮肤出现红晕为度。施灸者精力要集中，不能左右摇晃，以免没有灸在穴位上或者艾灰掉落在皮肤上灼伤皮肤。这样的治疗每日 1 次或隔日 1 次。

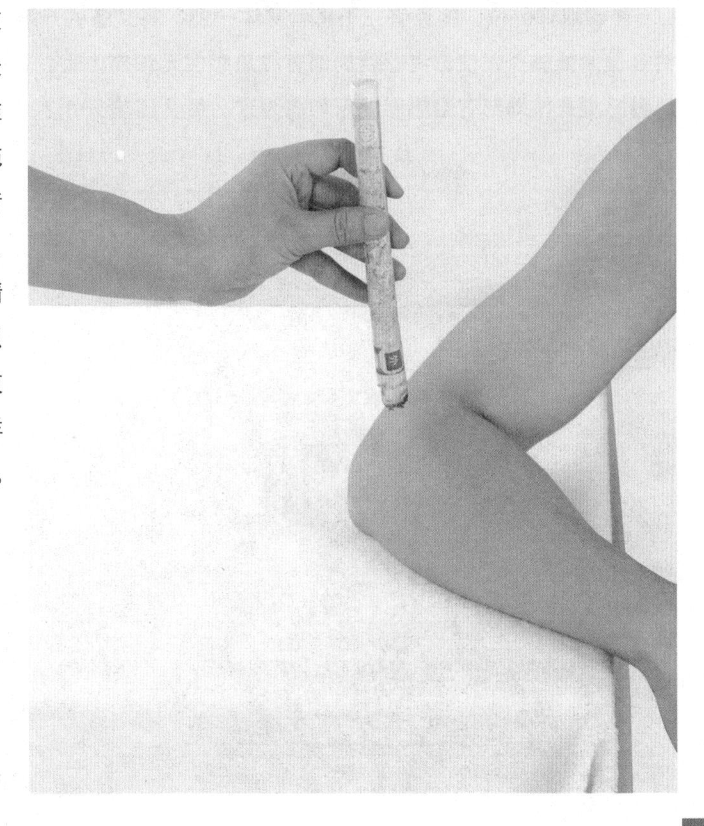

关元穴

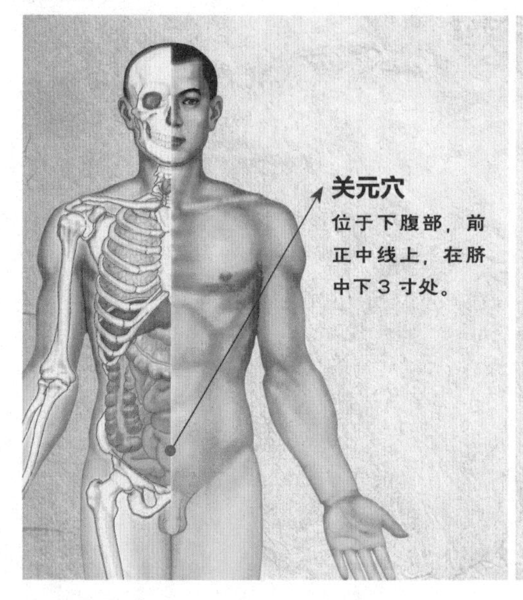

【功能】有培肾固本，调气回阳的功效。能增强生殖系统功能，提高免疫能力，防止衰老。

【主治】阳痿、早泄、遗精、月经不调、子宫脱垂、盆腔炎、不孕症、遗尿、尿闭、尿失禁、膀胱炎、肾炎、尿道炎、外阴湿疹、痢疾、疝气、脱肛、高血压病、糖尿病、健忘、神经衰弱、虚脱、身体虚弱。

艾条温和灸

患者取仰卧位，施灸者立于患者身体一侧，将艾条的一端点燃，对准关元穴，距离皮肤约3厘米处施灸，使患者感到局部有温热感但无灼痛为宜。灸10~20分钟，灸至皮肤潮红、患者感觉身体局部有温热感但无灼痛为宜。每2日施灸1次。

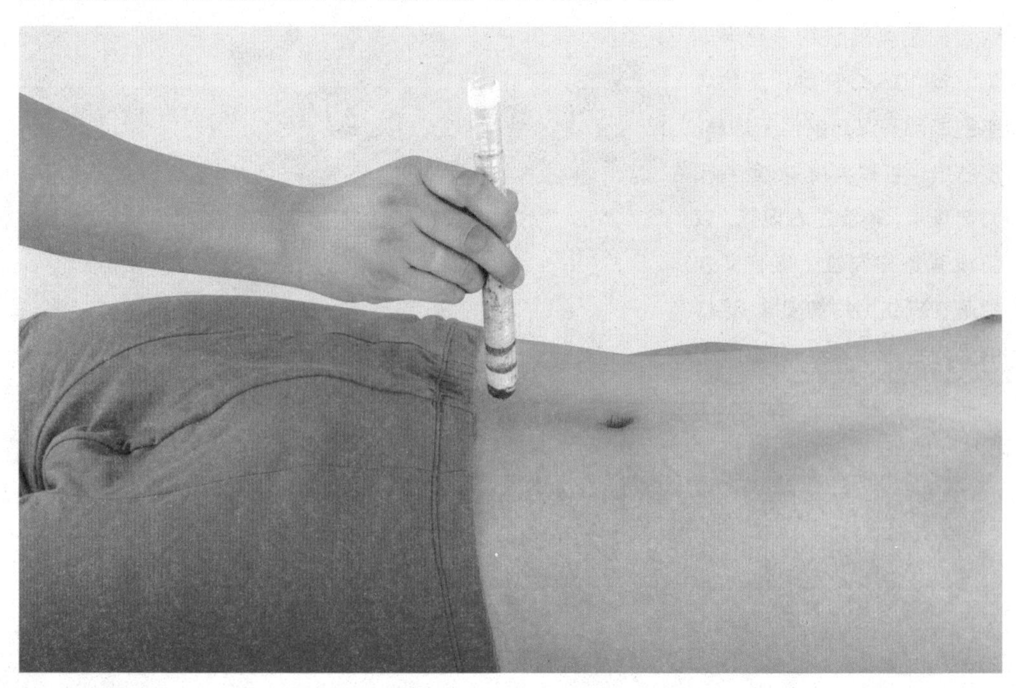

三阴交穴

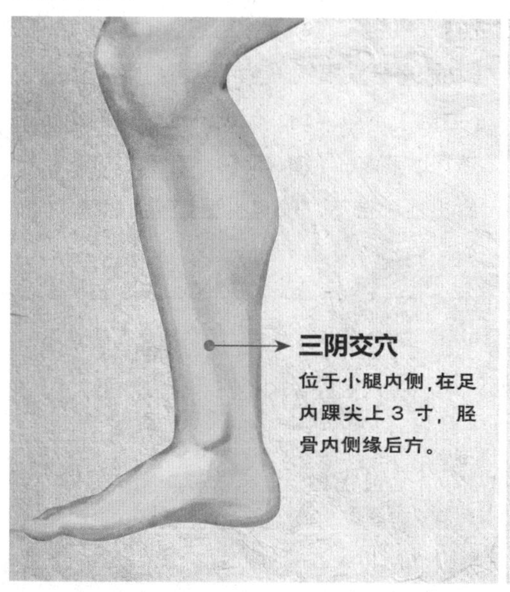

【功能】健脾和胃、调肝补肾、行气活血、疏经通络。

【主治】消化不良、腹胀肠鸣、腹泻、月经不调、崩漏、带下、闭经、子宫脱垂、难产、产后血晕、恶露不行、遗精、阳痿、水肿、小便不利、遗尿、膝或腿痹痛、脚气、失眠、湿疹、荨麻疹、神经性皮炎、高血压病等。

艾条温和灸

患者取坐位，露出穴位皮肤。在此穴位施灸可自己操作也可让家人帮忙。把艾条的一端点燃，对准穴位，距离皮肤约 3 厘米施灸。以皮肤有温热感但无灼痛感为宜。灸 10~20 分钟，至局部皮肤潮红为度。施灸时要专心致志，耐心坚持，不要左右摇晃，以免艾灰掉落灼伤皮肤。施灸完毕要熄灭艾火，防止发生火灾。这样的治疗每日 1 次或隔日 1 次。

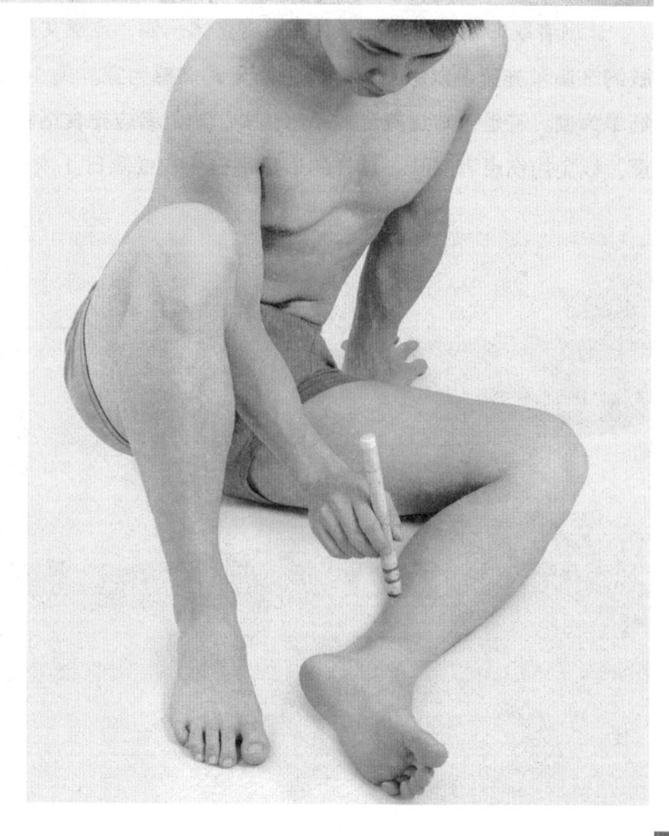

气海穴

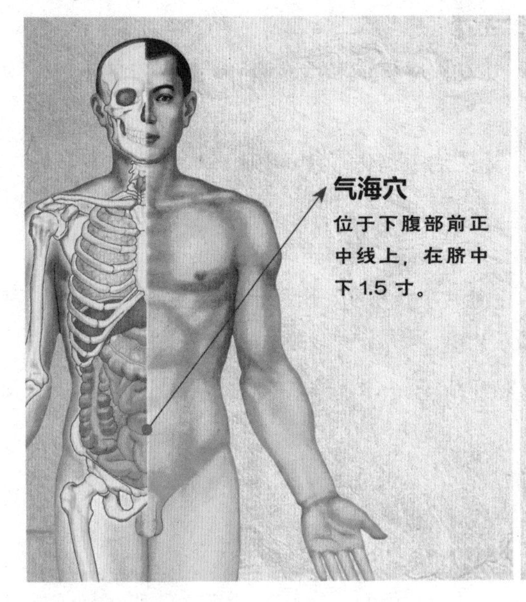

【功能】升发阳气。

【主治】下腹疼痛、大便不通、泻痢不止、遗尿、阳痿、遗精、滑精、闭经、功能性子宫出血、带下、子宫脱垂、脘腹胀满、疝气、肠炎等。

艾条温和灸

让患者取仰卧位，施灸者站在患者身体一侧，点燃艾条的一端，让其对准穴位，距离皮肤约 3 厘米施灸，以患者感觉舒适而无灼痛感为宜。灸 10~20 分钟，至患者局部皮肤出现红晕为度。若是给知觉减退的患者施灸，施灸者应把食指和中指放在穴位皮肤的两侧感受温度，以免灼伤患者皮肤。这样的治疗每日 1 次或隔日 1 次。

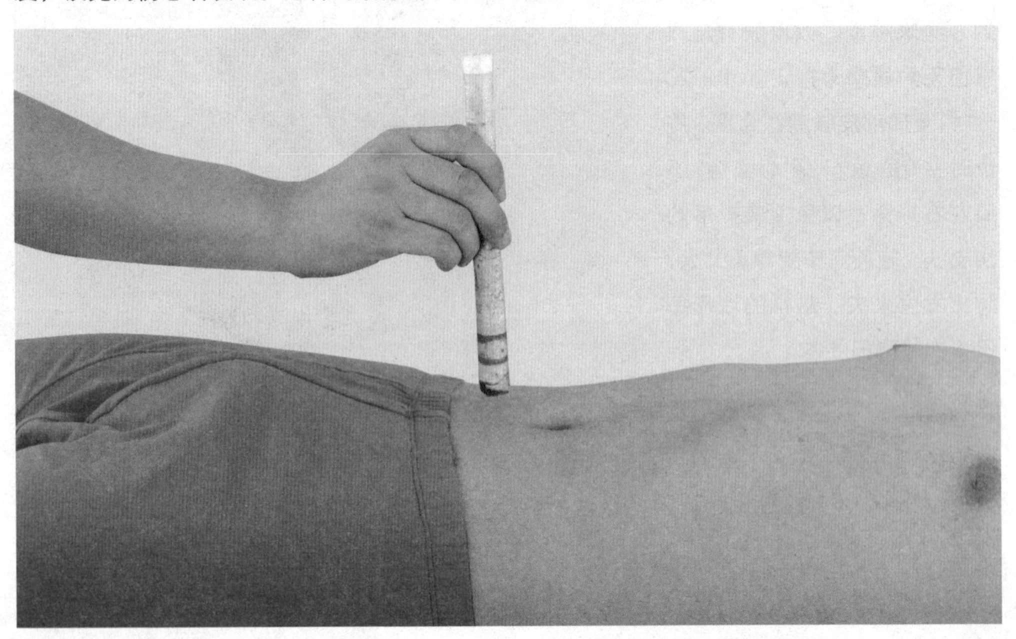

神阙穴

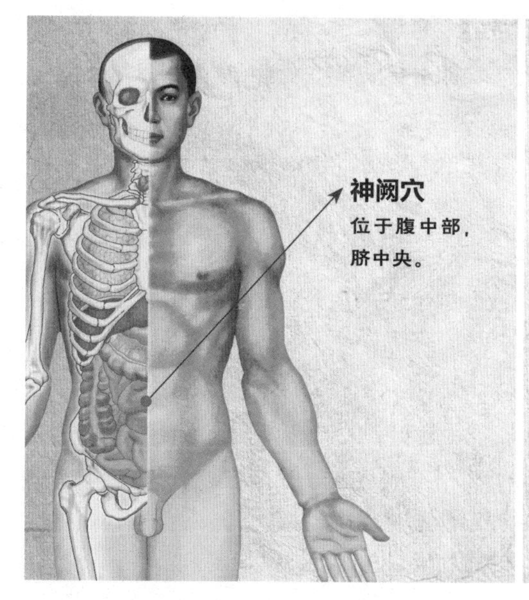

【功能】固本培元、回阳救逆、补益脾胃、理气和肠。

【主治】腹痛、泄泻、脱肛、水肿、虚脱、昏厥、下痢、便秘、小便不利、失禁、淋症、不孕、身体虚弱等。

艾条温和灸

患者取仰卧位，施灸者立于患者身体一侧，将艾条的一端点燃，对准神阙穴，距离皮肤约 3 厘米处施灸，使患者感到局部有温热感但无灼痛为宜。灸 10~20 分钟，至皮肤潮红、患者感觉身体舒适为宜。每 2 日施灸 1 次。

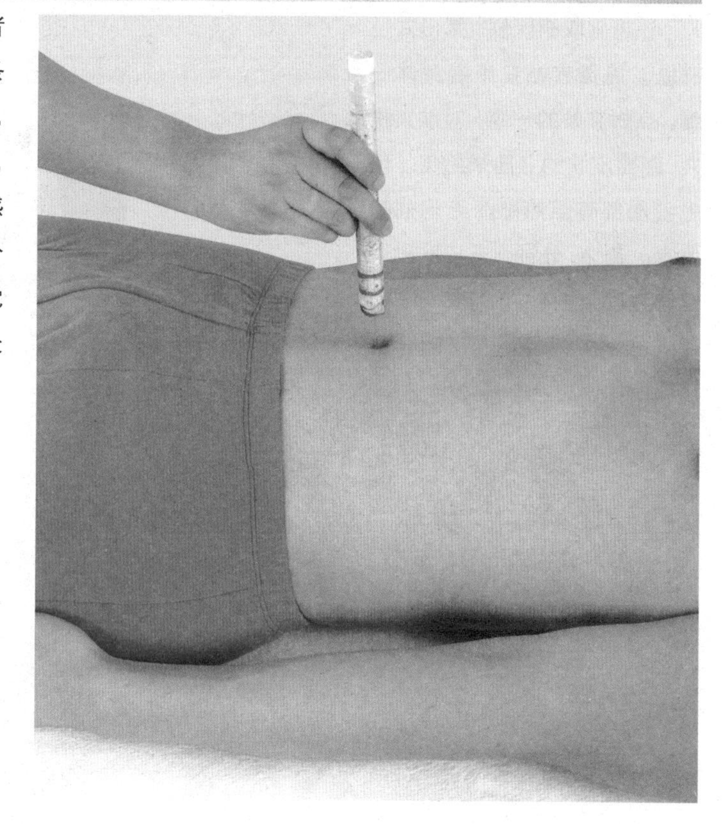

大椎穴

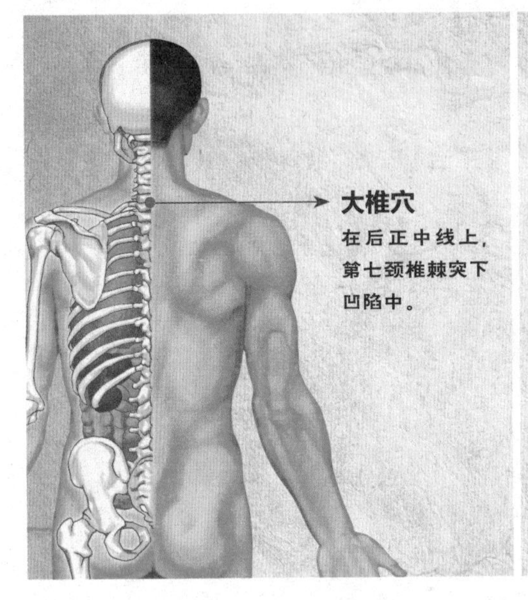

【功能】解表清热、疏风散寒、息风止痉、安神益髓。

【主治】热病、疟疾、咽炎、扁桃体炎、气喘、咳嗽、项强、肩背痛、腰脊强、小儿惊风、癫痫、精神病、血液病、中暑、霍乱、呕吐、黄疸、皮肤病及一切虚弱病症。

艾条温和灸

让患者取俯伏位，露出穴位皮肤。施灸者站在患者身体一侧，点燃艾条的一端，对准大椎穴，距离皮肤约 3 厘米施灸。使患者局部有温热感而无灼痛感为宜。灸 20 分钟，至皮肤出现红晕为度。这样的治疗每日 1 次或隔日 1 次。

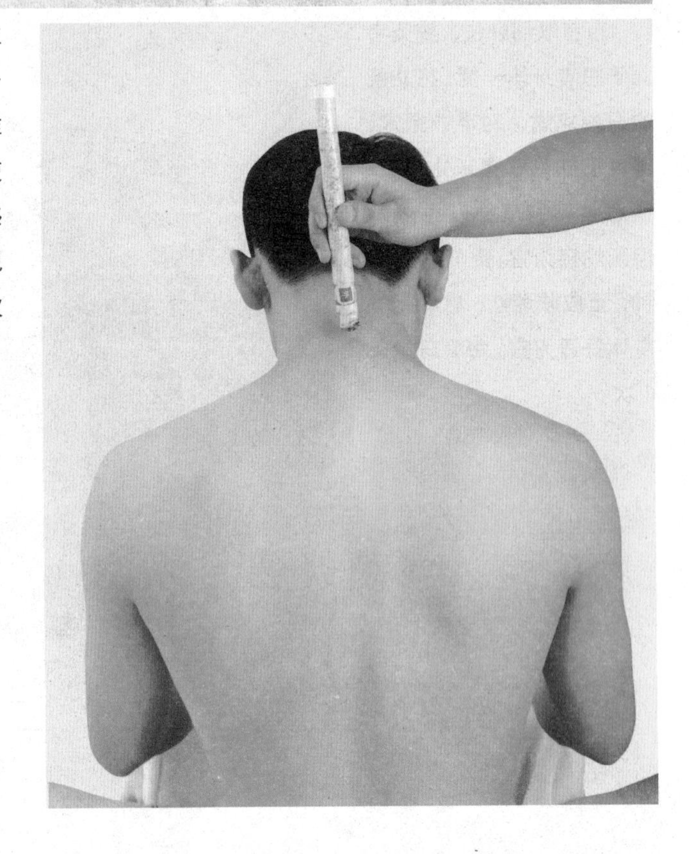

命门穴

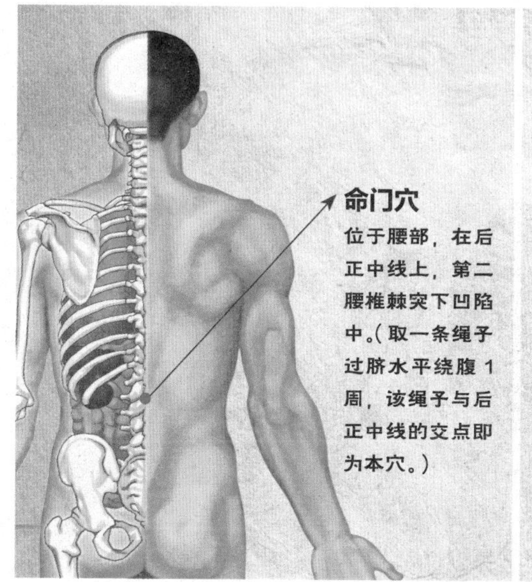

【功能】对肾气不足、精力衰退者有固本培元的作用。

【主治】遗尿、泄泻、遗精、阳痿、早泄、赤白带下、月经不调、习惯性流产、汗不出、寒热疟、胃下垂、前列腺炎等。

艾炷隔姜灸

1. 把鲜生姜切成约0.3厘米厚的薄片，用消毒针扎数个小孔。让患者取俯卧位，把姜片放在命门穴上。

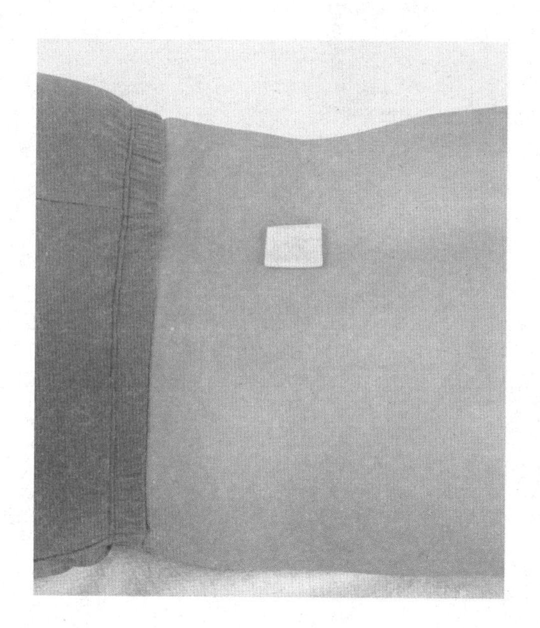

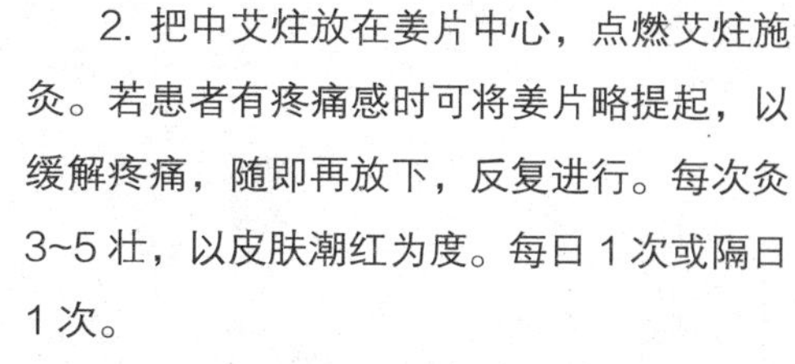

2. 把中艾炷放在姜片中心，点燃艾炷施灸。若患者有疼痛感时可将姜片略提起，以缓解疼痛，随即再放下，反复进行。每次灸3~5壮，以皮肤潮红为度。每日1次或隔日1次。

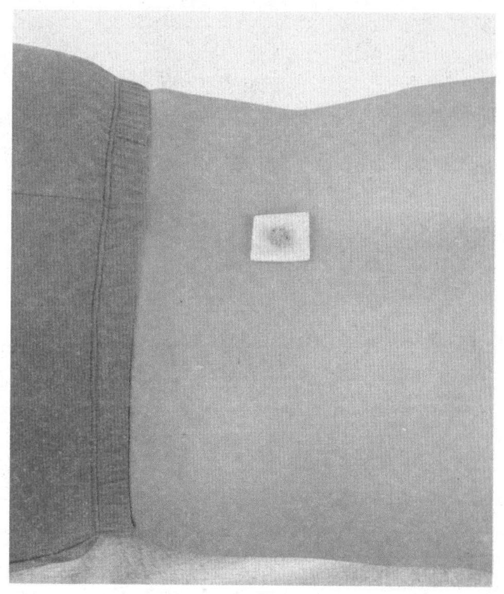

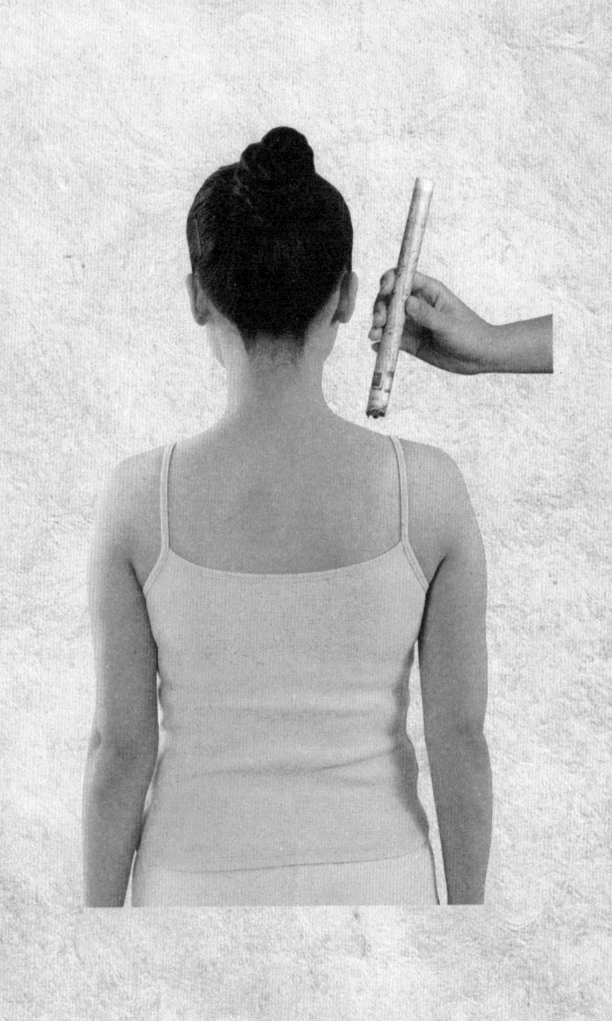

顺应自然，遵循四季艾灸

一年有四季之分，每个季节气候都不一样。所以，艾灸也遵循按照季节来灸的特点。遵循四季艾灸，顺应自然，内合身体，能起到事半功倍的效果。

春季艾灸，少生病

春季气温不定，很容易受到风热之邪的侵袭，造成体温调节机制紊乱、免疫功能下降而引发各种疾病。所以春季养生保健应特别重视协调好人与自然环境的关系，使人体内部各个脏器、气血阴阳之间达到平衡，预防疾病的发生。艾灸合谷穴、太冲穴、风门穴可固守关防，抵御风邪入侵。

雀啄灸合谷穴

快速取穴：两手交握，一手拇指指间横纹压在另一手虎口上，屈指，拇指尖正对处即为合谷穴。

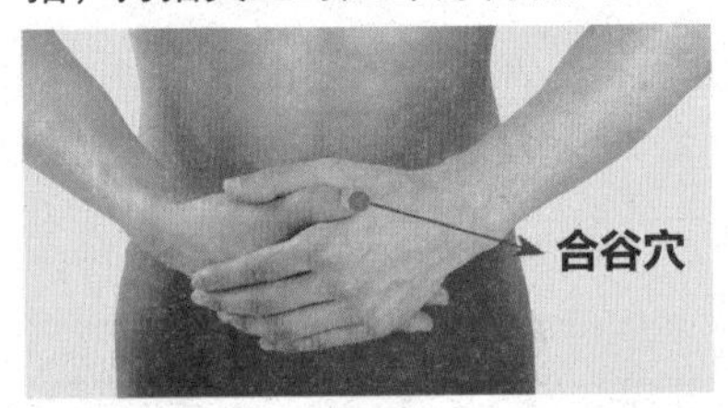

艾灸方法：用艾条雀啄灸两侧合谷穴各 15 分钟，每天 1 次。

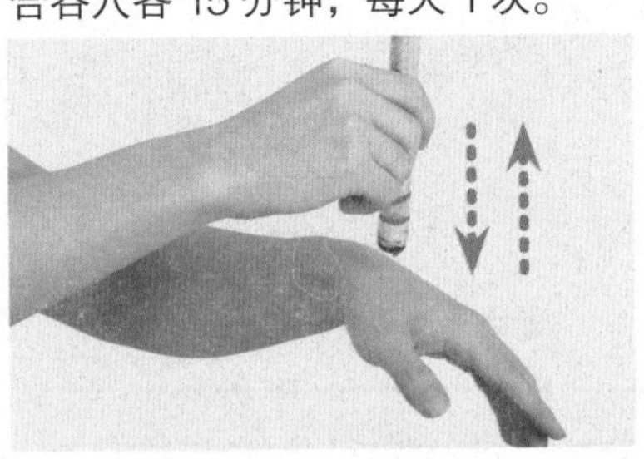

回旋灸太冲穴

快速取穴：从第 1、第 2 跖骨间，向后推移至底部的凹陷中即太冲穴。

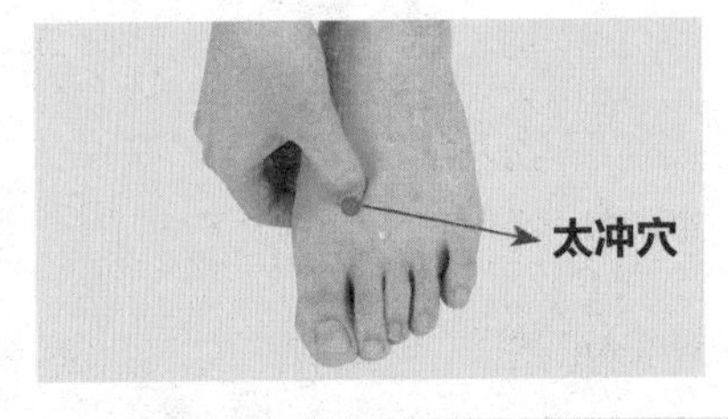

艾灸方法：艾条回旋灸太冲穴 15 分钟，每天 1 次。

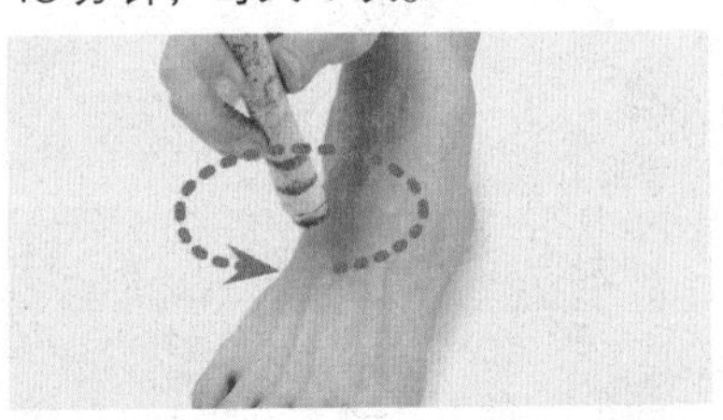

雀啄灸风门穴

快速取穴：坐位，由项背交界处椎骨的最高点（第 7 颈椎）向下数 2 个椎体（第 2 胸椎），在其下向左右两侧分别量取 2 指宽（食指、中指并拢）即为风门穴。

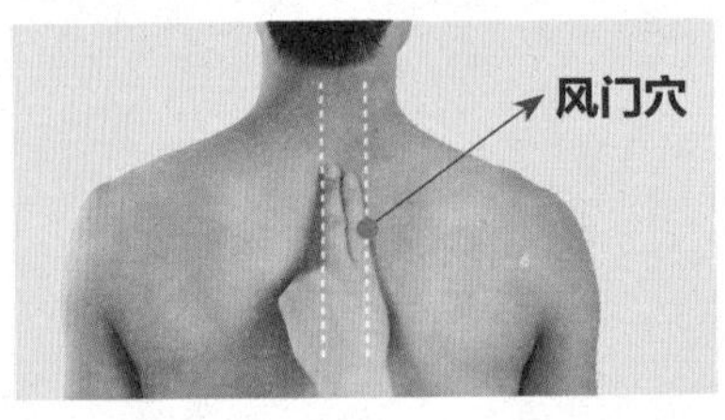

艾灸方法：用艾条雀啄灸两侧风门穴各 15 分钟，每天 1 次。

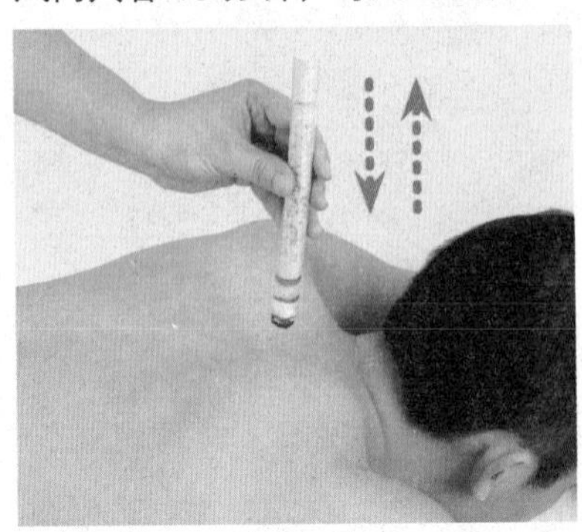

夏季气候以“湿”为特点，且与人体五脏中的“脾”相对应，因此，防病方面要提防湿邪入侵，养生要注重健脾除湿。艾灸可取神阙穴补气健脾、除湿，中脘穴健脾和胃，丰隆穴健脾、祛湿、化痰。

隔姜灸神阙穴

快速取穴：神阙穴位于肚脐正中央。

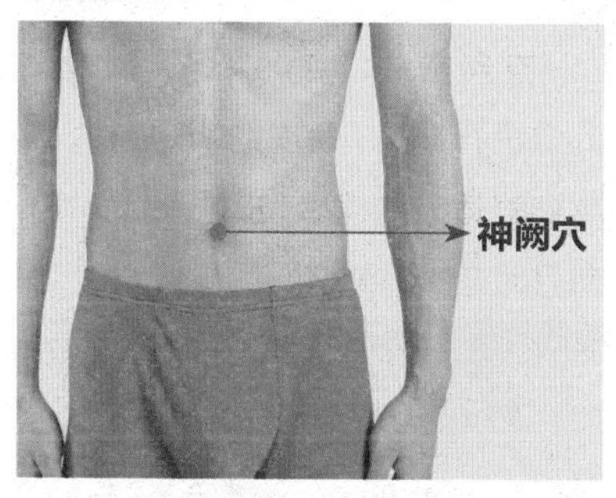

艾灸方法：艾炷隔姜灸神阙穴3~5壮，每月10次左右，晚上施灸为佳。每次以感到局部温热而无灼热感、稍有红晕为度。

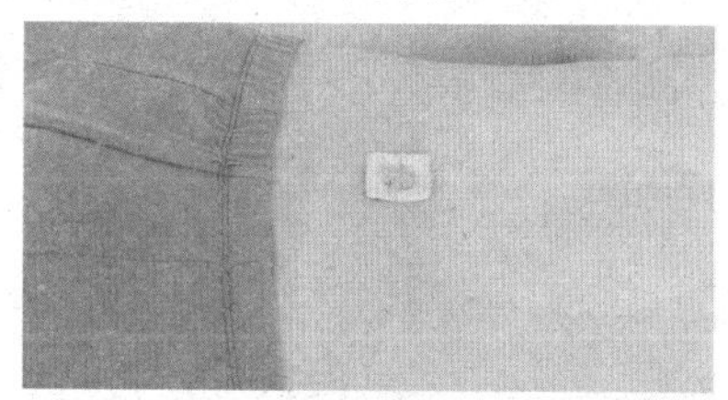

温和灸中脘穴

快速取穴：中脘穴位于上腹部，肚脐（神阙穴）与胸剑结合点连线的中点处。

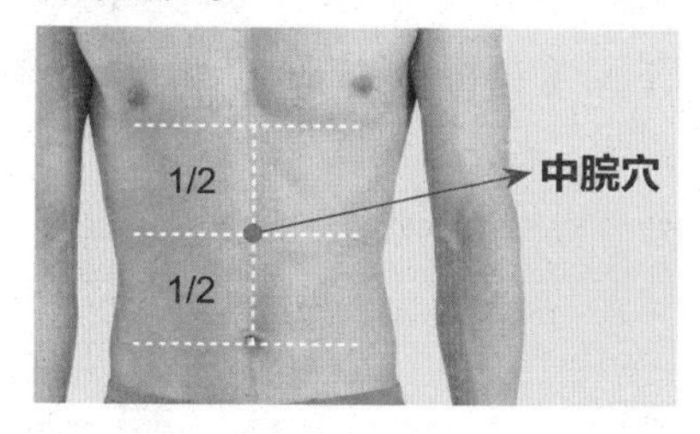

艾灸方法：艾条温和灸中脘穴10~15分钟，隔天1次，腹胀、腹泻者可每天1次。

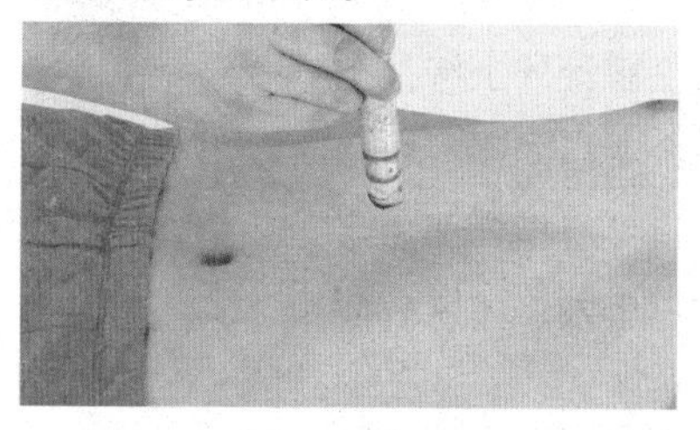

温和灸丰隆穴

快速取穴：正坐屈膝，在犊鼻和外踝尖之间连一条线，在这条线的中点处，腓骨略前方按压有沉重感的地方即丰隆穴。

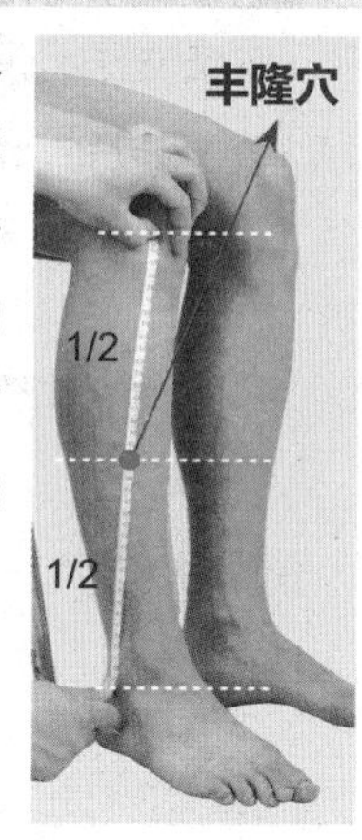

艾灸方法：艾条温和灸丰隆穴15分钟，可有效健脾化湿。高脂血症者也可常灸。

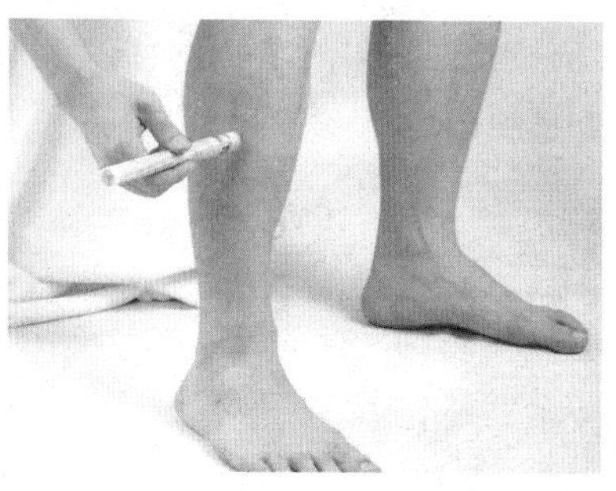

秋季艾灸，补充阳气

古人有言“秋冬养阴”，指的是健康的平和体质的人，阳虚体质的人到了秋冬更宜补阳。此时艾灸补充阳气是非常适合的，可取关元穴施灸，以补肾壮阳、补虚益损，壮一身之元气。此外，秋季冷热交替刺激，很多人会出现消化方面的问题，所以也要注意调理脾胃，可多灸足三里穴、脾俞穴，以强壮脾胃，预防胃肠病等。

温和灸关元穴

快速取穴：从脐中向下量取 4 横指，前正中线上。

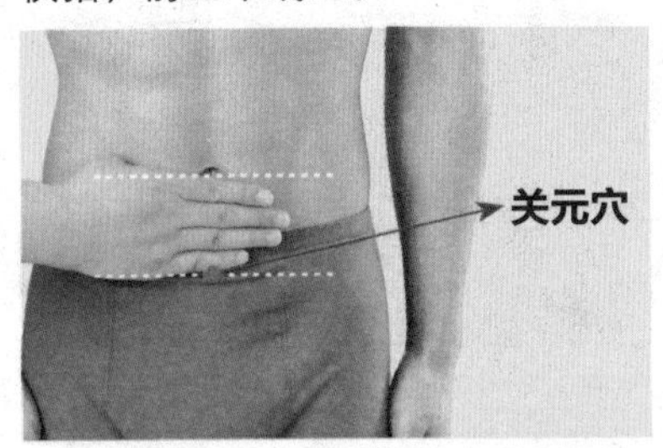

艾灸方法：点燃艾条，对准关元穴进行熏灸，每次约 15 分钟，以感到舒适无灼痛感，皮肤潮红为度。每月可灸 10 次。

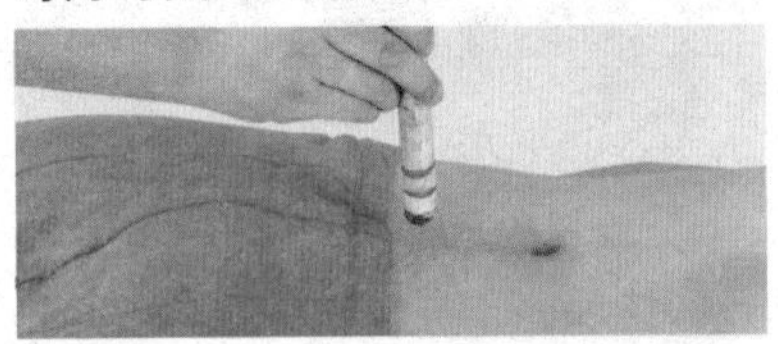

温和灸足三里穴

快速取穴：用同侧手张开虎口围住髌骨外上缘，其余 4 指向下，中指指尖所指处即为足三里穴，按压有酸胀感。

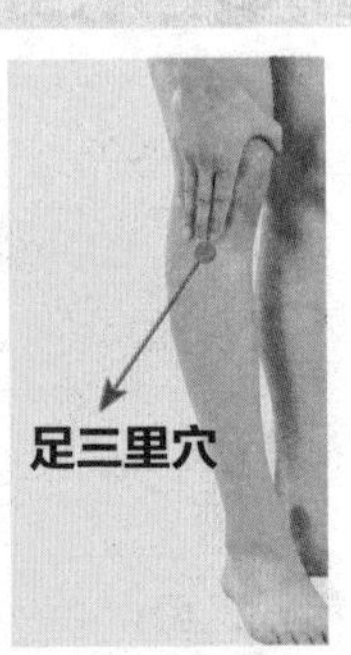

艾灸方法：将艾条点燃，悬于足三里穴位上灸 15 分钟左右，以穴位处有微微的灼热感为宜。隔天灸 1 次。

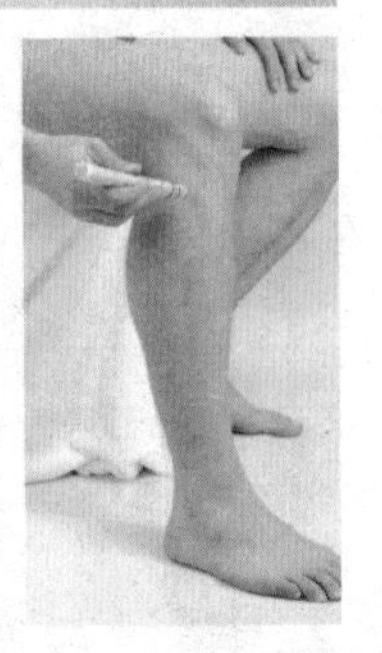

回旋灸脾俞穴

快速取穴：两肩胛骨下缘连线中点为第 7 胸椎，往下数 4 个椎体即为第 11 胸椎，在其棘突下，向两侧分别量 2 横指（食指、中指并拢）即是脾俞穴。

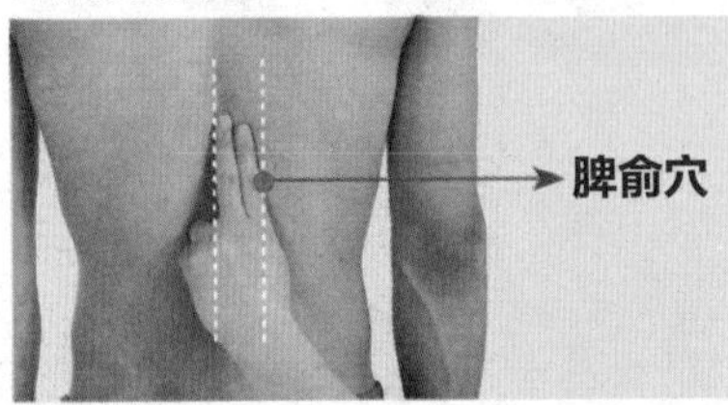

艾灸方法：用艾条回旋灸脾俞穴 10~15 分钟，脾虚泄泻者可每天灸 1 次，用来保健可隔天 1 次，每月 10 次。

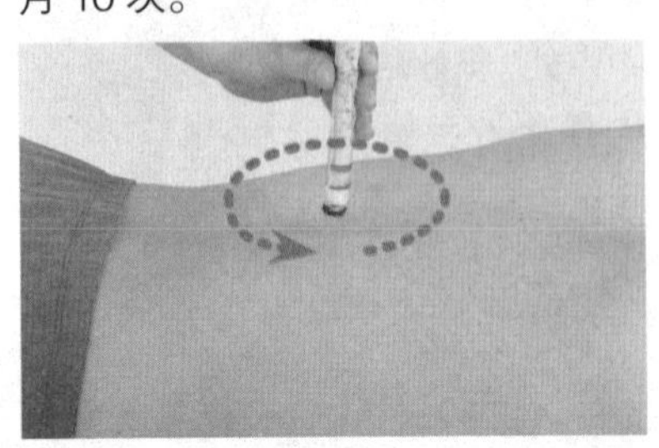

冬季属水，是一年中阴气弥漫的时候，人与自然界均处在收敛封闭、潜藏休养的状态，因此也是人们最适宜进补的时期。而冬季最重要的是补肾，艾灸在温阳驱寒方面有独到的优势，非常适合冬季养生之用。

南方多湿，宜温阳化湿

南方冬季除了寒冷，还有阴湿的特点，所以祛寒湿的重点在于温阳化湿。可取关元穴以温阳固本，百会穴以提升阳气，阴陵泉穴以祛寒化湿。

温和灸关元穴

快速取穴：从脐中向下量取4横指，前正中线上。

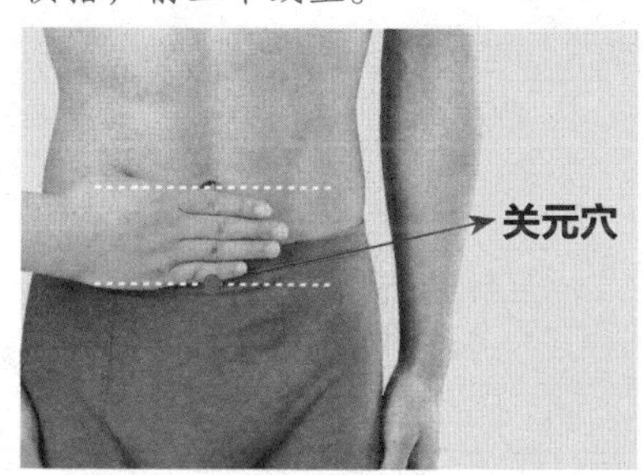

艾灸方法：点燃艾条，对准关元穴进行熏灸，每次约15分钟，以感到舒适无灼痛感，皮肤潮红为度。可隔天灸1次。

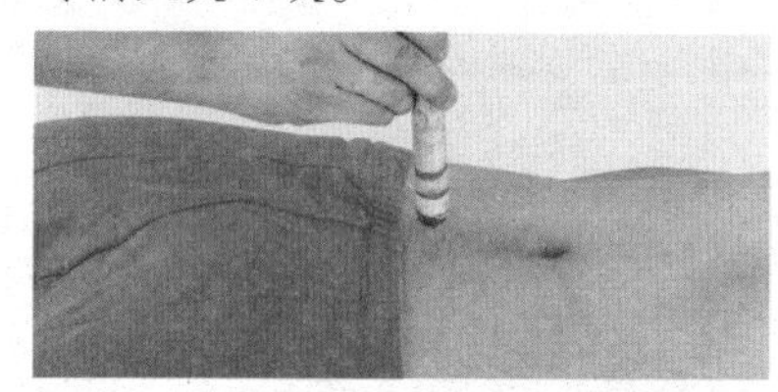

北方多寒，宜温阳滋阴

北方冬季的气候特点是寒冷和干燥，所以温阳的同时也要注意滋阴润燥。艾灸可选肾俞穴以温阳驱寒，太溪穴、涌泉穴以滋阴养肾。

回旋灸肾俞穴

快速取穴：两髂前上棘最高点的水平连线与脊柱相交所在的椎体为第4腰椎，向上数2个椎体（第2腰椎），在其下向左右两侧分别量取2横指宽（食指、中指并拢）即为肾俞穴。

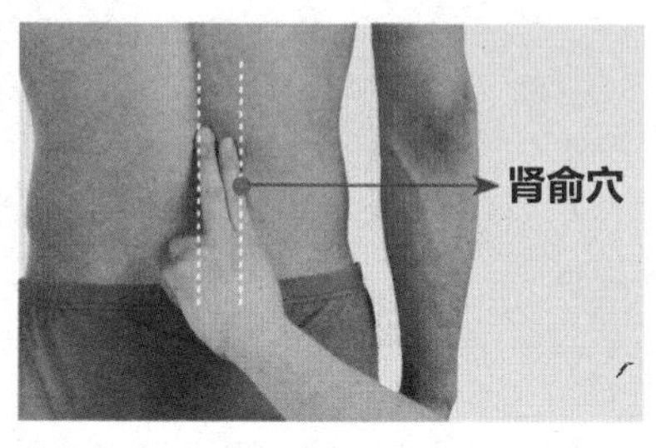

艾灸方法：用艾条回旋灸肾俞穴，每次每侧各15分钟左右，隔天1次，每月灸10次，或用艾炷无瘢痕灸，每次3~5壮，隔天1次。

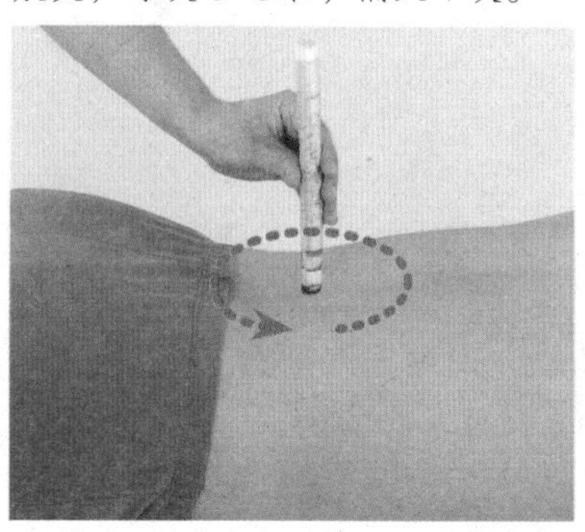

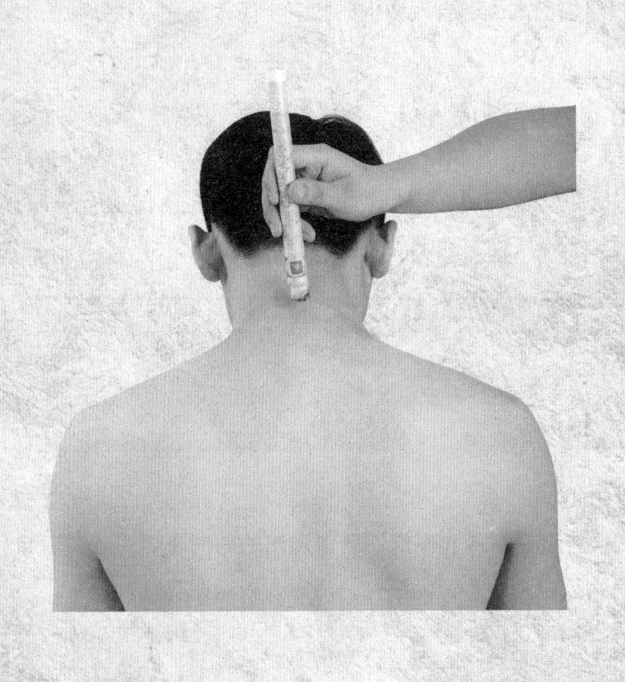

艾灸调理内科常见病

对于内科常见病，如感冒、咳嗽、呕吐、肺结核等，艾灸疗法具有比较明显的疗效。其操作简单，无毒副作用，非常适合在家操作调理。

感冒

感冒大多是由于病毒或细菌感染引起的上呼吸道炎症，常见症状为头痛、发热、乏力、咳嗽、打喷嚏、咽痛等。中医认为，感冒主要是因外感风邪伤及肺卫所致。在相关穴位施灸可宣通肺气、驱除风邪、提升人体阳气，增强人体抵御疾病的能力。

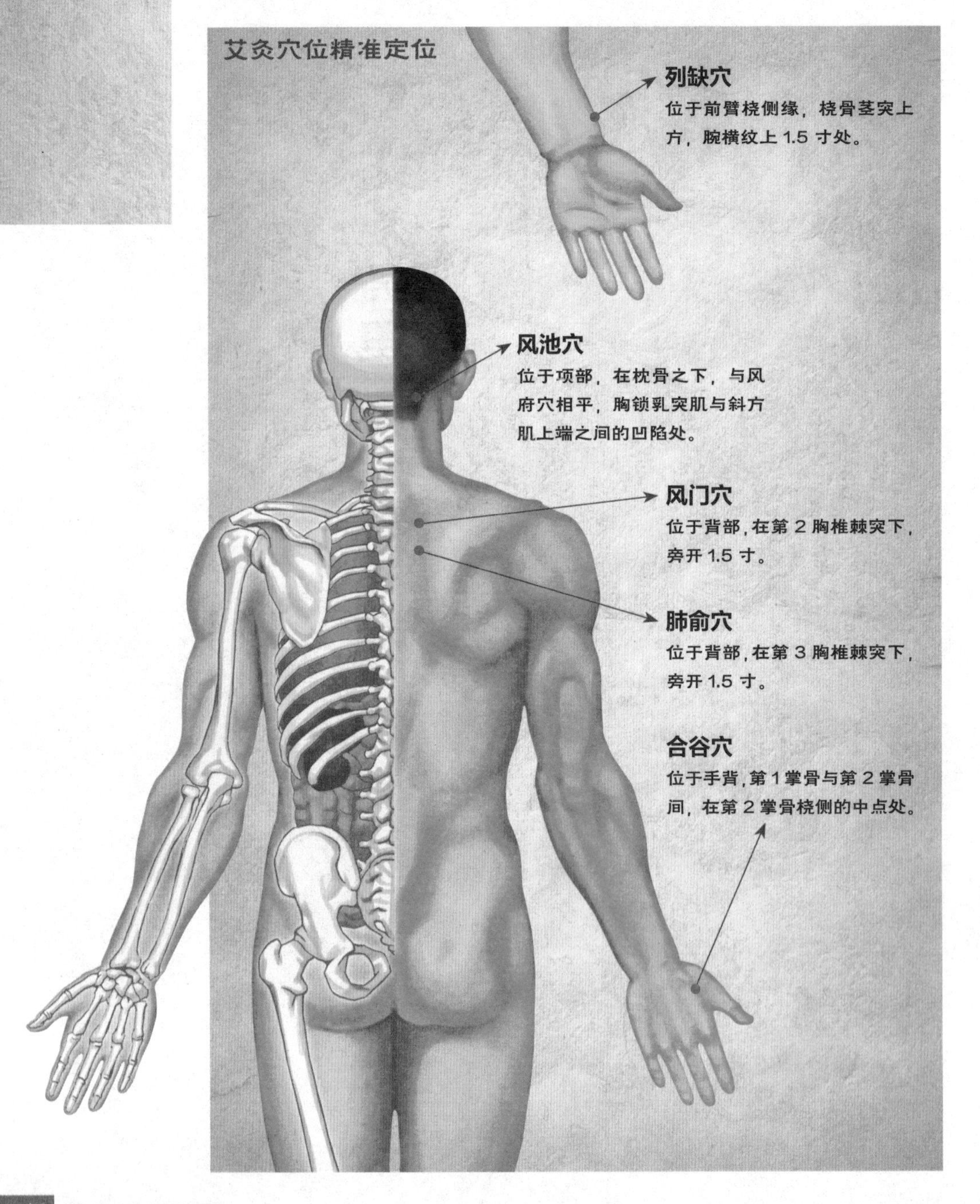

手把手教你艾灸

1 取风池、风门、肺俞、列缺、合谷等穴位，按照先头部后四肢、先腰背部后胸腹部的顺序施灸。将新鲜的生姜切成厚约 0.3 厘米的姜片，然后用针扎数个小孔。让患者取舒适的体位，把姜片放置在要施灸的穴位上。对风池穴施灸时应拨开头发，露出穴位，小心操作。

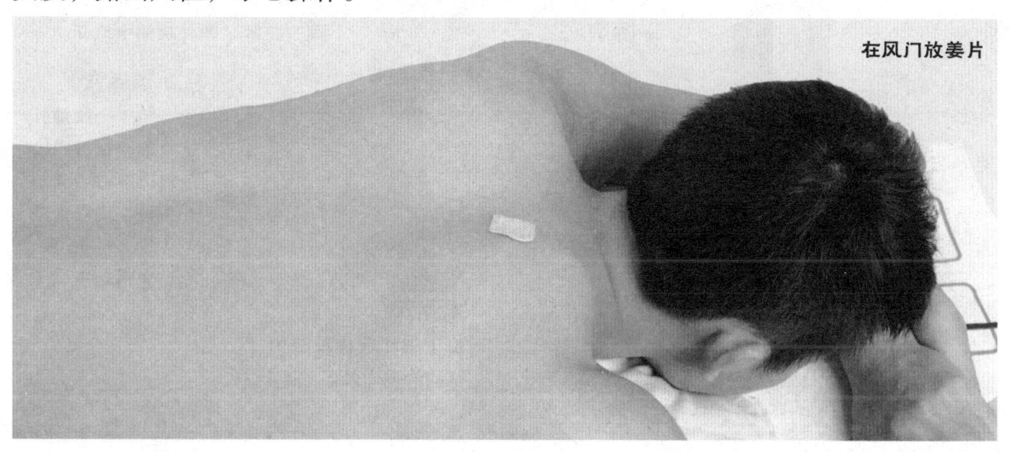
在风门放姜片

2 把中艾炷放置在姜片的中心，点燃艾炷施灸。若患者感觉局部皮肤疼痛时，可抬起姜片离开皮肤片刻，旋即放下继续施灸，反复操作。每穴灸 5~7 壮，以患者感觉舒适、穴位处皮肤潮红为度。这样的治疗每日 1~2 次。此种方法最适合于风寒感冒。

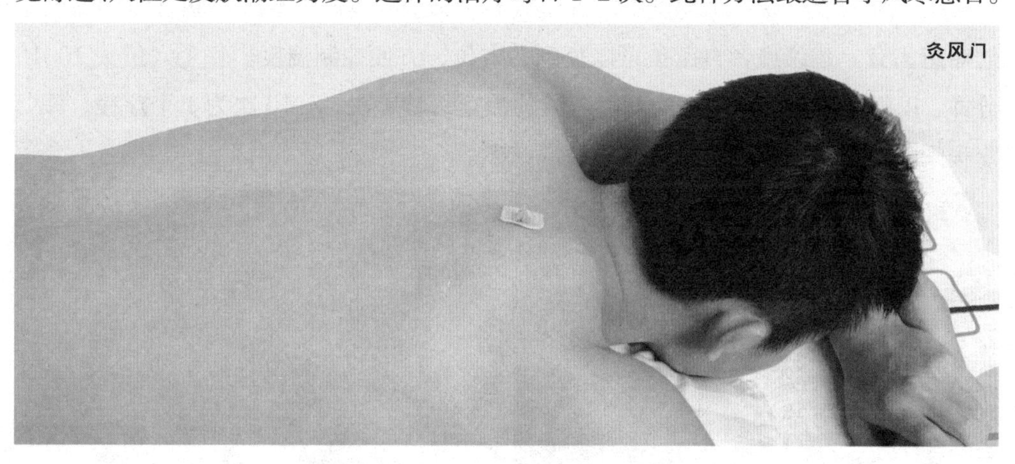
灸风门

小贴士

感冒期间饮食宜清淡，忌食生冷、油腻、辛辣刺激性食物。多喝水有助于退热发汗、排出毒素，多食用富含维生素的蔬菜和水果。感冒期间注意劳逸结合，多休息，少做运动，少用抗生素类药物。不要到人多的地方去，以免传染给他人。

咳嗽

咳嗽是呼吸系统疾病的主要症状。中医认为，咳嗽是因外感六淫、脏腑内伤影响于肺所致。在相关穴位施灸可调整脏腑功能，养肺止咳，缓解症状。

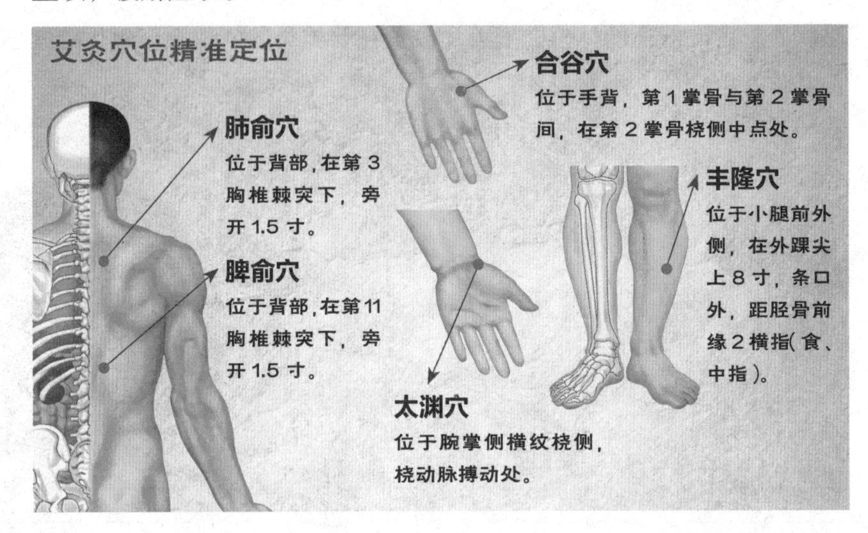

手把手教你艾灸

取肺俞、脾俞、太渊、合谷、丰隆等穴位，按照先灸上部穴位再灸下部穴位的顺序施灸。让患者取舒适的体位，施灸者点燃艾条，站在患者身体一侧，手拿艾条，让火头对准穴位皮肤，距离皮肤约3厘米高度施灸，以患者局部皮肤有温热感但无灼痛感为宜。建议患者自己灸可以灸到的穴位，方便控制温度。每个穴位灸10~15分钟，以患者穴位皮肤潮红为度。这样的治疗每日1次，5~10次为1个疗程，每个疗程间隔7天。此种灸法最适宜于痰湿咳嗽。

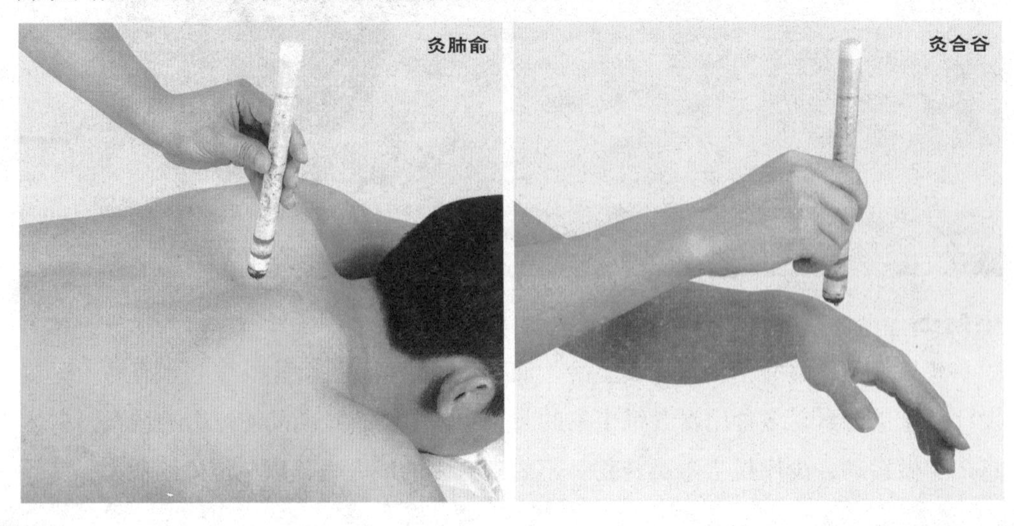

呕吐

呕吐是临床常见症状，是胃内容物反入食管，经口吐出的一种反射动作，其先驱症状为恶心，也表现为上腹部特殊不适感，常伴有头晕、流涎、脉缓、血压降低等。中医认为外感风寒、情志郁结、脾胃虚寒等都会引起呕吐。在相关穴位施灸能够调整脏腑功能、疏经通络，从而抑制呕吐。

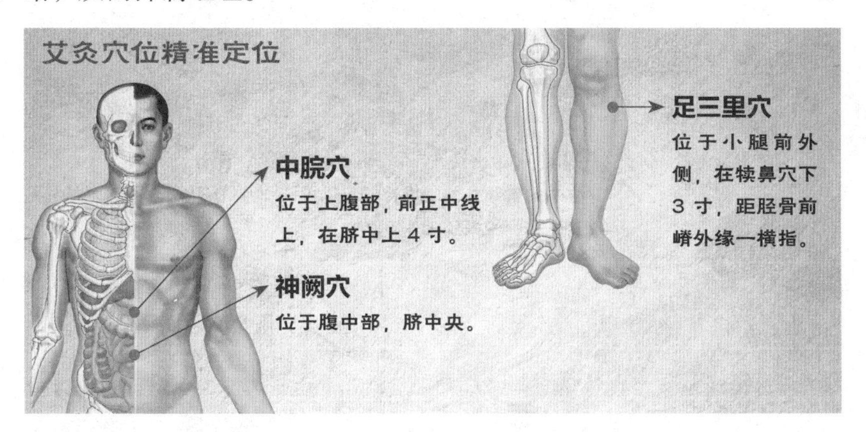

手把手教你艾灸

1 取神阙、中脘、足三里等穴位，按照先灸上部穴位再灸下部穴位的顺序施灸。将新鲜的生姜切成厚约0.3厘米的薄片，用针在姜片上扎数个小孔。然后让患者取合适体位，把姜片放置在穴位上。

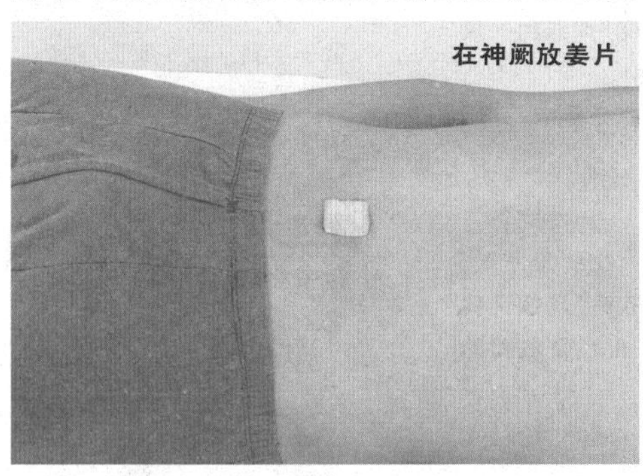

2 把中艾炷放置在姜片上，点燃艾炷施灸。若灸治过程中患者有灼痛感，可抬起姜片离开皮肤片刻再迅速放下，如此反复操作，以缓解疼痛。每穴灸5~7壮，以局部皮肤潮红为度。每日灸1~2次。

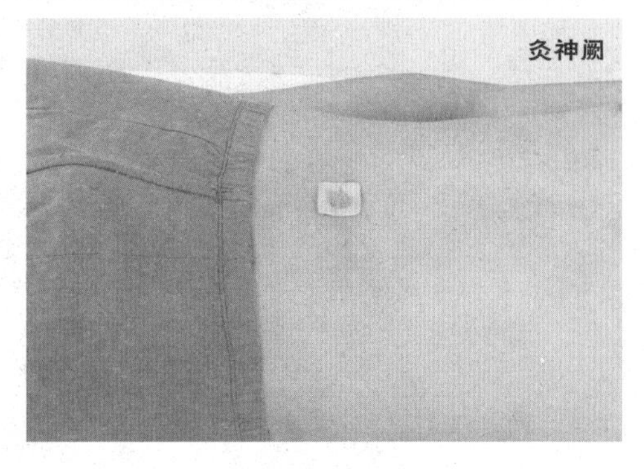

小贴士

治疗期间饮食要清淡，忌食生冷、油腻、黏食等不易消化的食物，多食一些养阴生津的食物，如小米、麦粉及各种杂粮制品，大豆、豇豆等豆制品，牛奶、鸡蛋、瘦肉和鱼肉等营养丰富而不生内热的食物，还有水果和蔬菜等。

头痛

头痛一般局限于头颅上半部，包括眉弓、耳轮上缘和枕外隆凸连线以上部位的疼痛。引起头痛的原因繁多，其中有些是严重疾患，但病因诊断常比较困难。中医认为，头痛通常是由风寒、风湿、肾虚、气虚、血虚等原因引起的。在相关穴位施灸可疏通经络、调和气血，有效改善症状。

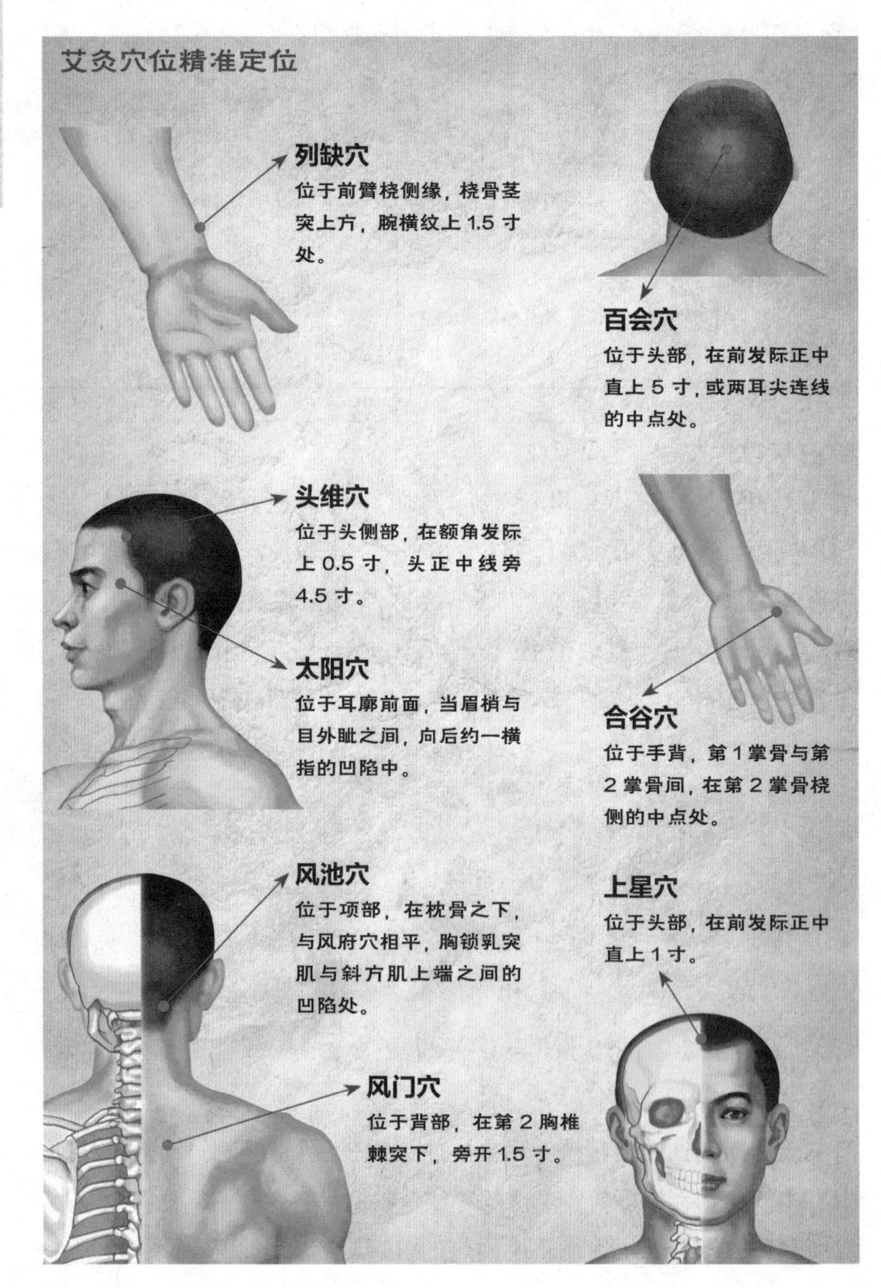

手把手教你艾灸

1 取百会、太阳、头维、上星、列缺、合谷、风池、风门、阿是穴等穴位，按先灸头部穴位再灸背部和四肢穴位的顺序施灸。选择新鲜的生姜，切成厚约 0.3 厘米的薄片，在其上扎数个小孔。让患者取舒适体位，把姜片放置在穴位上。若是头部穴位，要把头发拨到两侧，小心施灸，以免引燃头发。

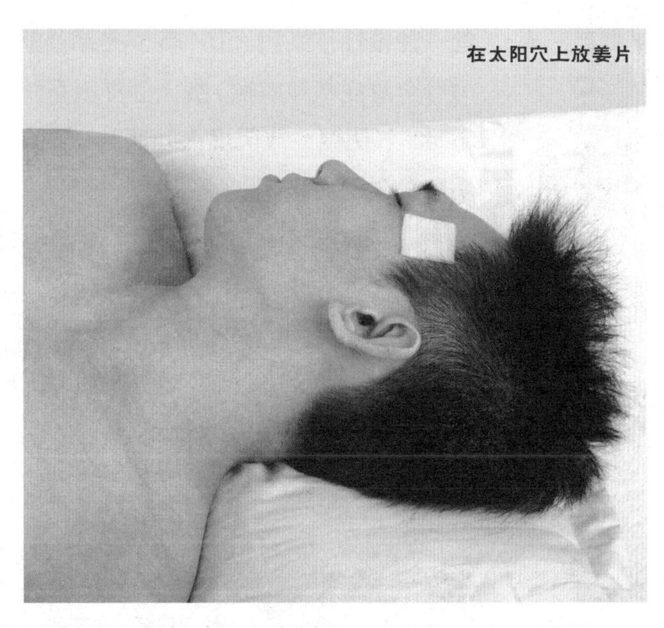
在太阳穴上放姜片

2 把中艾炷放置在姜片中心，点燃艾炷施灸。施灸过程中若患者感觉疼痛可提起姜片片刻再放下继续施灸，反复操作，每穴灸 5~10 壮，以穴位处皮肤潮红为度。这样的治疗每日 1 次。此种方法尤其适用于风寒头痛。

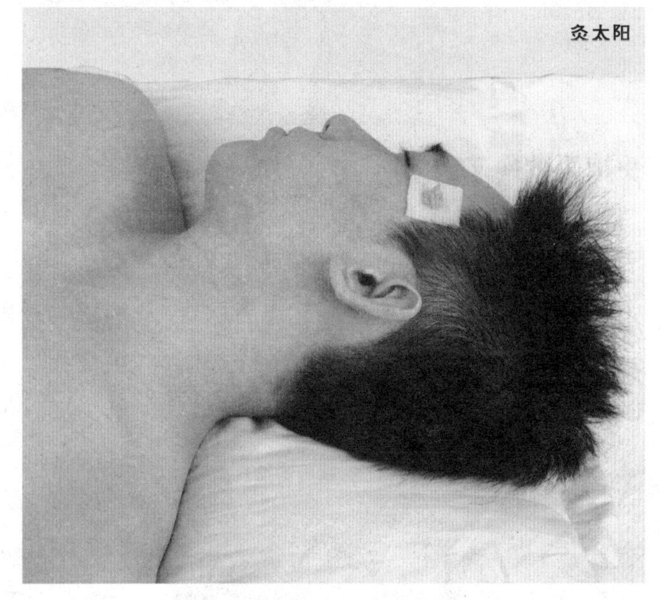
灸太阳

小贴士

头痛患者要注意保持规律的生活，注意劳逸结合，不宜过度紧张或疲劳，否则容易加重头痛症状。应适当开展体育活动，如慢跑、散步、游泳、太极拳、气功等。保持遇事豁达、宽松的良好精神状态，避免发生精神刺激或紧张、抑郁等。

肺结核

肺结核是结核分枝杆菌侵入体内引起的感染，是青年人容易发生的一种慢性传染病。15~35 岁是结核病的高发年龄段。常有低热、乏力等全身症状和咳嗽、咯血等呼吸系统表现。中医认为此病多因肺津不足，气阴两亏或阴虚火旺所致。在相关穴位施灸可养肺补气、调补阴阳，改善症状。

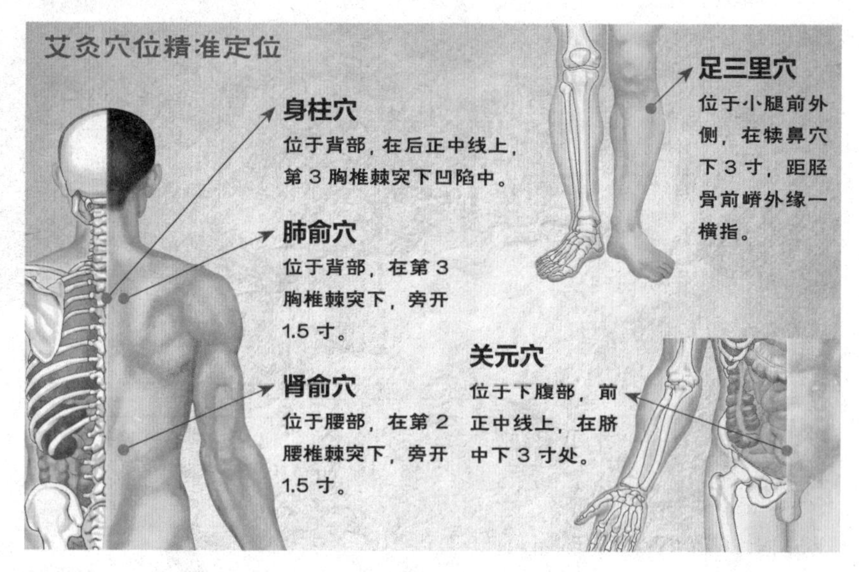

手把手教你艾灸

1 取肺俞、肾俞、身柱、关元、足三里等穴位，按照先腰背部后胸腹部、先上部后下部的顺序施灸。让患者取合适体位，先在穴位上涂上一层凡士林，以黏附艾炷，防止艾炷从皮肤上脱落。

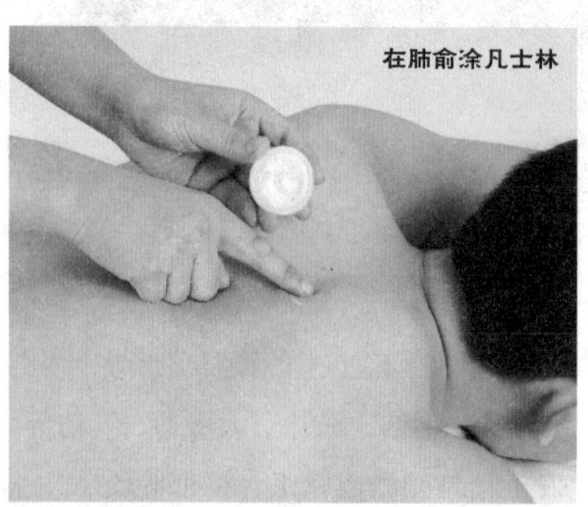
在肺俞涂凡士林

2 把小艾炷放置在穴位皮肤上，点燃施灸。当艾炷燃近皮肤或患者有灼痛感时，用镊子夹去剩下的艾炷，更换第 2 壮，每穴灸 3~5 壮，以局部皮肤潮红为度。每日 1 次，此方法适用于肺结核的初期。

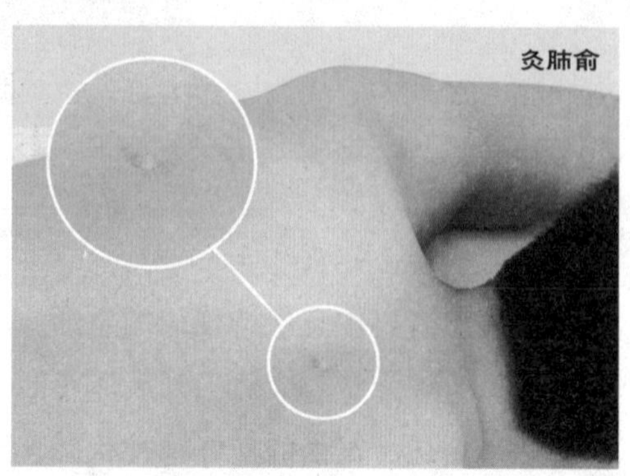
灸肺俞

失眠

失眠是指无法入睡或入睡困难、浅睡、早醒及睡眠时间不足或质量差等。导致失眠的原因主要有环境因素、个体因素、躯体因素、精神因素、情绪因素等。中医认为，失眠主要是由脏腑功能紊乱、气血亏虚、阴阳失调造成的。在相关穴位艾灸可以调节脏腑功能、平衡阴阳，从而改善失眠症状。

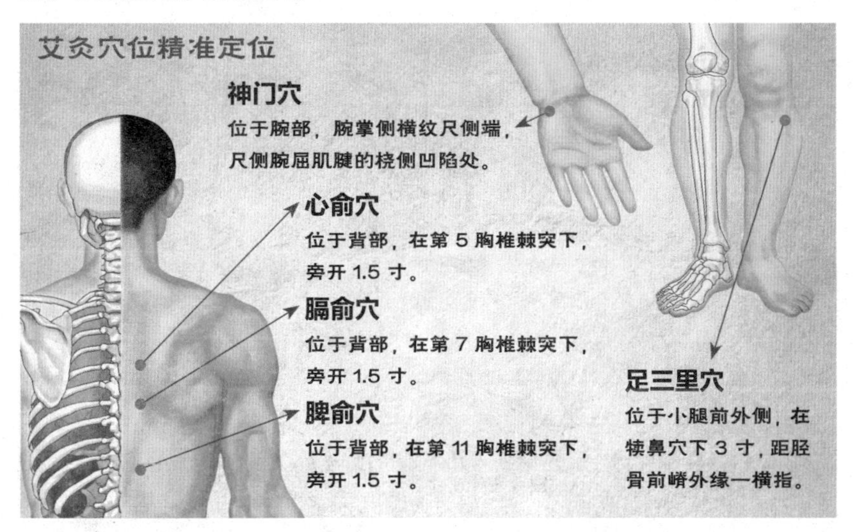

手把手教你艾灸

1 取心俞、脾俞、膈俞、神门、足三里等穴位，按照先上部后下部的顺序施灸。将新鲜的生姜切成厚约0.3厘米的薄片，用针在其上扎数个小孔。然后让患者取合适的体位，把姜片放置在要施灸的穴位上。

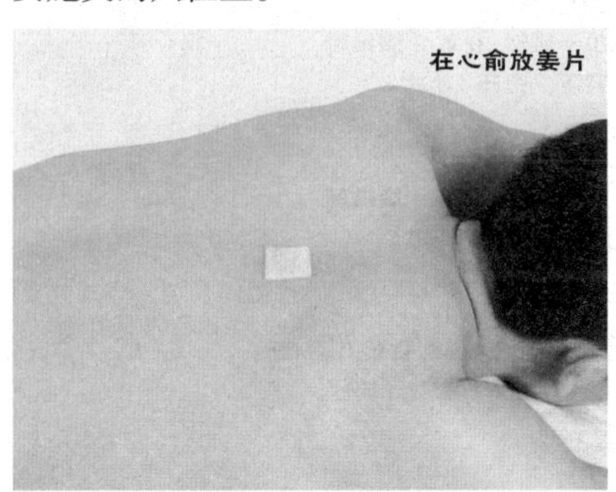

2 把中艾炷放置在姜片的中央，点燃施灸。若艾灸过程中患者感觉疼痛，可抬起姜片片刻，缓解疼痛，旋即放下，反复操作。燃完第1壮再更换第2壮。每穴灸3~5壮，以皮肤潮红为度。这样的治疗每晚1次，7次为1个疗程。这种方法尤其适用于心脾不足引起的失眠。

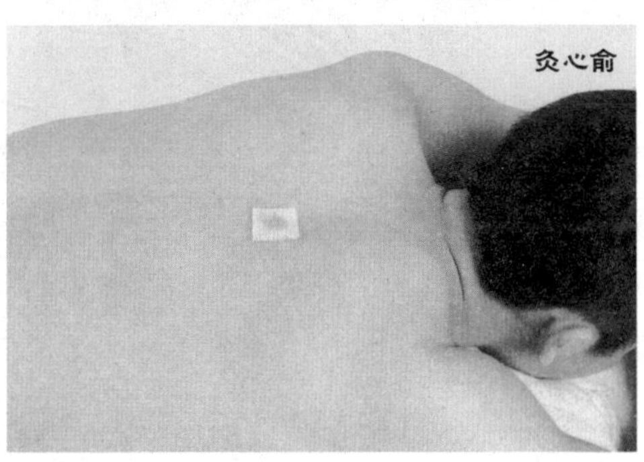

便秘

便秘是指大便经常秘结不通，或有便意而排便困难的一种病症。常见症状是排便次数明显减少，每 2~3 天或更长时间 1 次，没有规律且粪便干硬。中医认为，便秘主要是由燥热内结、脾肾虚寒、气机郁滞、津液不足引起的。在相关穴位施灸可改善脏腑功能，通便理气，从而改善便秘症状。

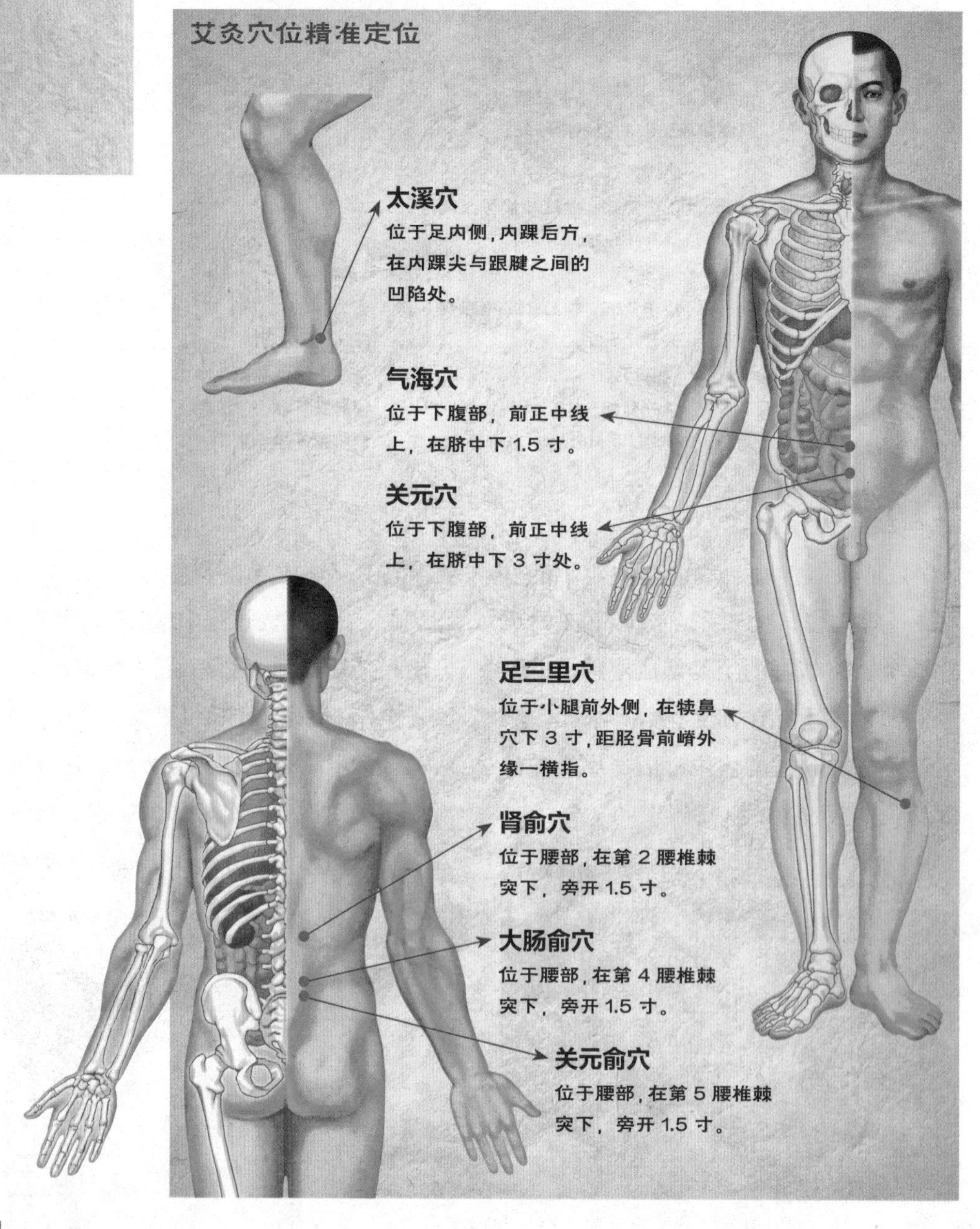

手把手教你艾灸

1 取肾俞、关元俞、大肠俞、气海、关元、足三里、太溪等穴位，按照先灸腰背部再灸胸腹部、先灸上部再灸下部的顺序施灸。让患者取合适体位，在要施灸的穴位上涂上一层凡士林，以黏附艾炷，防止其从皮肤上脱落。

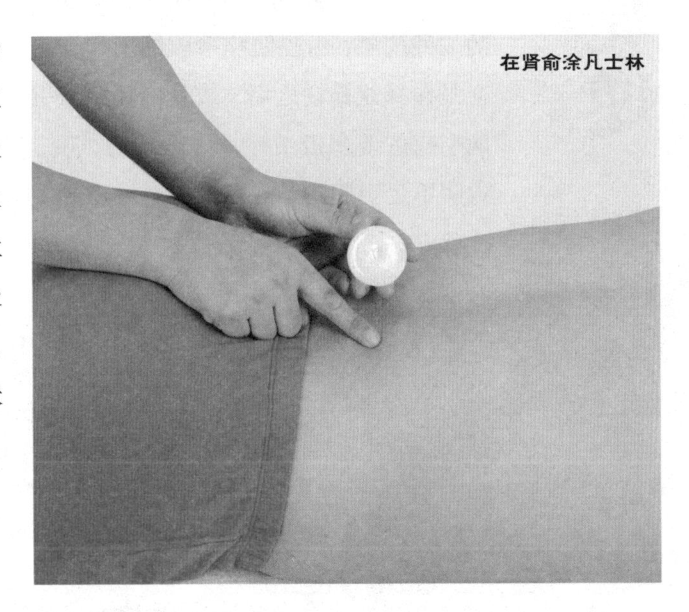
在肾俞涂凡士林

2 把麦粒大小的艾炷放置在穴位上，点燃施灸，当其燃近皮肤或皮肤灼痛时用镊子夹去艾炷，更换第2壮。每穴施5~7壮，以穴位周围皮肤出现红晕为度。每日1次或隔日1次，10次为1个疗程。此种方法最适合冷秘型便秘。

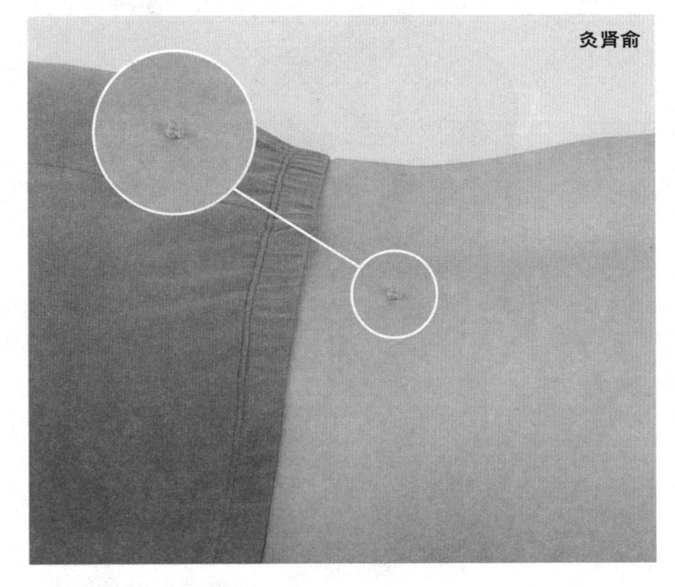
灸肾俞

小贴士

便秘患者要遵循一定的饮食原则，多食用粗纤维食物，主食不要过于精细，要适当吃些粗粮。每天吃一定量的蔬菜和水果，多喝水。养成按时排便的习惯。每天早晨喝一杯淡盐水或蜂蜜水配合腹部按摩，加速排便。进行适当的体育运动，调节脏腑功能，防止便秘。

呃逆

呃逆又称打嗝，指气从胃中上逆，喉间频频作声，声音急而短促的一种现象，由膈肌痉挛收缩引起，是一种生理上常见的现象。若呃逆是在暴饮暴食之后，或受冷热刺激引起的，可自动缓解。若是由疾病引起的要积极治疗。中医认为，呃逆是由胃寒、胃火、脾肾阳虚、胃阴不足引起的。在相关穴位施灸可和胃降逆、调气理膈，从而缓解症状。

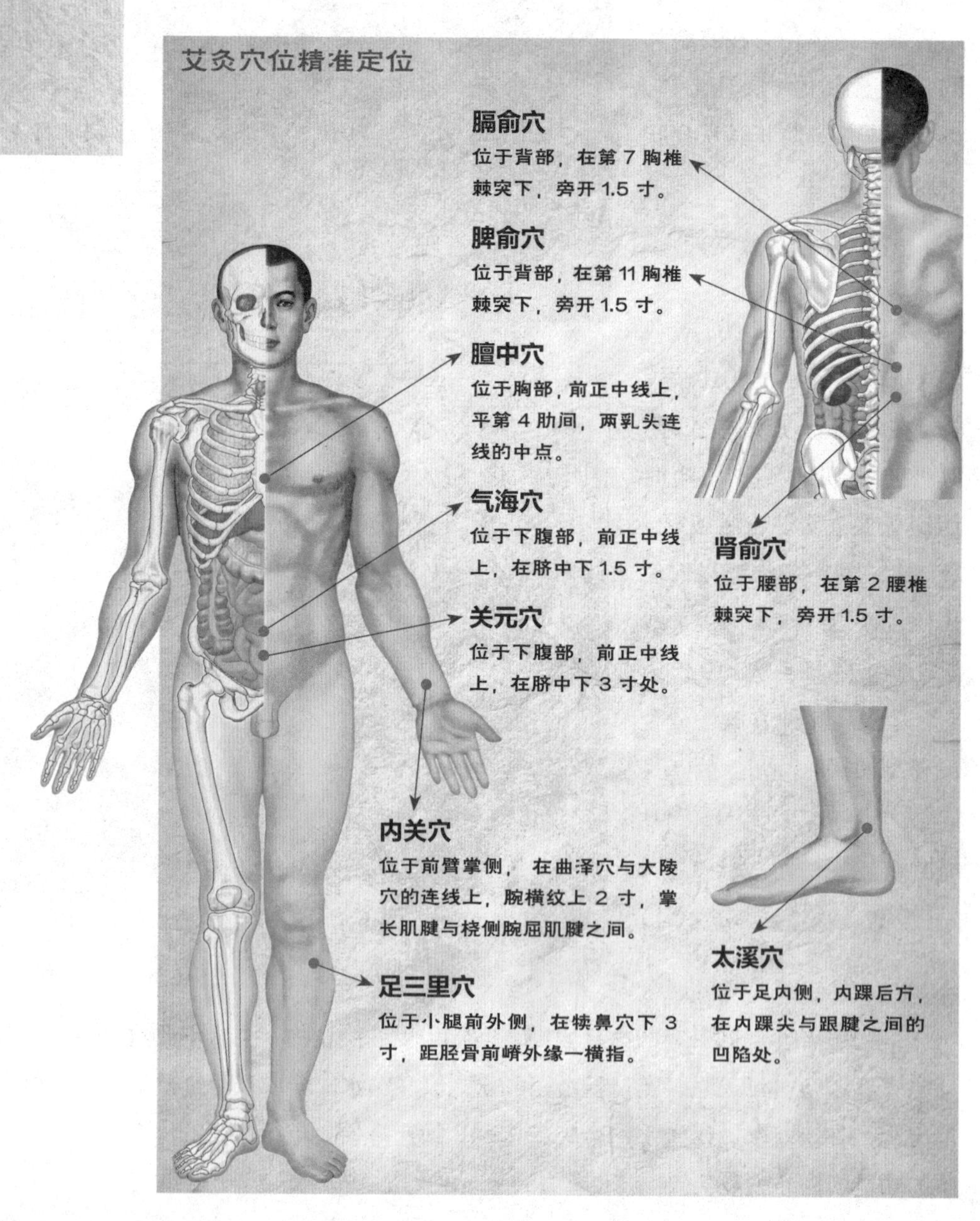

手把手教你艾灸

1 取膈俞、肾俞、脾俞、膻中、气海、关元、内关、足三里、太溪等穴位，按照先灸腰背部穴位再灸胸腹部穴位、先灸上部穴位再灸下部穴位的顺序施灸。让患者取舒适体位，在穴位皮肤上涂上一层凡士林，以黏附艾炷，防止其从皮肤上脱落。

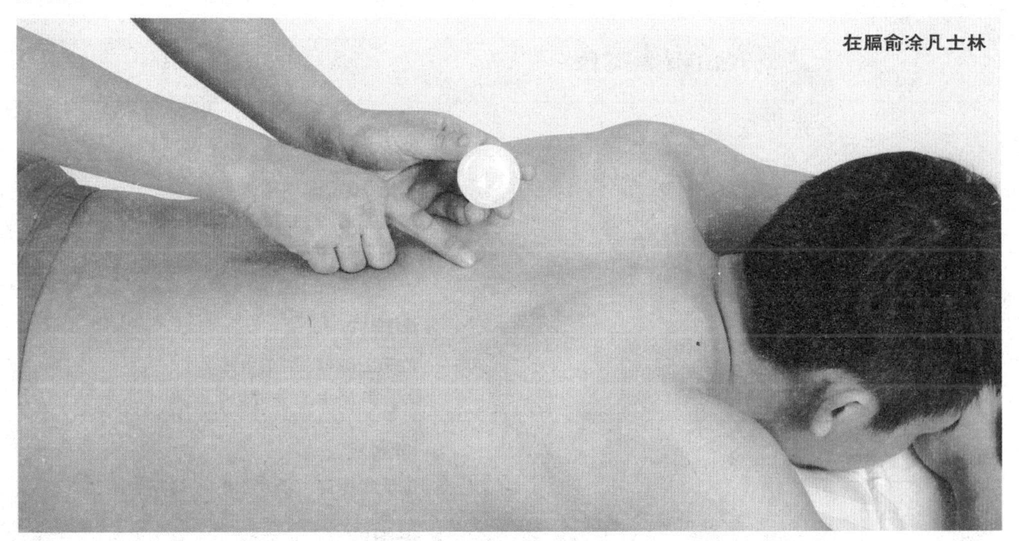
在膈俞涂凡士林

2 将麦粒大的小艾炷放置在皮肤上，点燃艾炷施灸，当艾炷燃近皮肤或患者感觉疼痛时用镊子夹去艾炷，再施第 2 壮。每个穴位施 3~5 壮。以穴位皮肤出现红晕为度。灸处皮肤若呈黄褐色可涂适量冰片油以防起泡。这样的治疗隔日 1 次。此灸法最适宜于脾肾阳虚引起的呃逆。

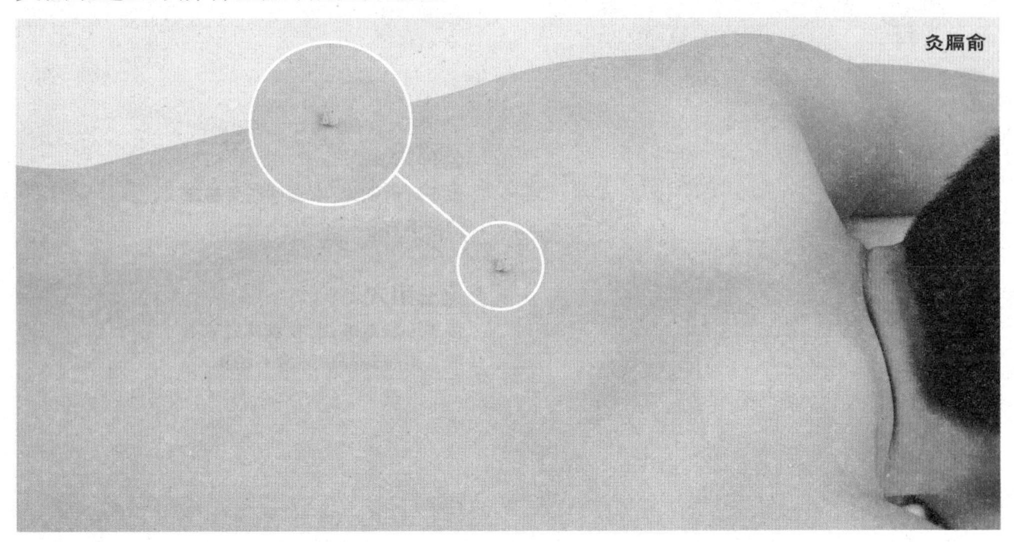
灸膈俞

腹痛

腹痛是指由各种原因引起的腹腔内外脏器的病变，主要表现为腹部的疼痛。腹痛可分为急性与慢性两类。病因极为复杂，包括炎症、肿瘤、出血、梗阻、穿孔、创伤及功能障碍等。中医认为，腹痛主要是因寒邪内积、食滞肝郁、阳虚所致。在相关穴位艾灸可驱除寒邪，提升阳气，改善脏腑功能，从而改善症状。

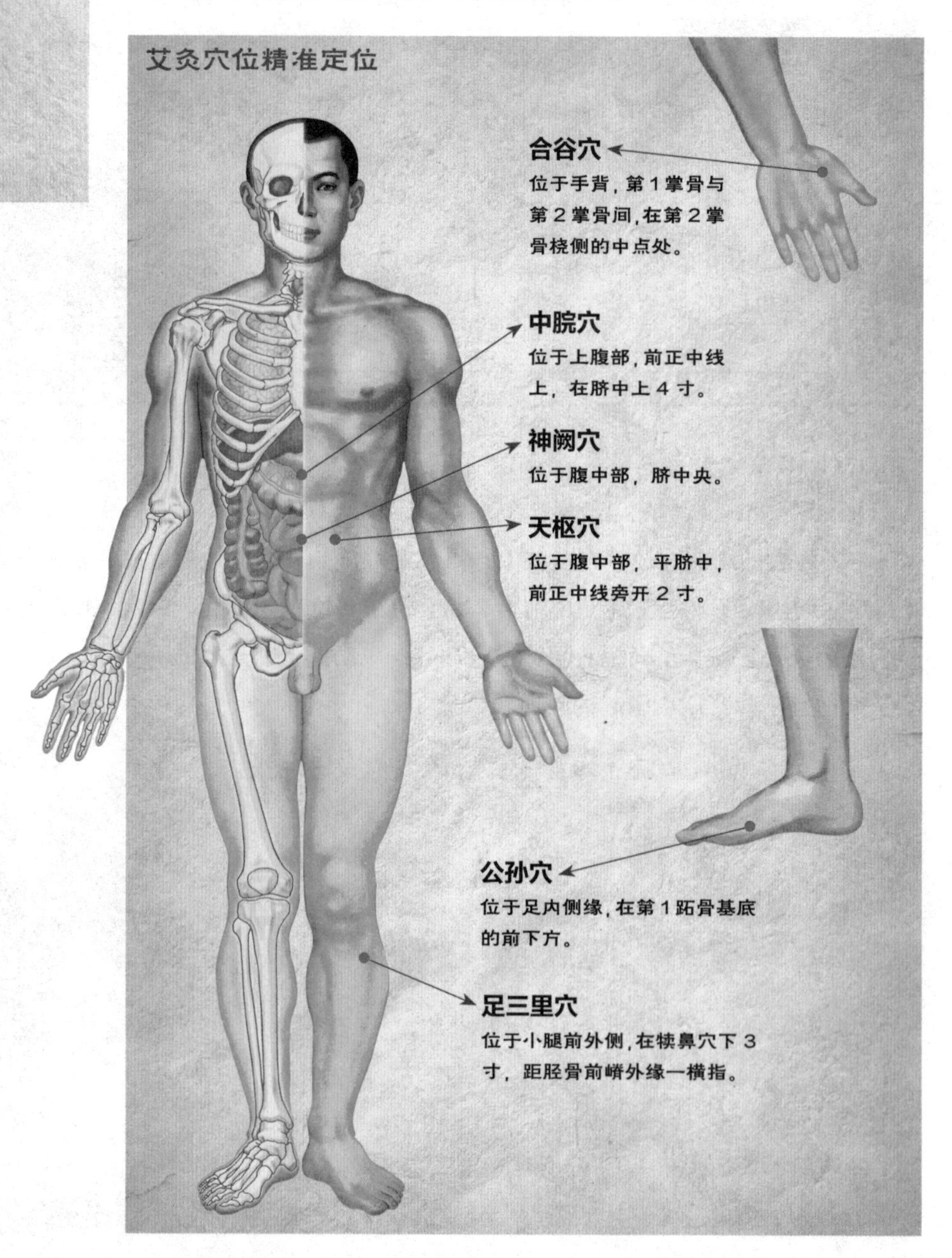

手把手教你艾灸

1 取中脘、神阙、天枢、合谷、足三里、公孙等穴位，按照先灸上部穴位再灸下部穴位的顺序施灸。让患者取舒适体位，先在施灸穴位上涂上一层凡士林，以黏附艾炷，防止施灸过程中其从皮肤上脱落。

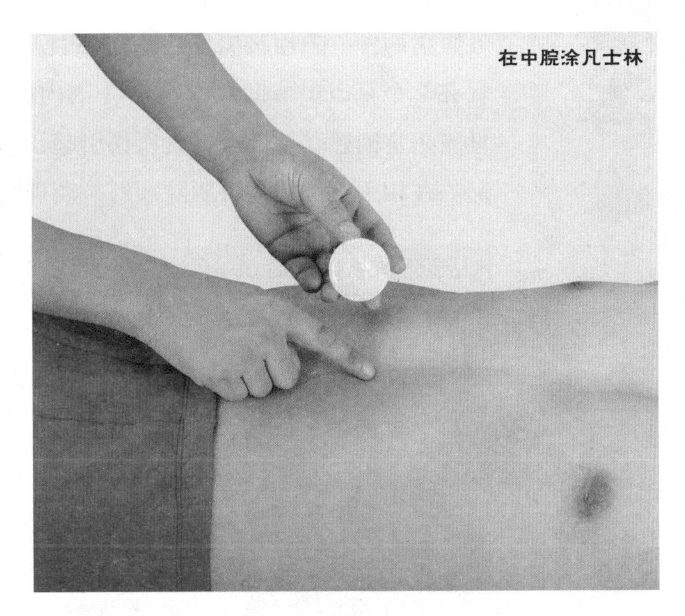
在中脘涂凡士林

2 把小艾炷直接放在穴位皮肤上，点燃施灸。施灸者要密切观察艾炷的燃烧状况，还要不断询问患者的感受。当艾炷燃近皮肤或患者感觉疼痛时，用镊子夹去剩余艾炷，再重新更换第2壮。每个穴位灸3~5壮，每日1~2次。此灸法对治疗寒凝腹痛效果显著。

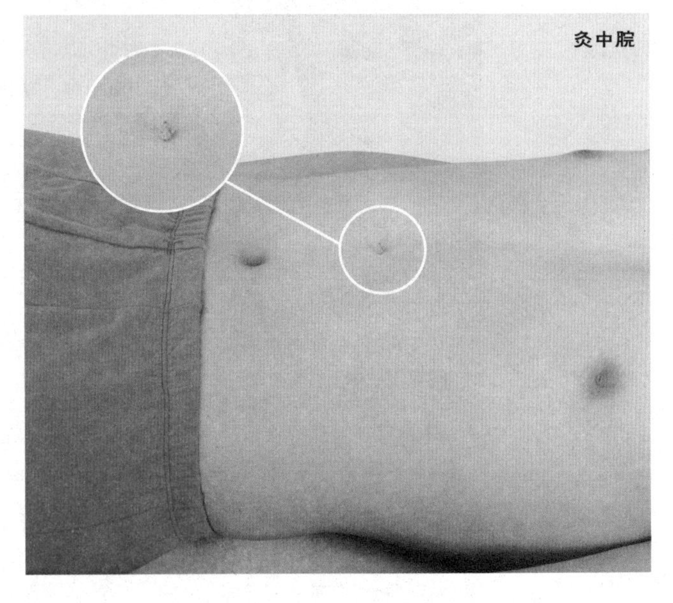
灸中脘

小贴士

腹痛患者要注意调节饮食，不要暴饮暴食，不吃生冷刺激性食物，多食用易于消化的水果和蔬菜，饭后不要急于运动。要注意对腹部保暖，因腹部受寒容易引发腹痛。患者要避免精神紧张或心情抑郁，保持心情舒畅对缓解病情、减轻腹痛有帮助。适当运动可以增强脏腑功能，提高抵抗疾病的能力。

腹泻

腹泻是粪质稀薄、排便次数增加的一种表现，分为急性腹泻和慢性腹泻两种。急性腹泻发病急剧，病程在2~3周之内。慢性腹泻指病程在2个月以上或间歇期在2~4周内的复发性腹泻。中医认为，急性腹泻常因感受外邪或饮食所伤引起，慢性腹泻则由于脾胃虚弱等引起。在相关穴位施灸可驱除寒邪、调理脾胃，减轻症状。

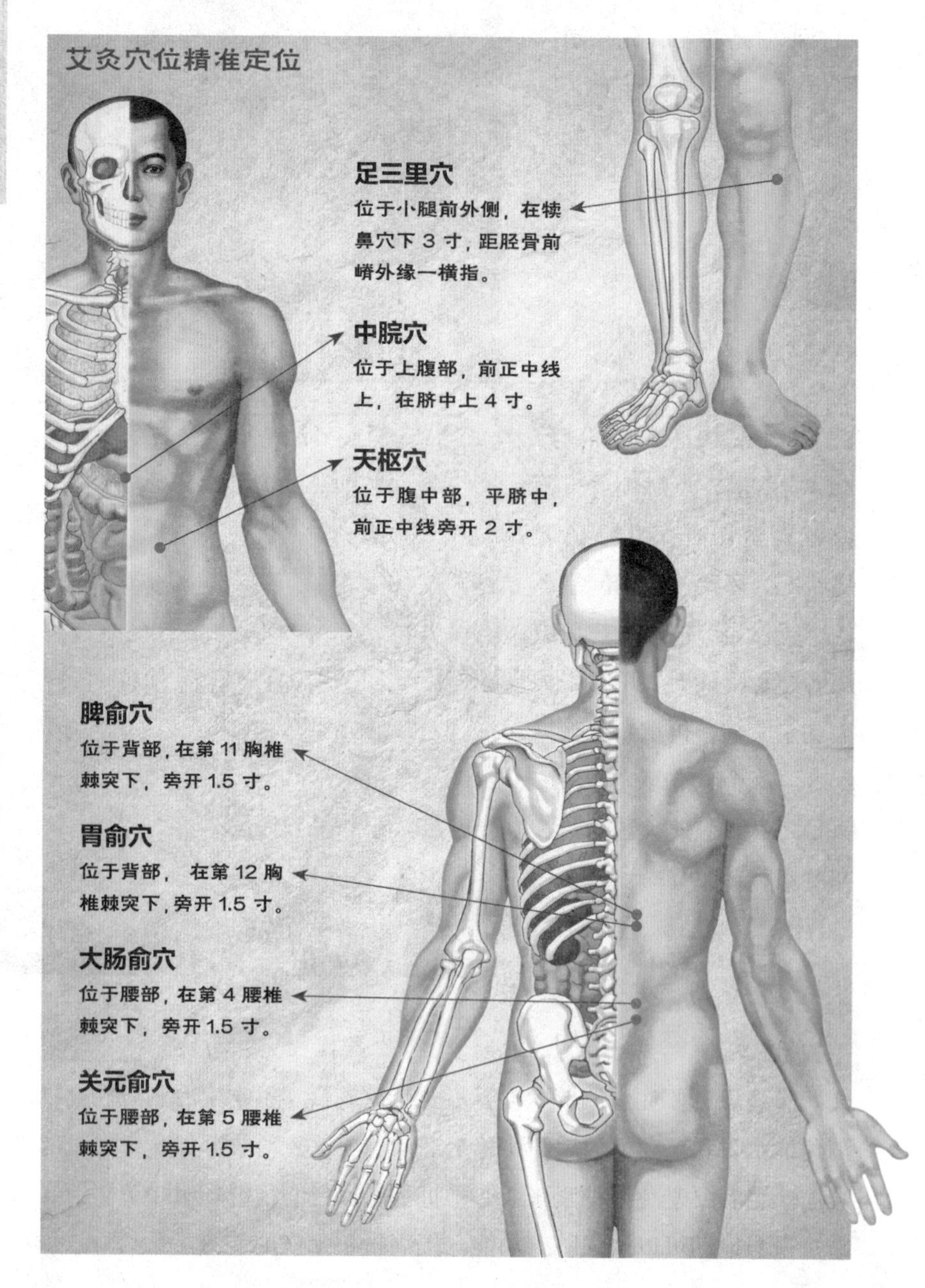

手把手教你艾灸

1 取大肠俞、中脘、天枢、足三里、脾俞、胃俞、关元俞等穴位，按照先灸腰背部穴位再灸胸腹部穴位、先灸上部穴位再灸下部穴位的顺序施灸。将新鲜的老姜切成厚约 0.3 厘米的姜片，用针在姜片上扎数个小孔。然后让患者取合适体位，把姜片放置在要施灸的穴位上。

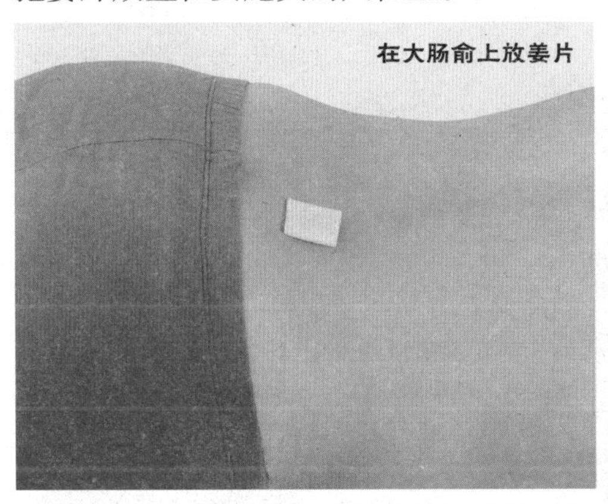
在大肠俞上放姜片

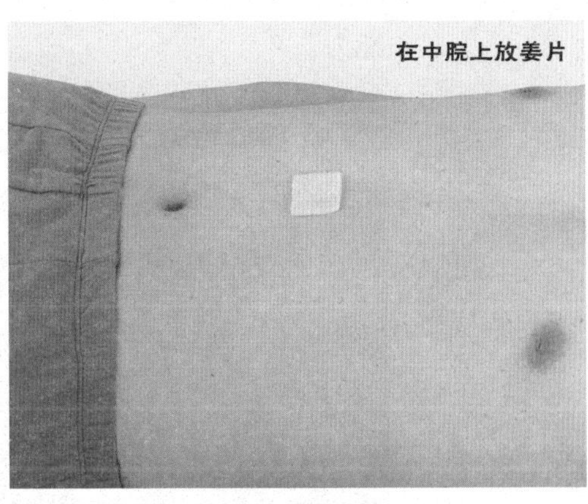
在中脘上放姜片

2 把中艾炷放置在姜片的中央，点燃艾炷施灸。施灸过程中若患者感觉灼痛，可略抬起姜片旋即放下，反复操作，以减轻灼痛感。灸完 1 壮后重新施第 2 壮，共灸 3~7 壮。这样的治疗每日 1 次或隔日 1 次，10 次为 1 个疗程，每个疗程间隔 5 天。此灸法最适宜于慢性腹泻。

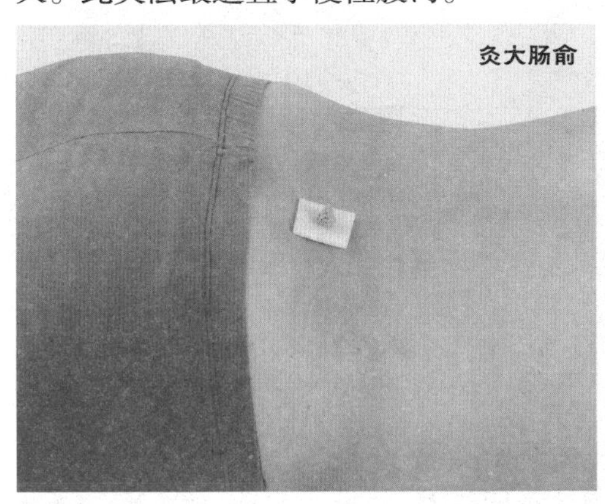
灸大肠俞

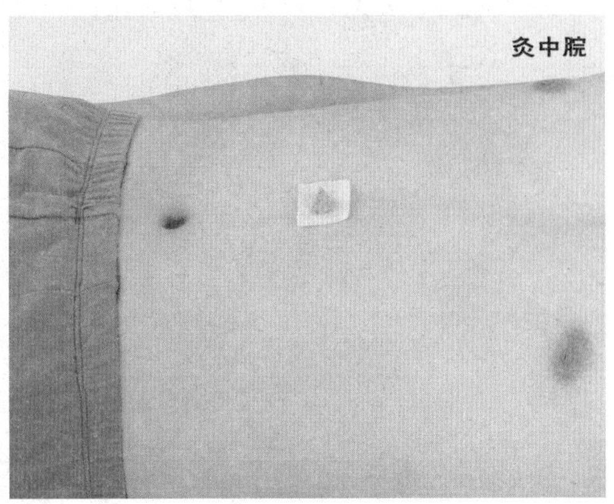
灸中脘

小贴士

人体在腹泻时水分大量丢失，宜增加流质或半流质饮食的摄入，如牛奶、藕粉、菜汁、果汁、鸡蛋汤、软面和稀粥等，这些饮食易于消化吸收，并含有人体所需的大量电解质。患者还应注意休息，不要过度劳累，以免加重病情。不要乱用抗生素等药物，病情严重者要及时治疗。

烧心

烧心是因胃内容物反流至食管引起的，其症状为上腹部或下胸部的烧灼样疼痛感，同时伴有反酸，是消化系统常见病症之一。最常见的原因是进食过快或过多。中医认为，烧心的病因主要是肝胆之火横逆犯胃。中医还认为嗜酒、嗜食辛辣及过量高脂肪食物，容易助火生热，引起烧心。在相关穴位艾灸可提高机体免疫力，增强抵御疾病的能力。

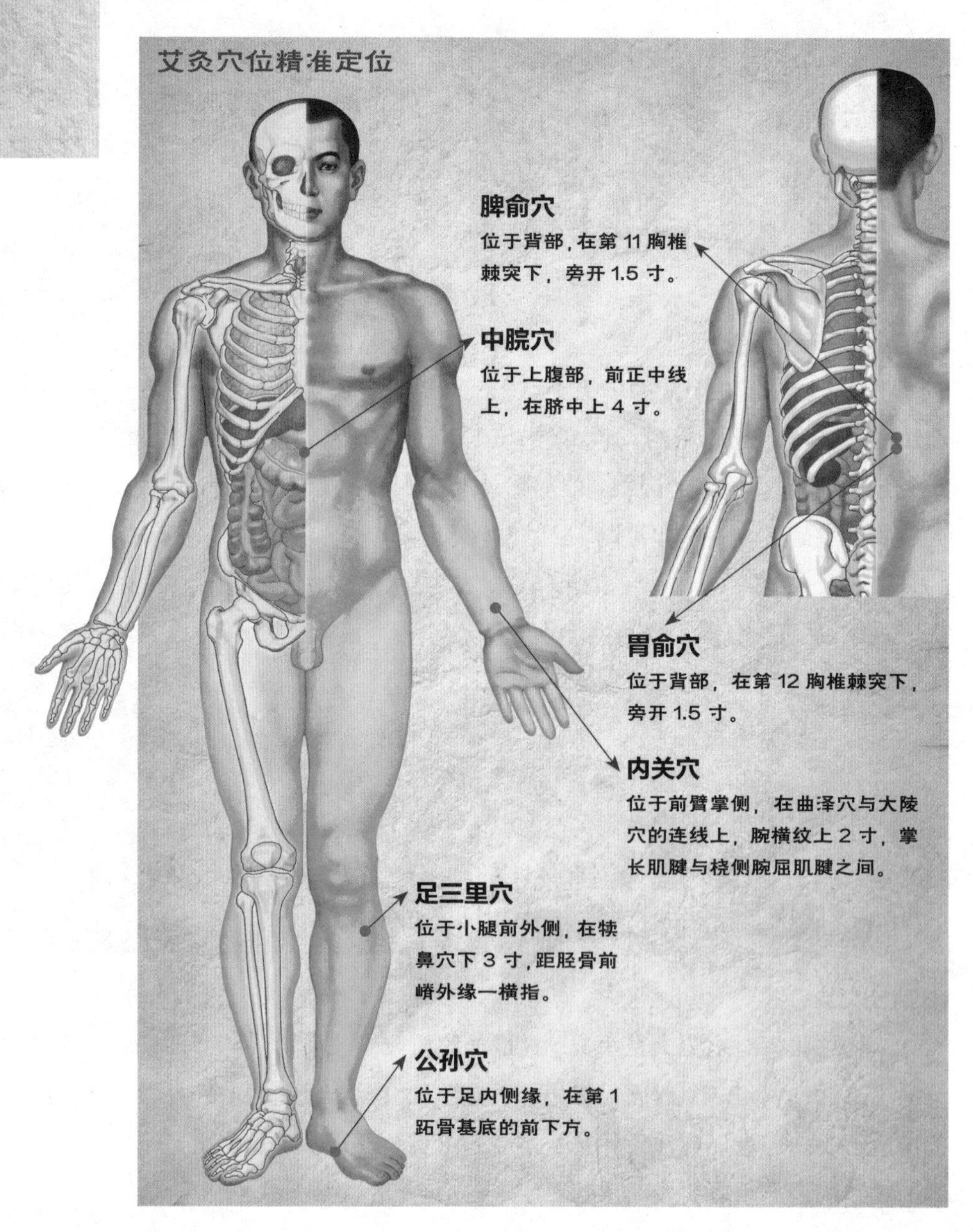

手把手教你艾灸

取脾俞、胃俞、中脘、内关、足三里、公孙等穴位，按照先灸腰背部穴位再灸胸腹部穴位、先灸上部穴位再灸下部穴位的顺序施灸。患者取合适体位，施灸者将艾条的一端点燃，手持艾条对准穴位施灸，火头距离皮肤约 3 厘米。以患者感觉局部温热而无灼痛感为宜。建议患者自灸可以灸到的穴位，方便控制温度。每穴灸 15~20 分钟，灸至局部皮肤潮红为度。这样的治疗每日 1 次，10 次为 1 个疗程，每个疗程间隔 1~2 天。

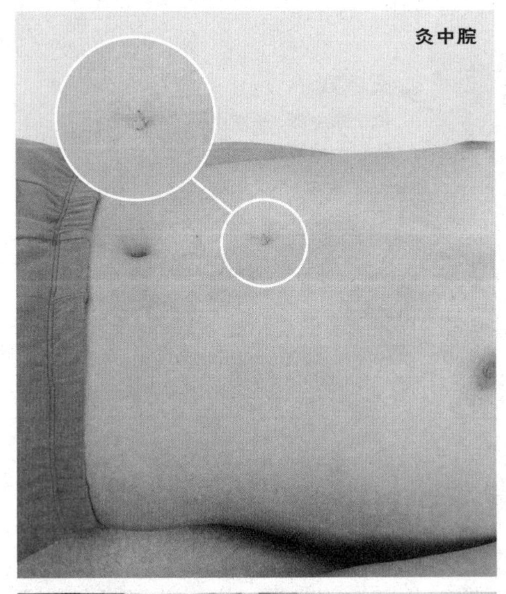
灸中脘

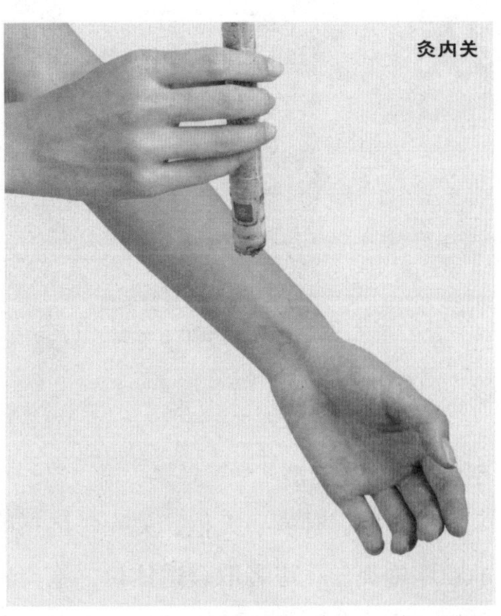
灸内关

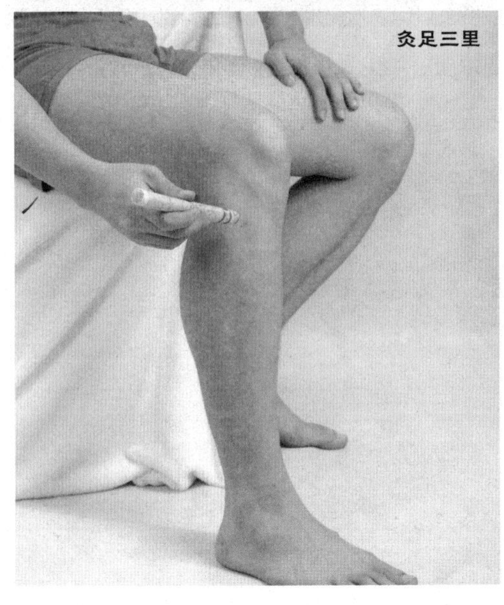
灸足三里

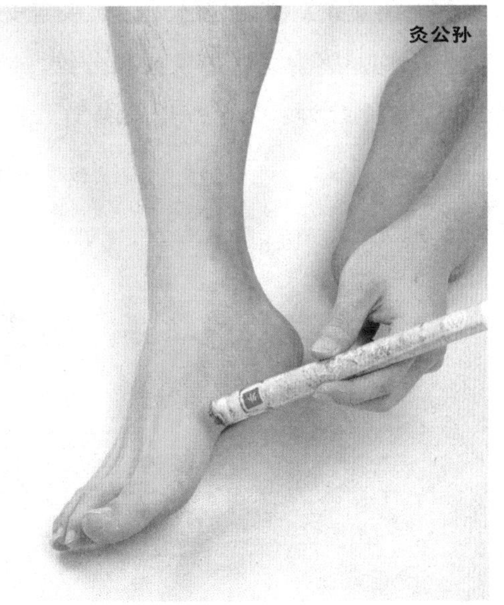
灸公孙

细菌性痢疾

细菌性痢疾简称菌痢，是痢疾杆菌引起的传染病，临床表现主要有发冷、发热、腹痛、腹泻、里急后重、排黏液脓血样大便。中毒型痢疾急性发作时，可出现高热、惊厥、昏迷等症状。菌痢常年散发，夏秋多见，是我国的常见病、多发病。在相关穴位艾灸可清利湿热、补益脾胃。

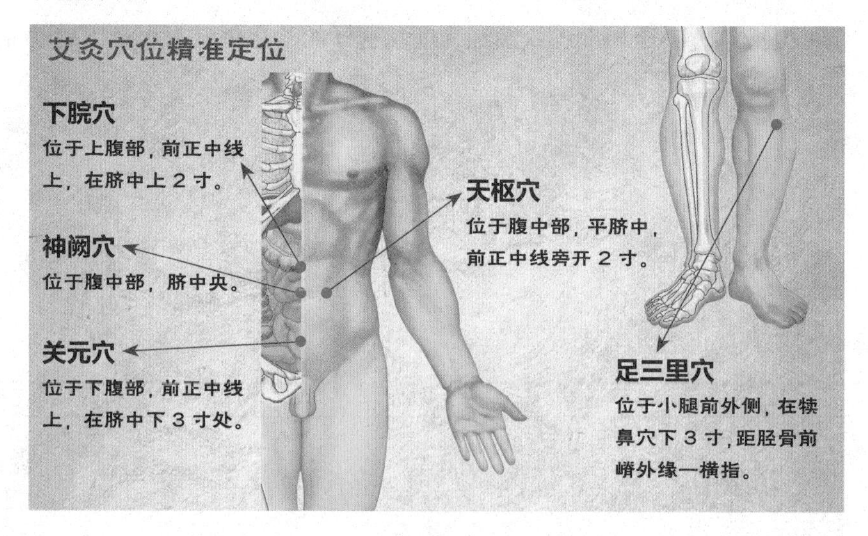

手把手教你艾灸

取下脘、神阙、天枢、关元、足三里等穴位，按照先灸上部穴位再灸下部穴位的顺序施灸。让患者取合适体位，施灸者点燃艾条的一端，手持艾条立于患者身体一侧，将艾条对准穴位施灸，火头与皮肤保持约 3 厘米的距离，以局部皮肤有温热感但无灼痛感为宜。每穴灸 5 分钟，以局部皮肤潮红为度。这样的治疗每日 1 次，5 次为 1 个疗程，每个疗程间隔 1 天。

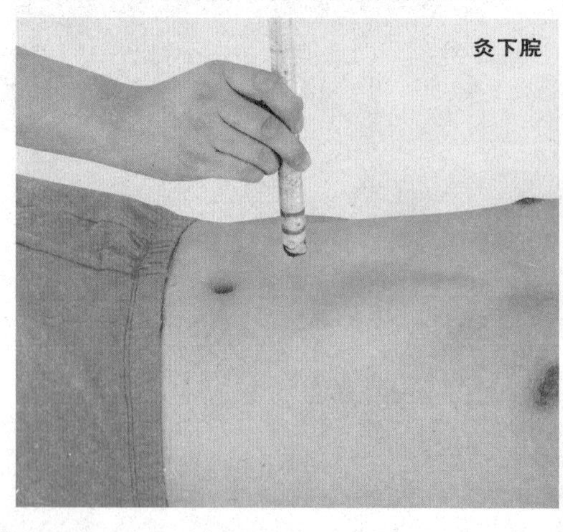

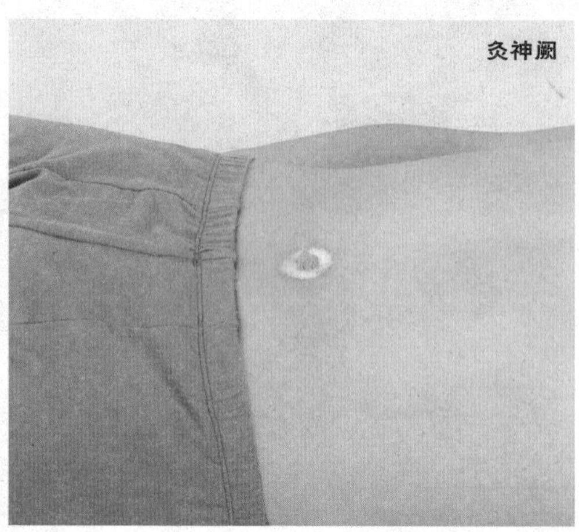

胃下垂

胃下垂是指站立时胃的下缘达盆腔，胃小弯弧线最低点降至髂嵴连线以下的一种病症。轻度下垂者一般无症状，下垂明显者会有腹胀、腹痛、恶心、呕吐、便秘等症状。中医认为，胃下垂多由脾胃虚弱、中气下陷、清阳不升所致，再加上身体虚弱，固定胃的韧带松弛无力，从而使胃下降至不正常的位置。在相关穴位施灸可温中健脾，益气升举，从而达到辅助治疗疾病的目的。

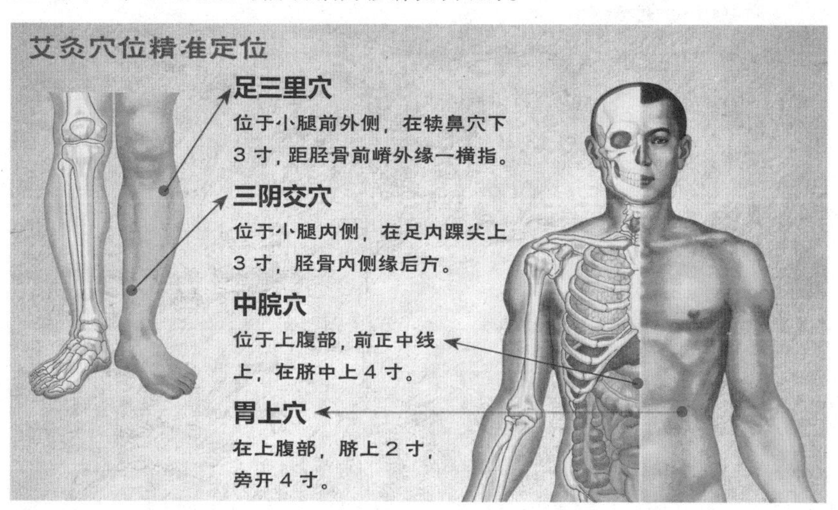

手把手教你艾灸

取足三里、三阴交、中脘、胃上等穴位，按照先灸上部穴位再灸下部穴位的顺序施灸。让患者取合适的体位，施灸者点燃艾条的一端，火头对准穴位皮肤，距离皮肤约3厘米施灸，以患者感觉皮肤温热而无灼痛感为宜。建议足三里、三阴交穴自己施灸，以便控制温度。每穴灸15~20分钟。灸至穴位处皮肤潮红为度。这样的治疗每日1~2次。

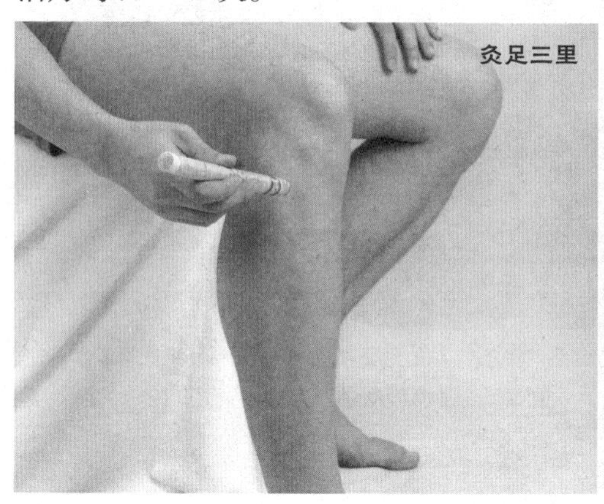

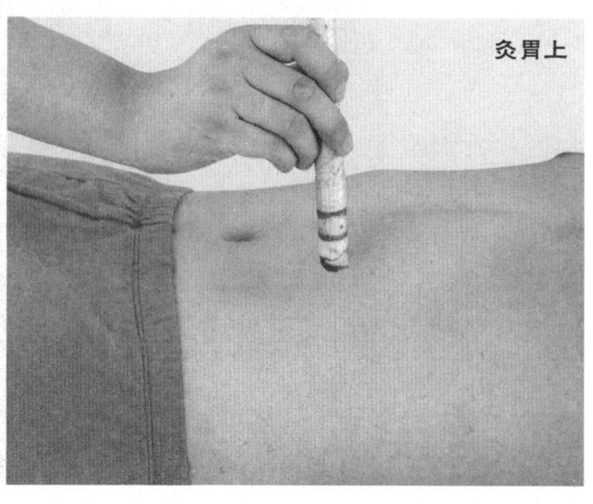

胃痛

胃痛又称胃脘痛，是指上腹胃脘部经常发作的疼痛，多见于急慢性胃炎、胃溃疡、十二指肠溃疡、胃神经官能症、胃下垂、胆囊炎、胆结石等症。中医认为，胃痛的主要原因有两类，一是由忧思恼怒、肝气失调、横逆犯胃所引起，二是由脾不健运、胃失和降所导致。在相关穴位施灸可强健脾胃，调节脏腑功能，从而改善症状。

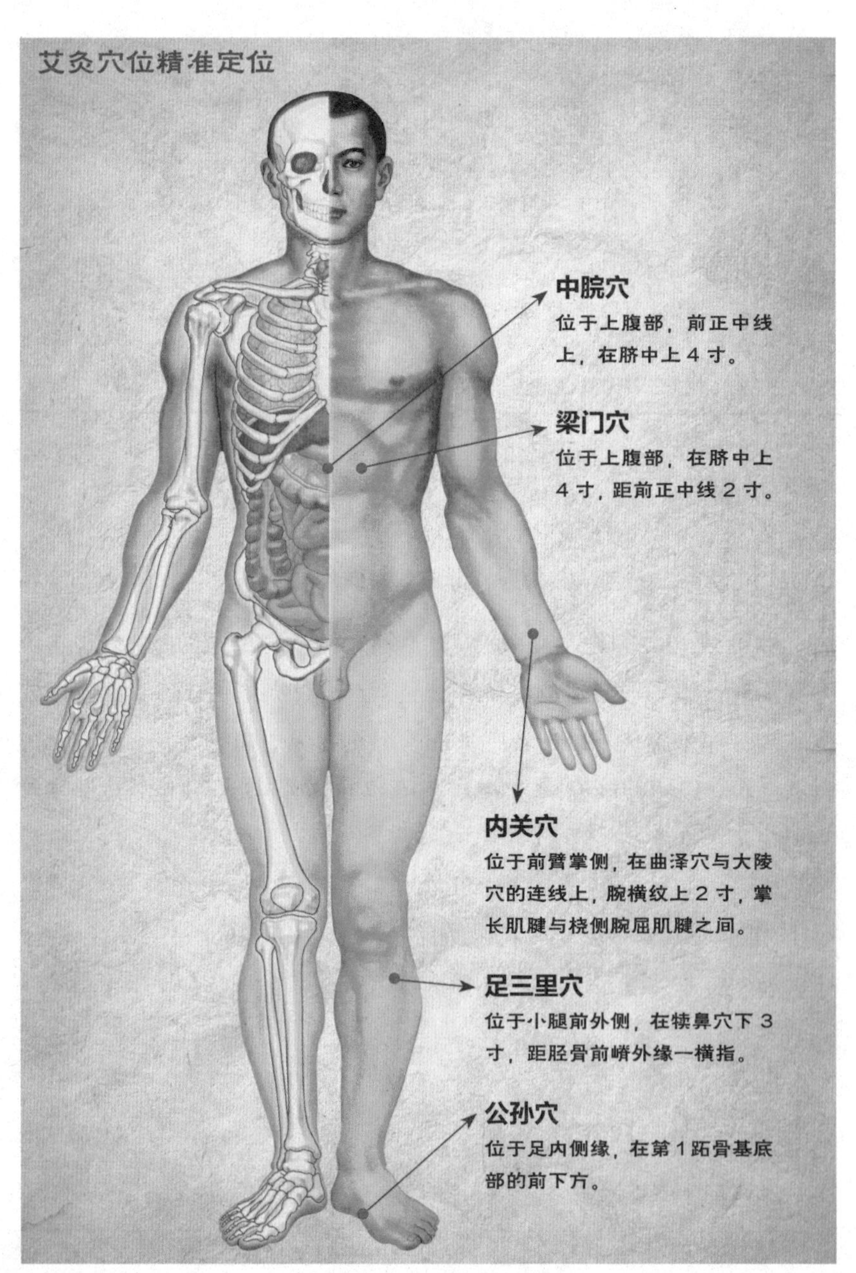

手把手教你艾灸

1 取中脘、梁门、内关、足三里、公孙等穴位，按照先灸上部穴位再灸下部穴位的顺序施灸。让患者取合适体位，在要施灸的穴位上涂上一层凡士林，以黏附艾炷，防止其从皮肤上脱落。

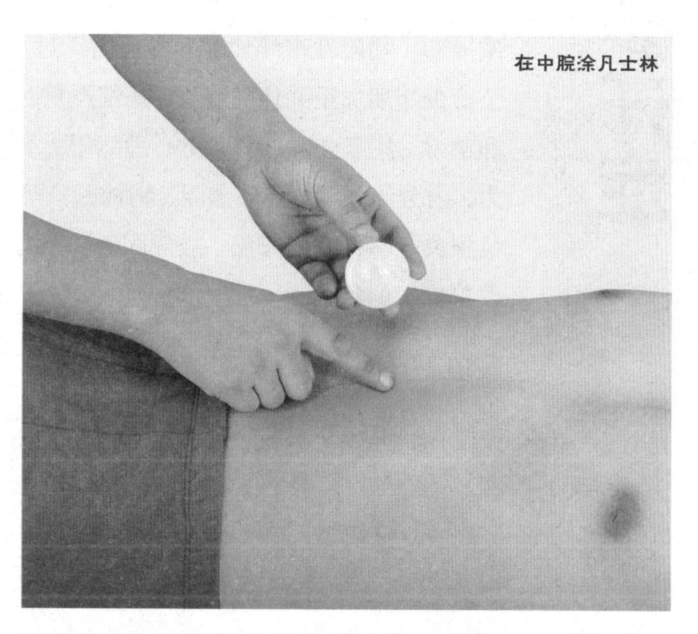
在中脘涂凡士林

2 把麦粒大的小艾炷放置在已涂凡士林的穴位皮肤上，点燃施灸。当患者感觉疼痛或艾炷燃烧接近皮肤时，用镊子夹去未燃尽的艾炷，重新更换第 2 壮继续施灸。每日灸 7~9 壮，每日 1 次，3 次为 1 个疗程。此灸法适用于寒凝胃痛。

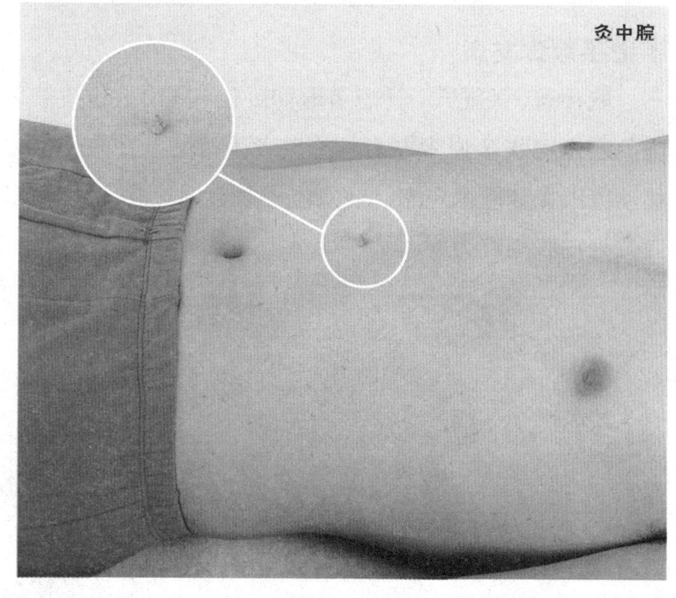
灸中脘

小贴士

胃痛患者首先要纠正不良的饮食习惯，营养要均衡，饮食宜清淡，少食肥厚油腻，以及生冷刺激性食物。患者应戒烟酒。长期胃痛的患者每日三餐或加餐均应定时，间隔时间要合理。急性胃痛的患者应尽量少食多餐，平时应少吃或不吃零食，以减轻胃的负担。适当运动，以增强机体抵御疾病的能力。

多汗症

多汗症是由小汗腺分泌过多所致，表现为全身（泛发性多汗症）或局部（局限性多汗症）异常地出汗过多。发病年龄多为自幼开始，至青少年期加重并伴随终身，病情严重时不仅影响患者的工作、生活和学习，甚至会使患者产生心理障碍，不敢参与正常社交等。中医认为，内分泌失调、体质虚弱、精神因素等都会导致多汗症。在相关穴位施灸能够调节内分泌，益气固表，提高机体的抗病能力，从而达到改善症状的目的。

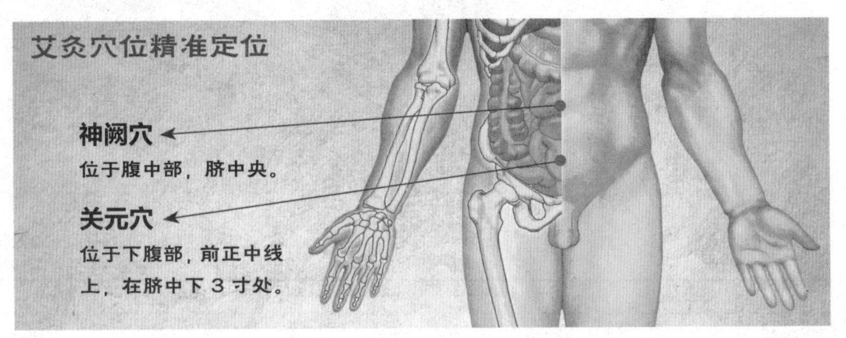

手把手教你艾灸

取神阙、关元穴，让患者取仰卧位，露出穴位皮肤，施灸者点燃艾条，火头距离施灸穴位皮肤 3 厘米左右，施灸者手持艾条在穴位上方左右往返移动或旋转移动，移动范围在 3 厘米左右，使穴位皮肤有温热感而无灼痛感。每穴灸 10~15 分钟，以穴位处皮肤潮红为度。

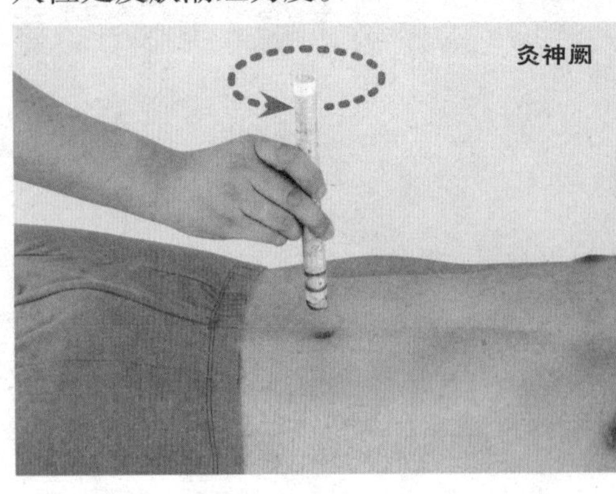

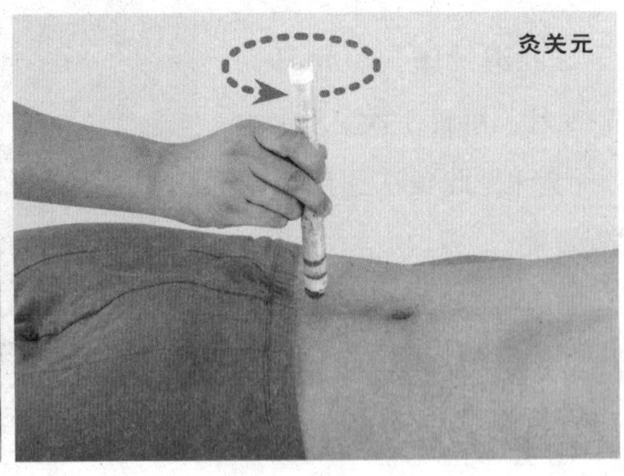

小贴士

多汗症的防治，首先要寻找病因，再寻求治疗疾病的方法。平时要讲究卫生，勤洗澡，勤换内衣裤和鞋袜，尽量穿柔软吸汗、透气性好的薄棉制品，不要穿化纤材料的内衣裤。饮食宜清淡，避免辛辣刺激性食物。保持心情舒畅和情绪稳定。

低血压

低血压是指体循环动脉压力低于正常的状态。病情轻微者表现为头晕、头痛、食欲缺乏、疲劳、脸色苍白、消化不良、晕车船等症状。病情严重者表现为直立性眩晕、四肢冷、心悸、呼吸困难等症状。长期低血压会使机体功能大大下降，诱发其他疾病。中医认为，低血压是由中气下陷、肝肾亏虚等原因造成的。在相关穴位施灸可提升阳气，改善脏腑功能，补中益气，从而改善症状。

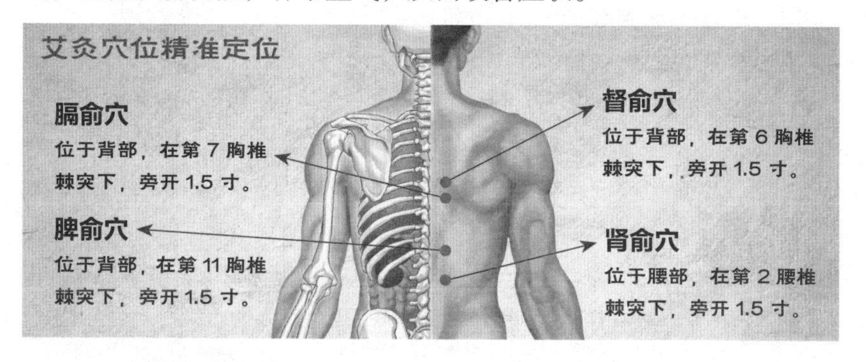

手把手教你艾灸

1 取督俞、膈俞、肾俞、脾俞等穴位，将新鲜的生姜切成厚约 0.3 厘米的姜片，在姜片上扎数个小孔，然后让患者取俯卧位，把姜片放置在要施灸的穴位上。

2 将中艾炷放置在姜片的中央，点燃艾炷施灸。当患者感觉疼痛时，可略抬起姜片旋即放下，反复操作，以缓解疼痛。当艾炷燃尽后更换第 2 壮。每穴灸 5~7 壮，每日灸 1~2 次。

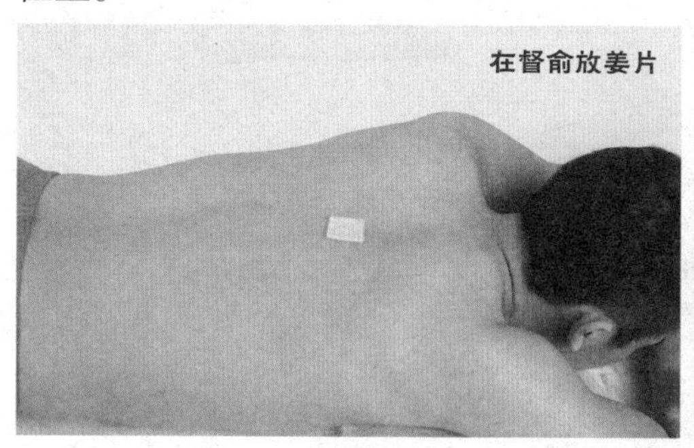

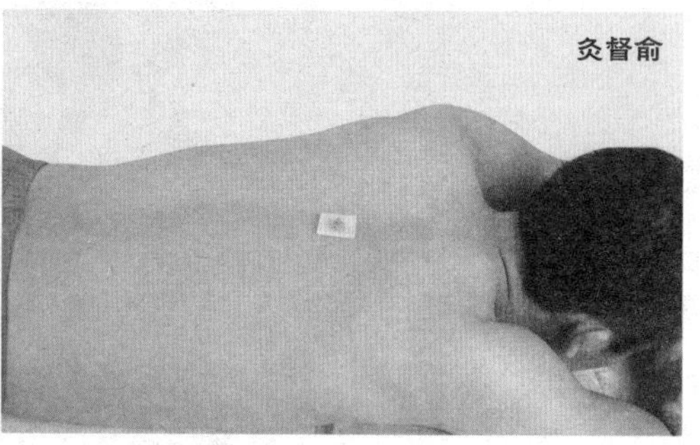

小贴士

低血压患者应注意饮食搭配，多食用桂圆、莲子、大枣、桑葚等，以健身补脑，强健身体。宜选择富含蛋白质、铁、铜及高胆固醇的食物，如肝类、蛋类、鱼类等。忌食生冷及破气的食物，如萝卜、芹菜、冷饮等。低血压患者平时要多注意锻炼身体以改善体质。

高血压

高血压是一种以舒张压和（或）收缩压增高为特点的全身性慢性疾病，往往伴有头痛、头晕、耳鸣、失眠等症状，还可导致心、脑、肾等发生病变。中医认为此病是由情志抑郁、精神过度紧张或饮酒过度、嗜食肥甘厚味等引起的。在相应穴位艾灸可调理全身阳气，提高机体抗病能力，从而起到降低血压的作用。

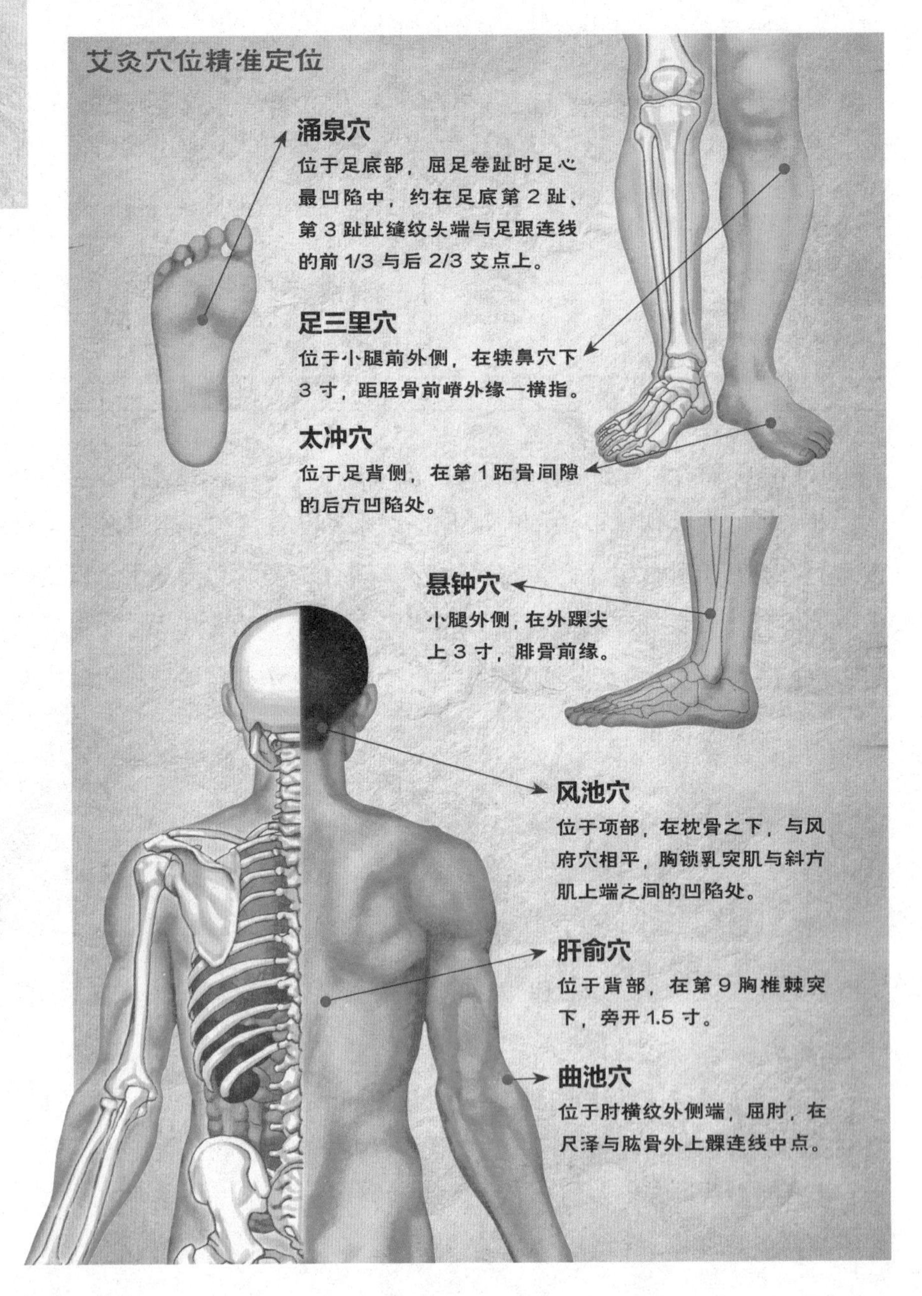

手把手教你艾灸

1 选择太冲、足三里、风池、涌泉、悬钟、曲池、肝俞等穴位进行施灸。采取先头部后四肢，先上部后下部的原则。每对一个穴位施灸前，让患者选择舒适的体位，以方便操作。在穴位皮肤上涂上一层凡士林，以粘牢艾炷，防止从皮肤上脱落。对风池穴进行艾炷灸时要剃去穴位处头发，以免点燃头发。

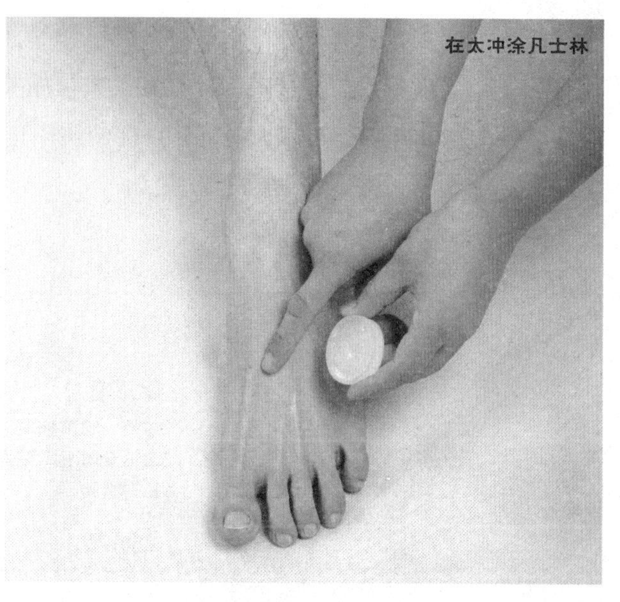
在太冲涂凡士林

2 把麦粒大的小艾炷放置在涂过凡士林的皮肤上，点燃艾炷，让其燃烧。当艾炷烧近皮肤或患者有疼痛感时，用镊子夹去未燃烧部分，换另一壮继续施灸。每穴灸 3~5 壮。施灸后，穴位皮肤会出现红晕，也有可能起泡，若起泡不要挑破，3~5 天后可结痂脱落。这样的治疗隔日 1 次，3 次为 1 个疗程。此种方法对肝阳上亢型高血压有良好的效果。

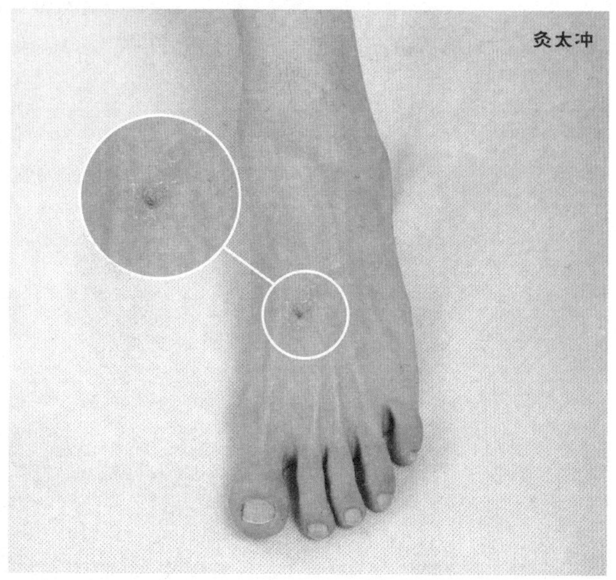
灸太冲

小贴士

高血压病患者要注意饮食，少吃盐以及含油脂较多的食物，避免食用含胆固醇过高的食物，如动物内脏等。肥胖者要控制饮食，适当减轻体重，不吸烟喝酒。注意劳逸结合，适当进行有氧运动，不熬夜，保证充足的睡眠。另外好心情也是降血压的一剂良药。

糖尿病

糖尿病是以高血糖为主要特点的病症，常见症状有多尿、多饮、多食、消瘦等。它与过食肥腻和甜食、过度饮酒、长期精神刺激、过度劳累有直接关系。在相关穴位施灸可以修复受损的胰岛细胞，激活再生，还可以调补元阳，促使阴阳达到新的平衡、五脏六腑的功能恢复正常，帮助治疗糖尿病。

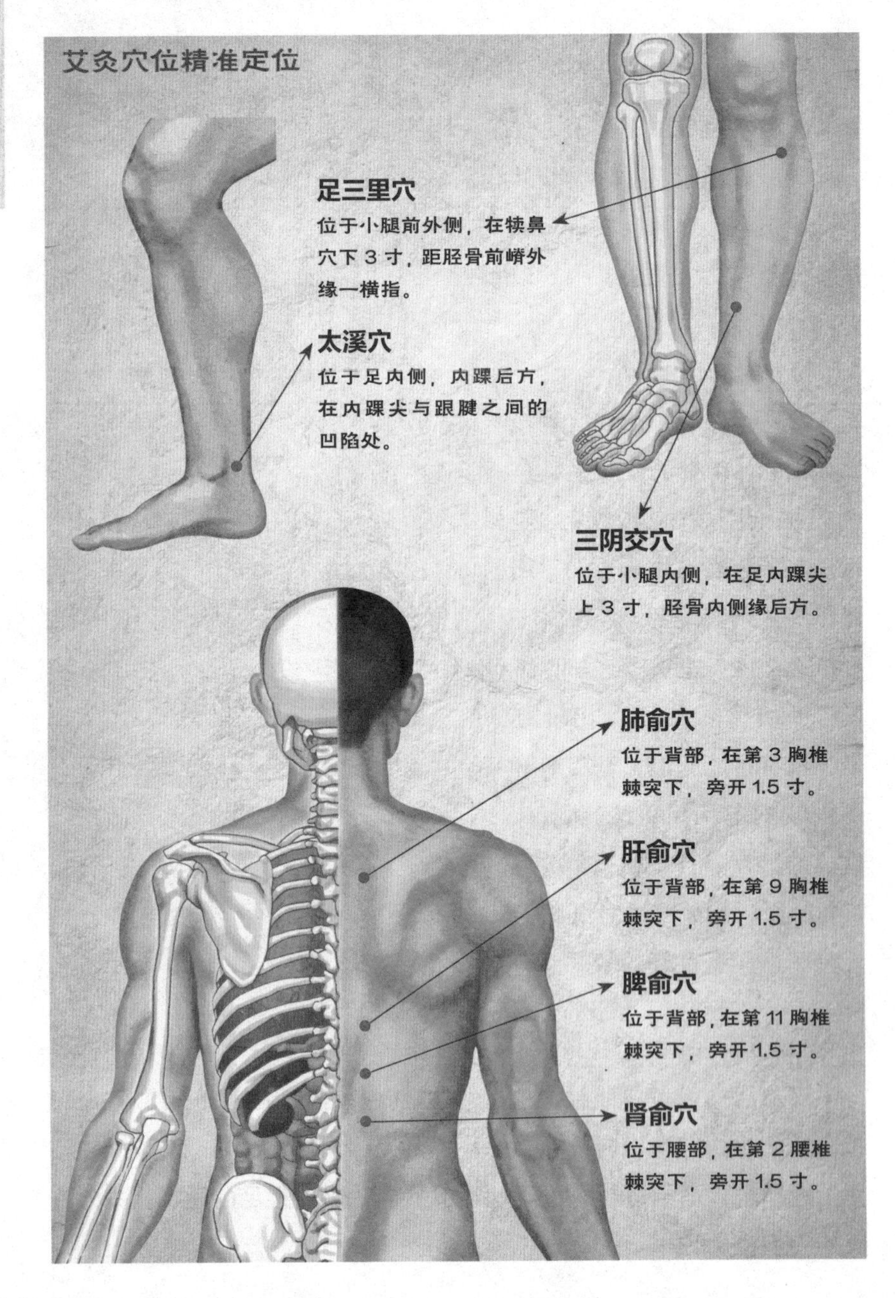

手把手教你艾灸

1 选择肺俞、肝俞、脾俞、肾俞、三阴交、太溪、足三里等穴位施灸。让患者取舒适体位，先灸背部的穴位，再灸四肢的穴位。施灸前先在穴位皮肤上涂上一层凡士林，以增加黏附作用，防止直接灸时艾炷从皮肤上脱落。

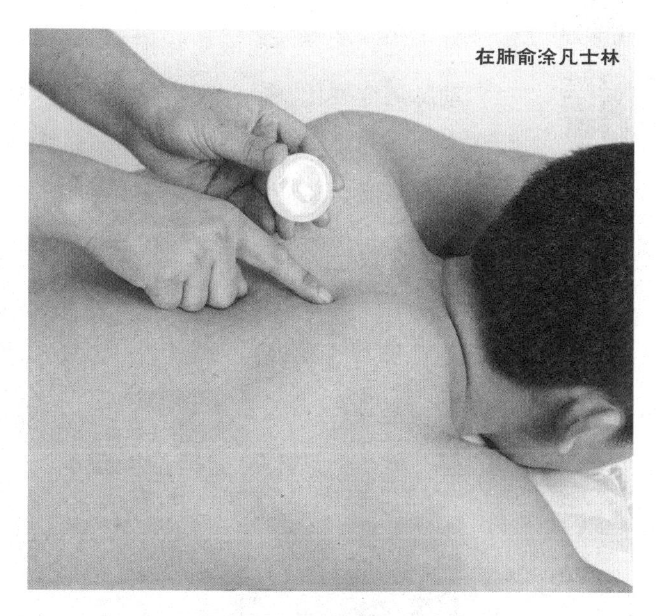
在肺俞涂凡士林

2 把麦粒大的小艾炷放置在皮肤上，用火柴点燃，当艾炷烧近皮肤，患者感到皮肤发烫或有轻微灼痛感时，用镊子夹去艾炷，再继续施第二壮。每穴灸3~5壮。施灸后，穴位周围会出现一片红晕，若1~2小时后起泡可不挑破，3~5日内会自行结痂脱落。这样的治疗隔日1次，1次为1个疗程，连续灸5~6个疗程。

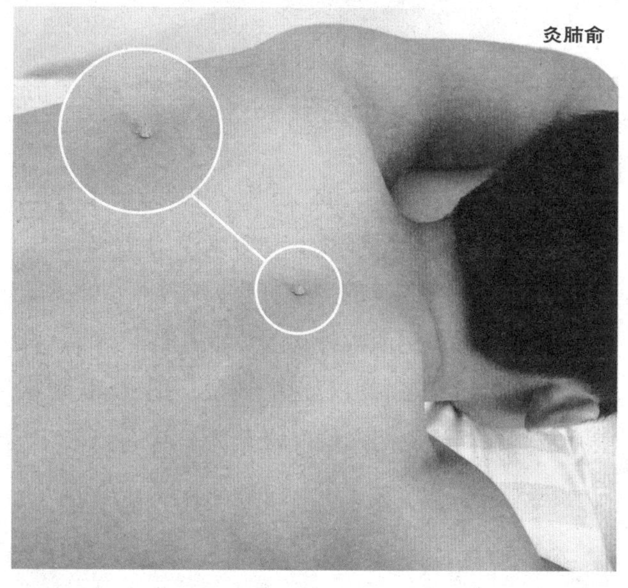
灸肺俞

小贴士

糖尿病患者要少吃油煎、炸食物及猪皮、鸡皮、鸭皮等含油脂高的食物和含胆固醇高的食物，饮食不可太咸，烹调宜采用清蒸、水煮等方式。少食用甜食，多吃富含植物纤维的食物，如水果蔬菜。多饮水，每日饮水2000毫升以上，以利于体内代谢毒物的排泄。适当运动，保持良好的心情，这些对疾病的痊愈都有积极作用。

高脂血症

高脂血症是中老年常见的疾病之一，多数患者并无任何症状和体征表现，多是在血液生化检验时被发现的。高脂血症可引发高血压、动脉粥样硬化、冠心病等心脑血管疾病，要引起患者的重视。中医认为此病与脾胃两虚、气血失调、血脉瘀滞有关。在相应穴位施灸可以调脾降脂、疏通瘀滞，从而起到降血脂的作用。

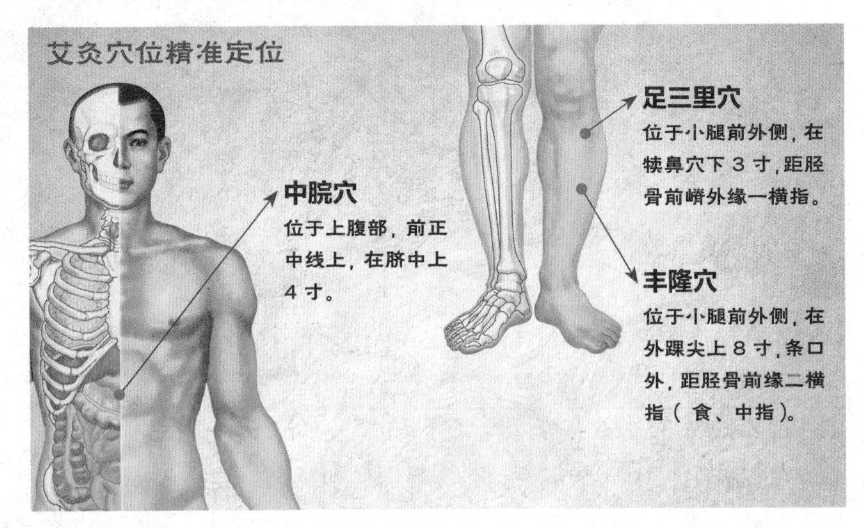

手把手教你艾灸

1 选择中脘、丰隆、足三里等穴位进行艾灸。先把新鲜的生姜切成厚约0.3厘米的姜片，姜片的大小可根据施灸的位置来把握，用消毒针在姜片上扎数个小孔，然后让患者取合适的体位，把姜片放置在要施灸的穴位皮肤上。

2 把半个枣核大小的中艾炷放置在姜片上，点燃艾炷进行灸疗。当穴位处皮肤感觉疼痛时可把姜片抬起缓解疼痛，再立即放下，反复进行，以局部皮肤潮红为度。每穴施灸5~7壮，每日灸1~2次。

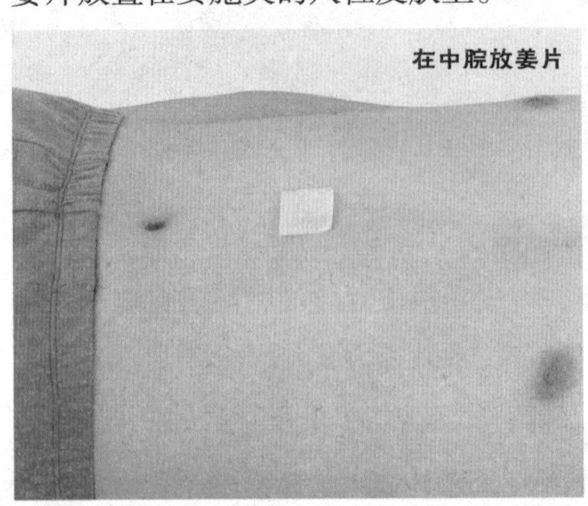
在中脘放姜片

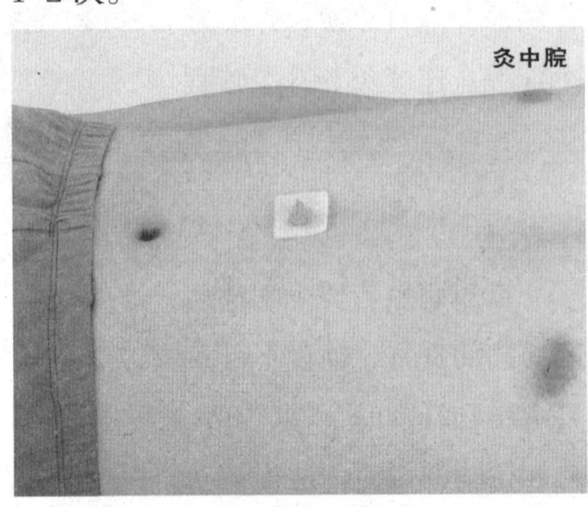
灸中脘

脂肪肝

脂肪肝是指由于各种原因引起的肝细胞内脂肪堆积过多的病变。轻度患者无症状或仅有疲乏感，而多数脂肪肝患者较胖，故更难发现轻微的自觉症状。中、重度脂肪肝有类似慢性肝炎的表现，可有食欲不振、疲倦乏力、恶心、呕吐、体重减轻、肝区或右上腹隐痛等。在相应穴位施灸可疏肝解郁、健脾和胃、扶正培元，调整机体免疫力，从而达到治疗疾病的目的。

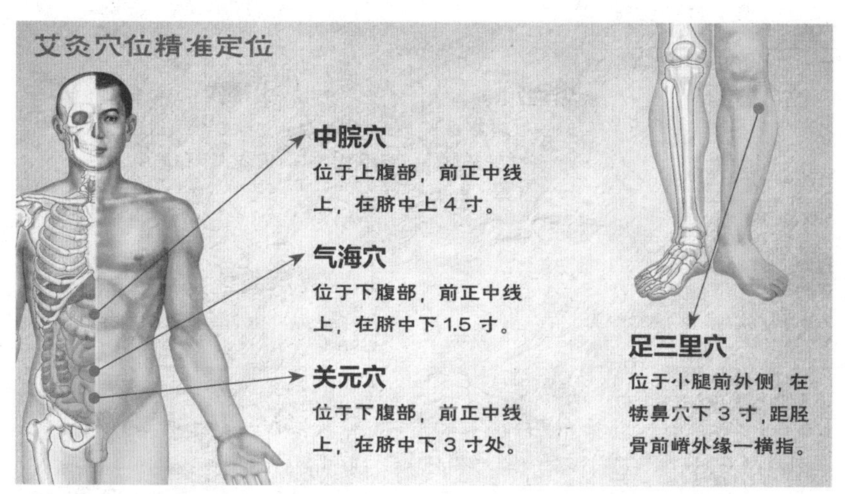

手把手教你艾灸

1 让患者取仰卧位，选择大号温灸盒，把温灸盒放置在中脘、关元、气海穴上，点燃艾条，把艾条放置在铁纱网上，盖上盖子进行艾灸。每个穴位灸 15~20 分钟。此种方法热力均衡，患者会感觉舒适。

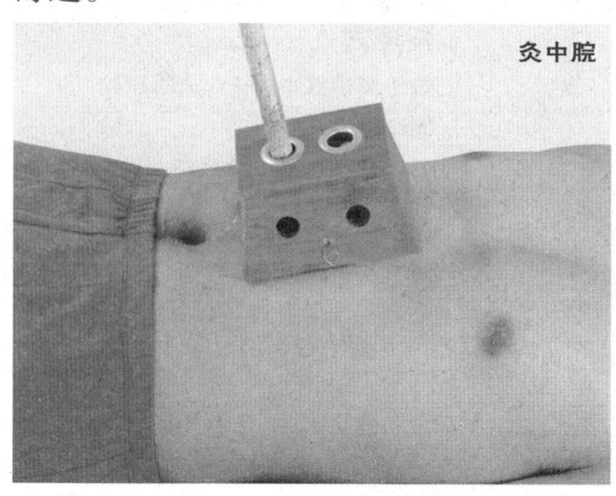
灸中脘

2 取 2 根艾条，一只手拿一根，分别对准双腿上的足三里穴，距离穴位皮肤约 3 厘米高度施灸。灸 10 分钟，以皮肤出现红晕为度。灸疗时注意力要集中，手不要乱动，以免烫伤皮肤。这样的治疗每日 1~2 次。此法适用于脾胃虚弱的脂肪肝患者。

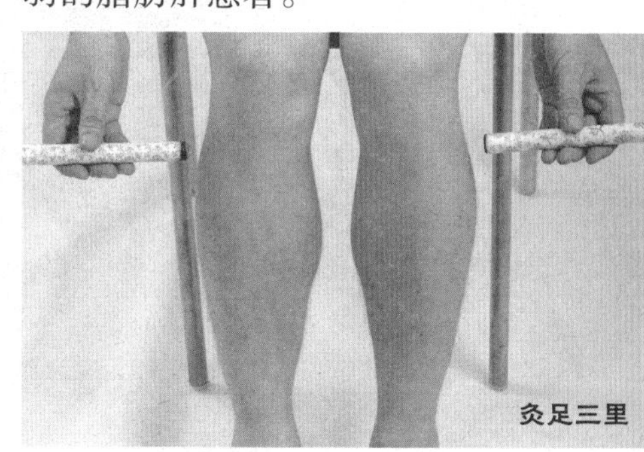
灸足三里

哮喘

哮喘是一种慢性气道炎症，在易感者中此种炎症可引起反复发作的喘息、气促、胸闷和咳嗽等症状，多在夜间或凌晨发生。中医认为，哮喘病多是由先天不足、后天失调、机体虚弱、卫气不固等导致的。治疗哮喘，应着重调理肺、脾、肾的功能。在相应穴位施灸可以调节脏腑的功能，改善症状。

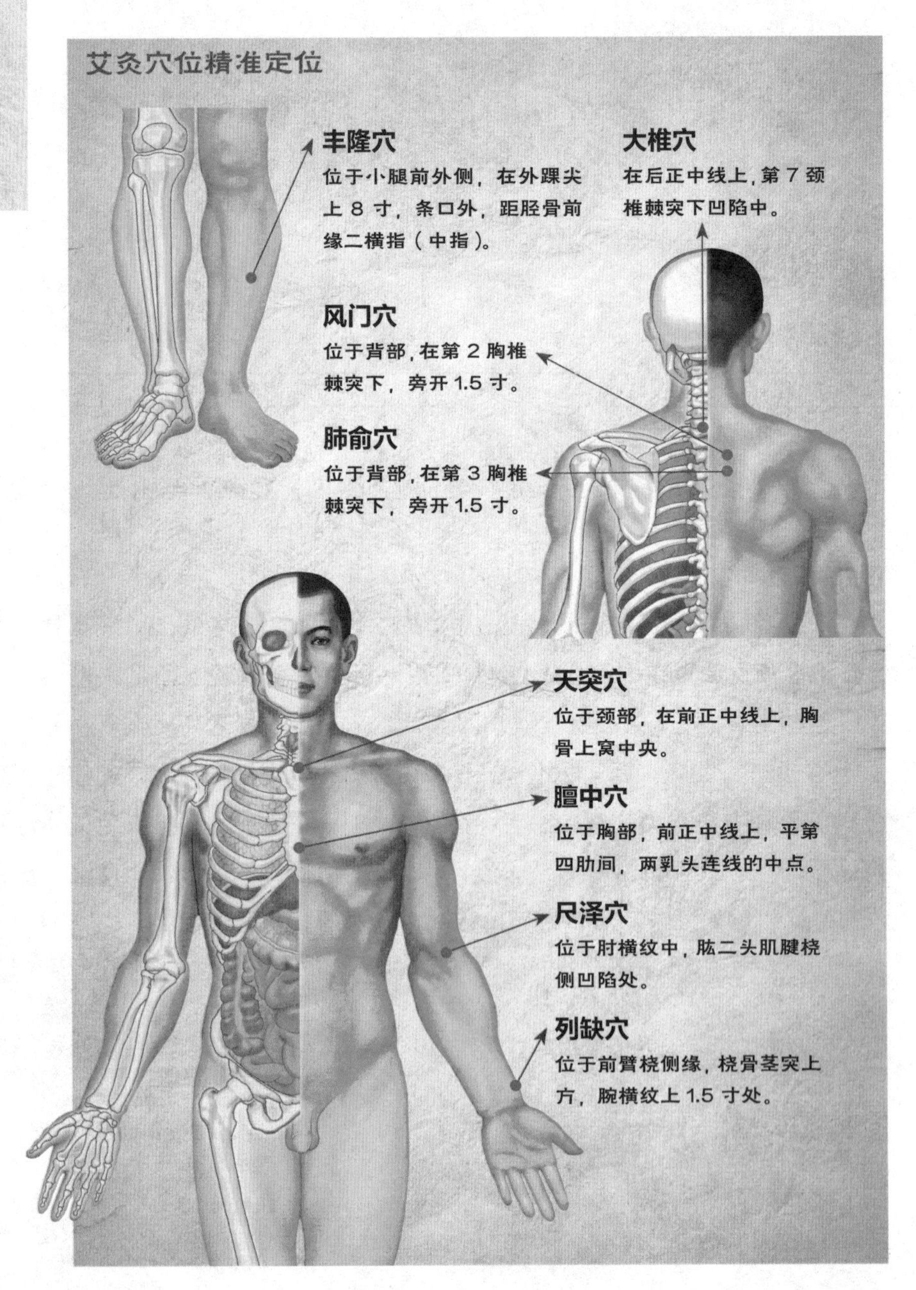

手把手教你艾灸

1 选择大椎、风门、肺俞、天突、膻中、尺泽、列缺、丰隆等穴位施灸。先把新鲜的生姜切成厚约 0.3 厘米的薄片，大小依据穴位处皮肤大小而定，再用消毒针在姜片上扎数个小孔，然后把姜片放在要施灸的穴位处皮肤上。

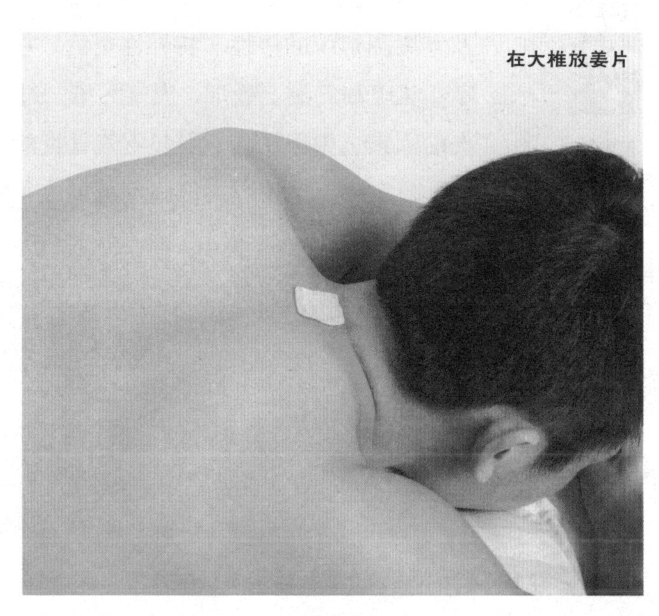
在大椎放姜片

2 把半个枣核大的中艾炷放置在姜片上，点燃艾炷施灸，当皮肤感觉灼痛时可抬起姜片以缓解疼痛，然后再旋即放下继续施灸，反复操作。当艾炷燃尽时要更换第 2 壮继续施灸。每穴灸 5~7 壮，以皮肤潮红为度。这样的治疗每日 1 次或隔日 1 次，7 日为 1 个疗程。此种方法主要用于治疗寒喘。

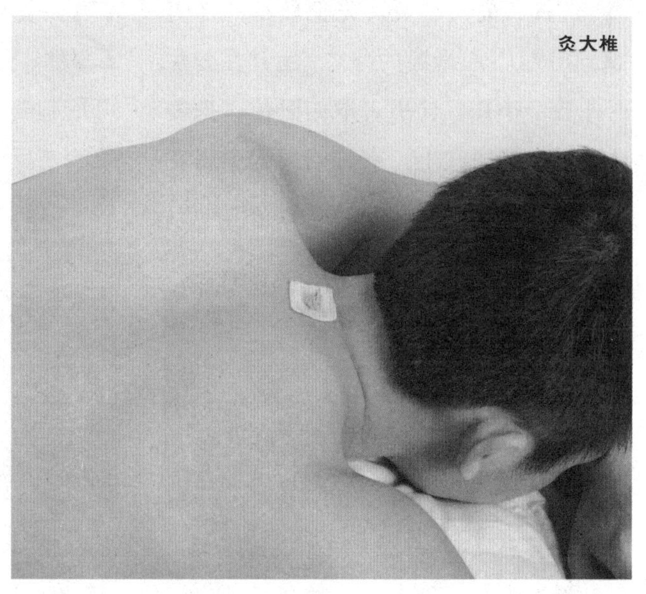
灸大椎

小贴士

哮喘病患者饮食宜清淡，忌吃辛辣刺激性食物，要保证各种营养素的充足和平衡，增强机体免疫力，防止呼吸道感染。避免感冒，感冒容易导致呼吸道感染并引发哮喘。坚持散步及慢跑锻炼，改善和增强肺功能。保持情绪稳定，增强治疗疾病的信心。

慢性支气管炎

慢性支气管炎是由感染或非感染因素引起的气管、支气管黏膜及其周围组织的慢性非特异性炎症。主要症状为持续 3 个月以上的咳嗽、咳痰和气喘。吸烟、大气污染、过敏体质等都是引起慢性支气管炎的因素。中医认为，引起支气管炎的原因主要是脾、肺、肾亏虚及肝、肺实热。在相应穴位施灸可以改善脏腑功能，调节气机，从而改善症状。

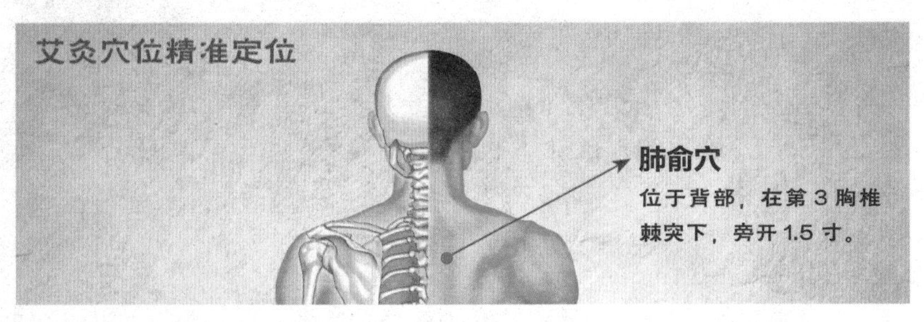

手把手教你艾灸

1 选择肺俞穴施灸。先把新鲜的生姜切成0.3厘米厚的薄片。用针在姜片上扎数个小孔。让患者取俯卧位，把姜片放置在肺俞穴上。在施治过程中患者不要移动身体，以免艾炷脱落烫伤皮肤。

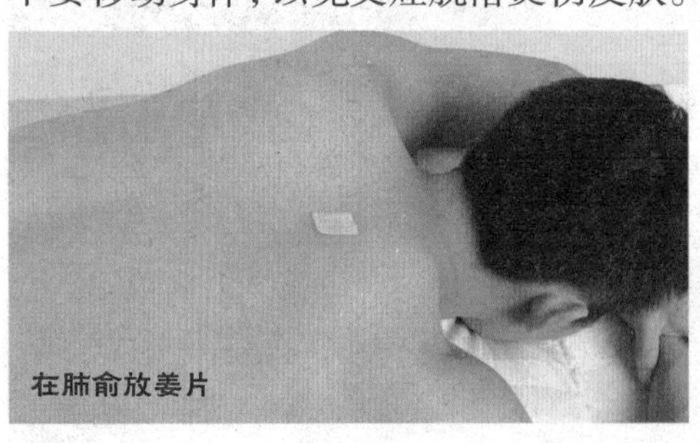
在肺俞放姜片

2 在姜片上放置如半个枣核大的中艾炷，点燃施灸，当患者感觉灼痛时，可抬起姜片缓解疼痛，旋即放下，继续灸治，反复进行。每次施灸 5~7 壮，以局部皮肤潮红为度。每日灸 1~2 次。

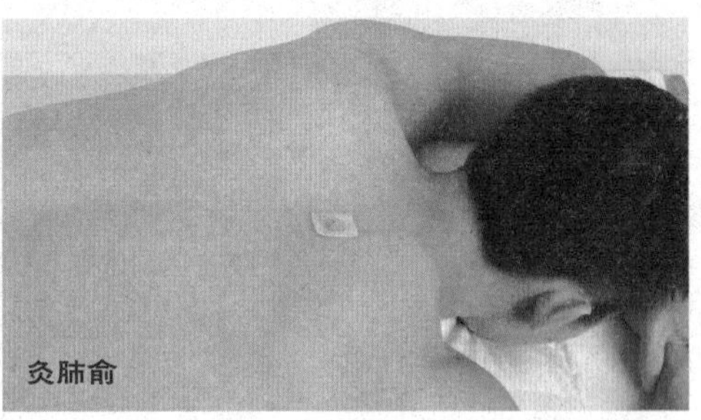
灸肺俞

小贴士

慢性支气管炎患者要做好自身的防护，避免吸入烟尘、粉尘和刺激性气体，诱发慢性支气管炎。在寒冷的季节里要注意保暖，防止着凉感冒。平时要多注意锻炼身体，适当的锻炼可提高机体的免疫力和心、肺功能。患者还应戒烟戒酒。饮食上，食物不可太咸，忌油炸、易产气的食物，应多吃高蛋白、高热量、高维生素、低脂、易消化食物，如瘦肉、蛋、奶、鱼、蔬菜和水果等。保持心情愉快，增强治疗疾病的信心。

中风后遗症

中风是对急性脑血管疾病的统称，它是以猝然昏倒，不省人事，伴发口眼歪斜、语言不利而出现半身不遂为主要症状的一类疾病。其后遗症主要表现为肢体瘫痪、失语、口眼歪斜、思维迟钝等。中医认为，中风是因患者气血亏虚、心肝肾三脏阴阳失调而导致的，多由忧思恼怒、情志内伤、饮食不节等诱发。在相应穴位施灸能够调节气血和脏腑功能，从而改善症状。

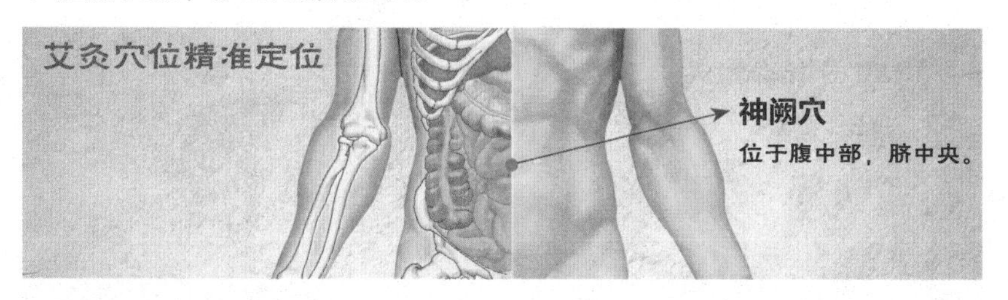

手把手教你艾灸

1 患者取仰卧位，露出神阙穴即肚脐。将纯食盐放入肚脐中，填平脐孔。注意，穴位处不可有伤口溃烂，以免放上盐后引起疼痛。

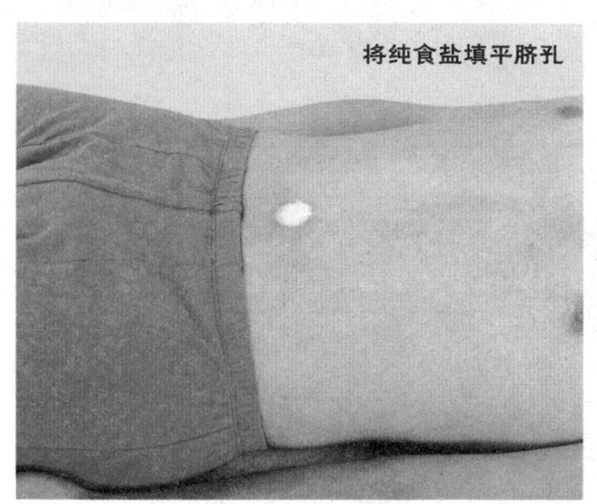

2 把大艾炷放置在盐上。点燃艾炷施灸，当患者有灼痛感或艾炷将要燃尽时应立即更换艾炷，以免烫伤皮肤。每次灸 5~7 壮，每日 1~2 次。经常在此穴位施灸，可预防中风。

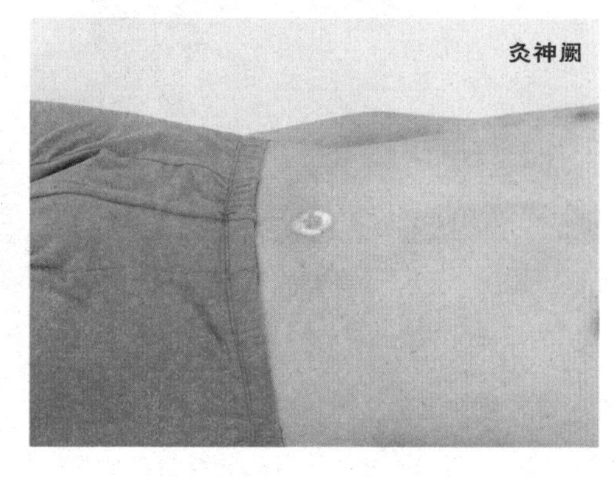

小贴士

预防中风要限制食盐的摄入，每天应食用新鲜蔬菜 400 克以上，以保证摄入充足的维生素。进餐应定时定量，少量多餐，晚餐应清淡且易消化，戒烟酒。每天要保证充足的睡眠，保持大便通畅。适量运动，如散步、打太极拳等。注意中风的先兆征象，一部分患者在中风发作前常有血压升高、波动，头痛头晕、手脚麻木无力等先兆，发现后要尽早采取措施加以控制。保持乐观的情绪，积极预防中风的发生。

冠心病

冠心病是冠状动脉粥样硬化性心脏病的简称，是一种常见的心脏病。症状表现为胸腔中央发生一种压榨性的疼痛，并可放射至颈、下颌、手臂、后背及胃部。发作的其他可能症状有眩晕、气促、出汗、寒战、恶心及昏厥。严重患者可能因为心力衰竭而死亡。中医认为其是由寒凝心脉、痰浊痹阻、气滞血瘀、心脾两虚等原因导致的。在相关穴位施灸，可活血化瘀、提升阳气，从而达到治疗的目的。

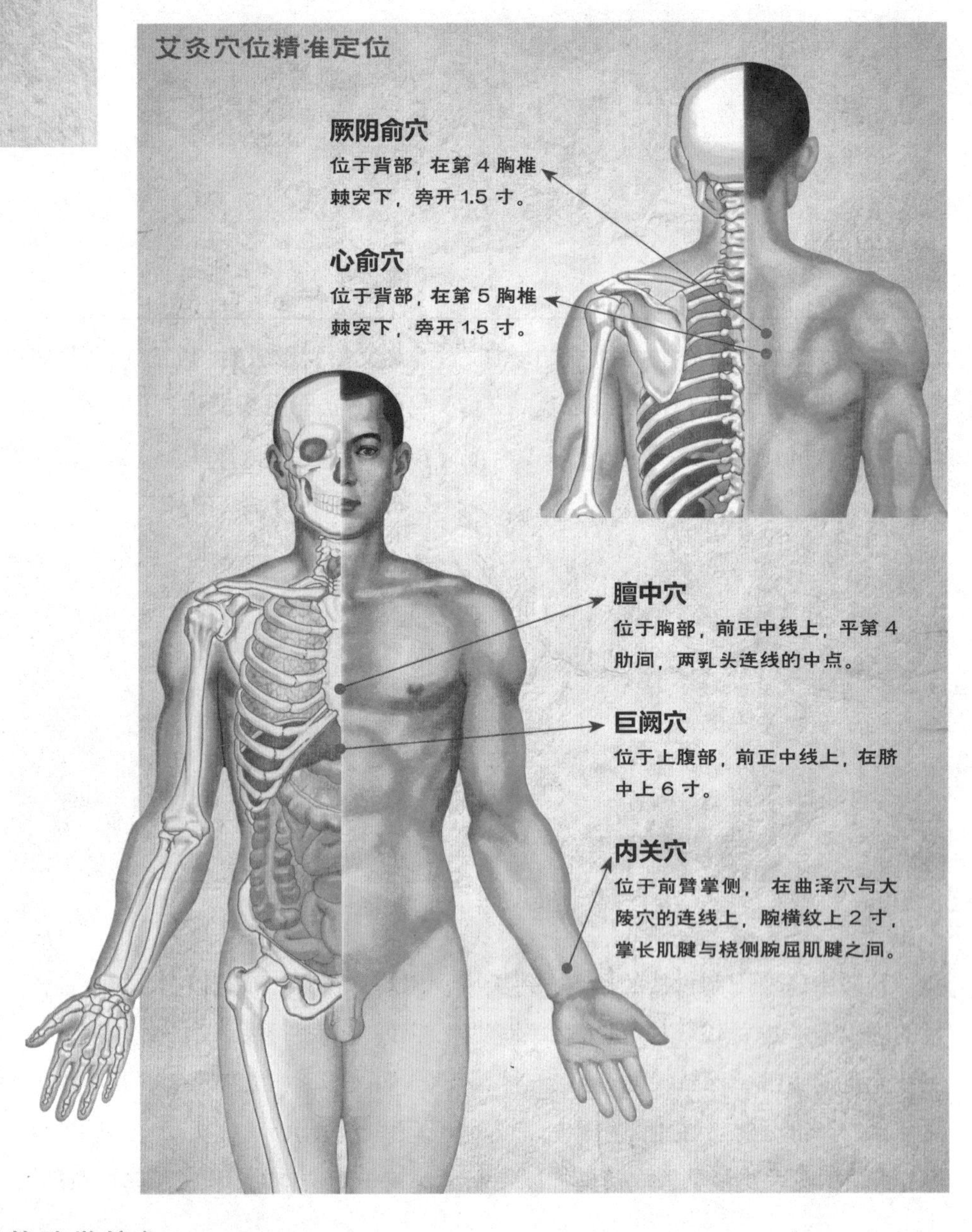

手把手教你艾灸

选择心俞、厥阴俞、巨阙、膻中、内关等穴位施灸，按照先灸背部穴位再灸胸腹部穴位的顺序施灸。让患者取舒适体位，施灸者立于患者身体一侧，点燃艾条的一端，将其对准穴位，距离皮肤约 3 厘米高度施灸。以患者皮肤有温热感而无疼痛感为宜，每穴灸 15~20 分钟，以局部皮肤出现红晕为度。注意施灸时注意力要集中，以免艾条没有对准穴位而无治疗效果。这样的治疗每日 1~2 次。

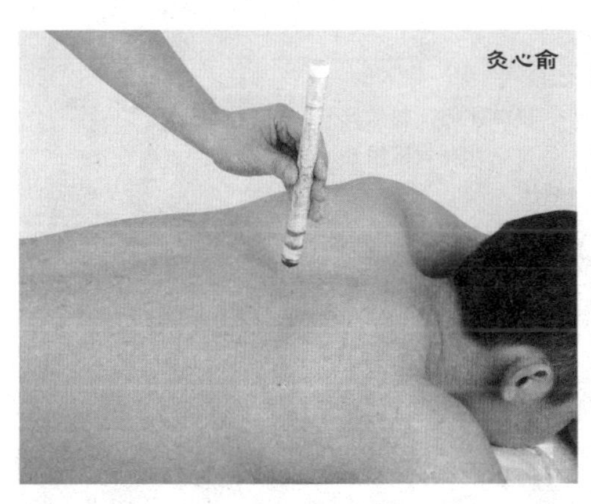
灸心俞

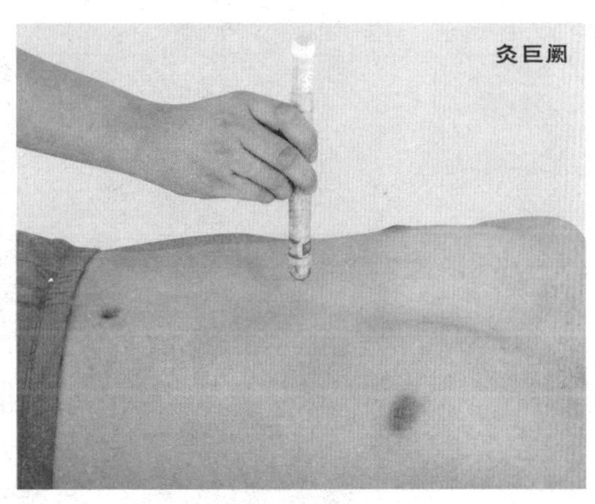
灸巨阙

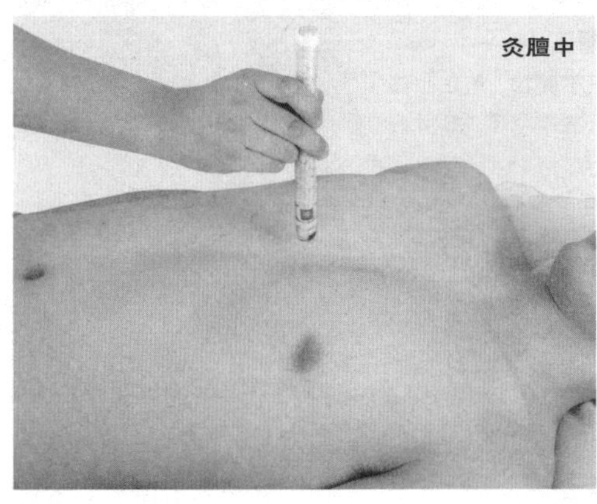
灸膻中

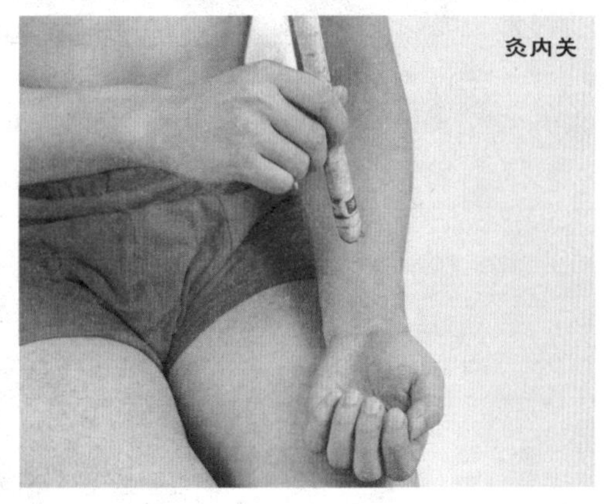
灸内关

小贴士

患者要养成健康合理的饮食方式，避免摄入过多的脂肪和甜食，采取低盐、低脂肪、低胆固醇及高纤维的饮食原则，严禁暴饮暴食和过饱，忌烟酒。患者要注意劳逸结合，避免重体力劳动，不熬夜，保证充足的睡眠。积极参加体育锻炼，增强心脏功能，促进新陈代谢。冠心病患者要随身携带急救药物，以便发病时及时服用。患者要保持乐观的心态，及时治疗，增强治疗疾病的信心。

肝硬化

肝硬化是一种常见的慢性肝病，可由一种或多种原因引起肝脏损害，肝脏呈进行性、弥漫性、纤维性病变。肝硬化早期症状不明显，可表现为乏力、食欲减退、脸消瘦、面黝黑等症状。后期会出现脾大、腹水、肝功能障碍等。在相应穴位施灸可疏肝健脾、活血化瘀、驱逐邪气，从而达到治疗的目的。

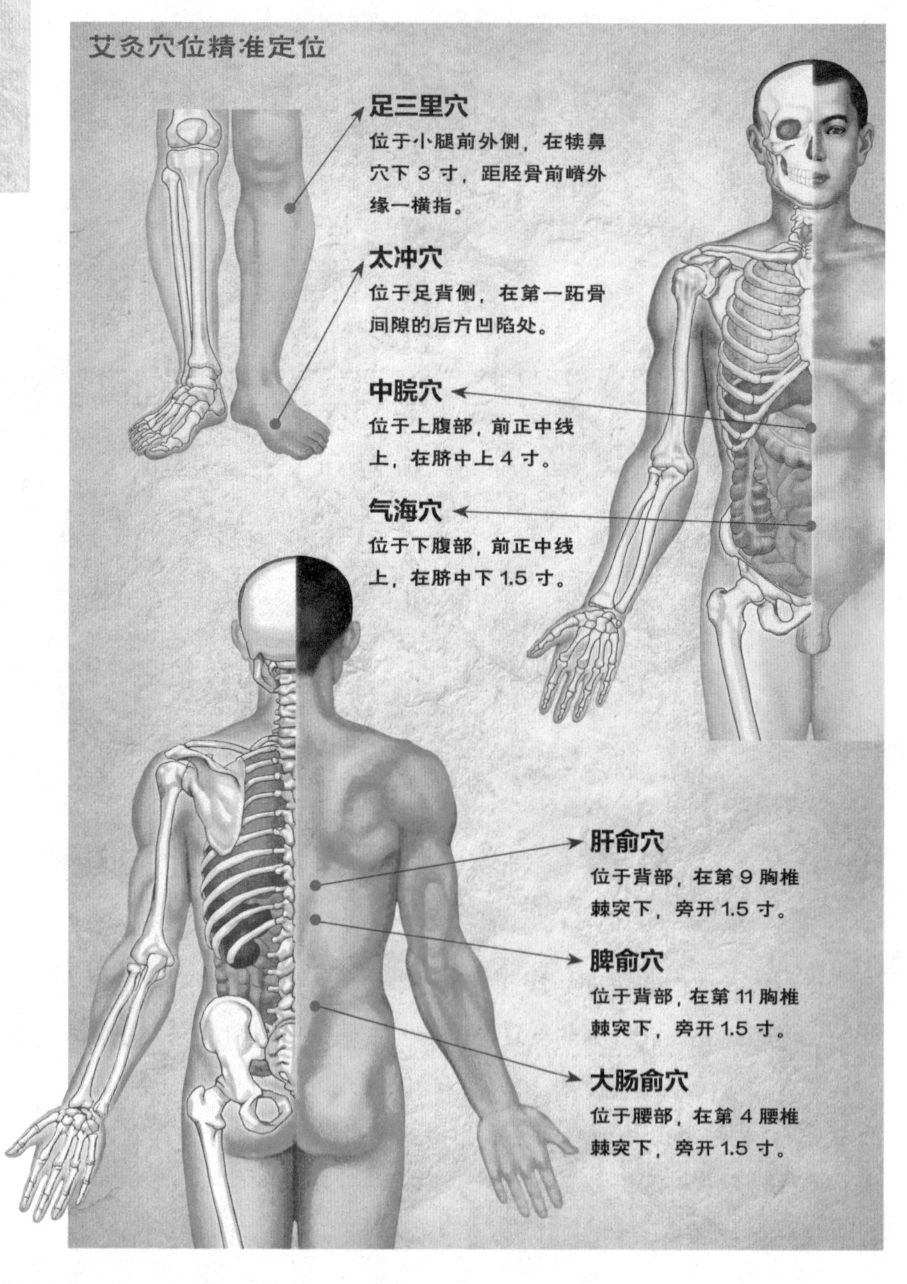

手把手教你艾灸

1 取肝俞、脾俞、大肠俞、中脘、气海、足三里、太冲等穴位，按照先背部再胸腹部、先上部后下部的顺序施灸。让患者取舒适的体位，在穴位皮肤上涂上一层凡士林，以黏附艾炷，防止在施灸过程中艾炷从皮肤上脱落。

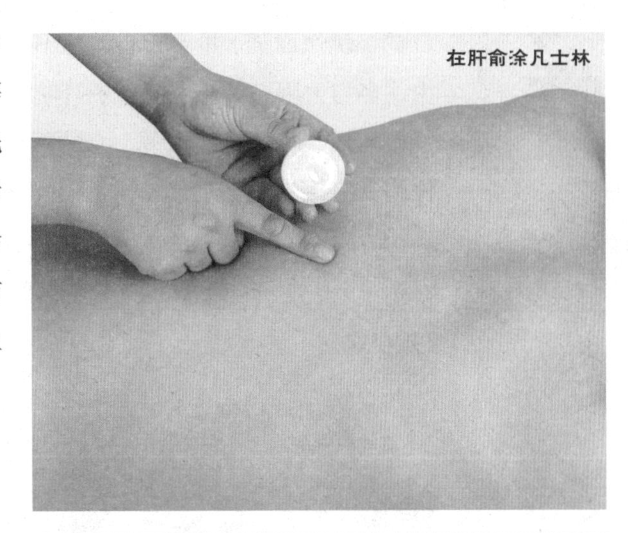
在肝俞涂凡士林

2 把小艾炷放在要施灸的穴位上，点燃艾炷让其燃烧，当艾炷燃近皮肤或患者感觉疼痛时，用镊子移去艾炷，更换第 2 壮，每次灸 5~7 壮。移去艾炷后，在皮肤上会出现比艾炷略大的一片红晕，若起水泡，不必挑破，3~5 日后会自行结痂脱落。这样的治疗每日 1 次，10 次为 1 个疗程，每个疗程之间间隔 5 天。这种方法适用于肝硬化初期。

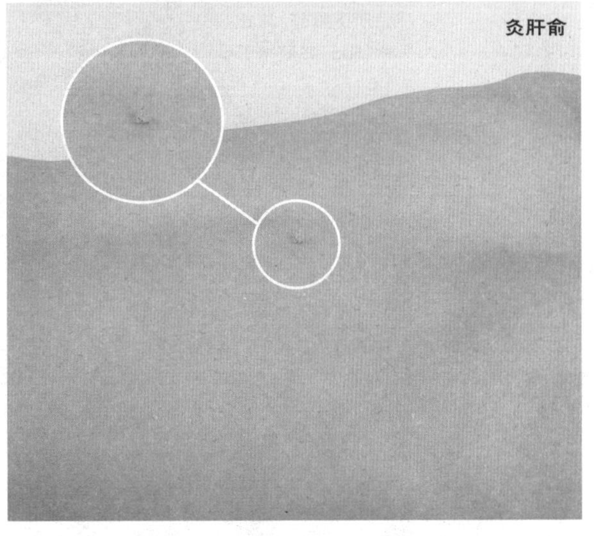
灸肝俞

小贴士

肝硬化患者要注意饮食调理，应以高蛋白质、高维生素、高热量和含适量脂肪且易消化的食物为主，严禁饮酒，少饮茶水。养成正常的作息规律，保证充足的睡眠，不要过度劳累。学会控制情绪，消忧平怒，心平气和，有利于身体的康复。切忌乱用药，以免加重肝脏的负担。适当进行有益的体育锻炼，如散步、打太极拳等，运动量以不感觉到疲劳为度。

心悸

心悸是患者自觉心中悸动而不能自主的一种症状。发生时，患者自觉心跳快而强，并伴有心前区不适感。本病症可见于多种疾病过程中，多与失眠、健忘、眩晕、耳鸣等并存。中医认为，此病主要是由气血耗损、脏腑功能失调、心脉不畅、心气虚弱等引起的。在相应穴位施灸有调节脏腑功能、养心补气等功效，可起到治疗的作用。

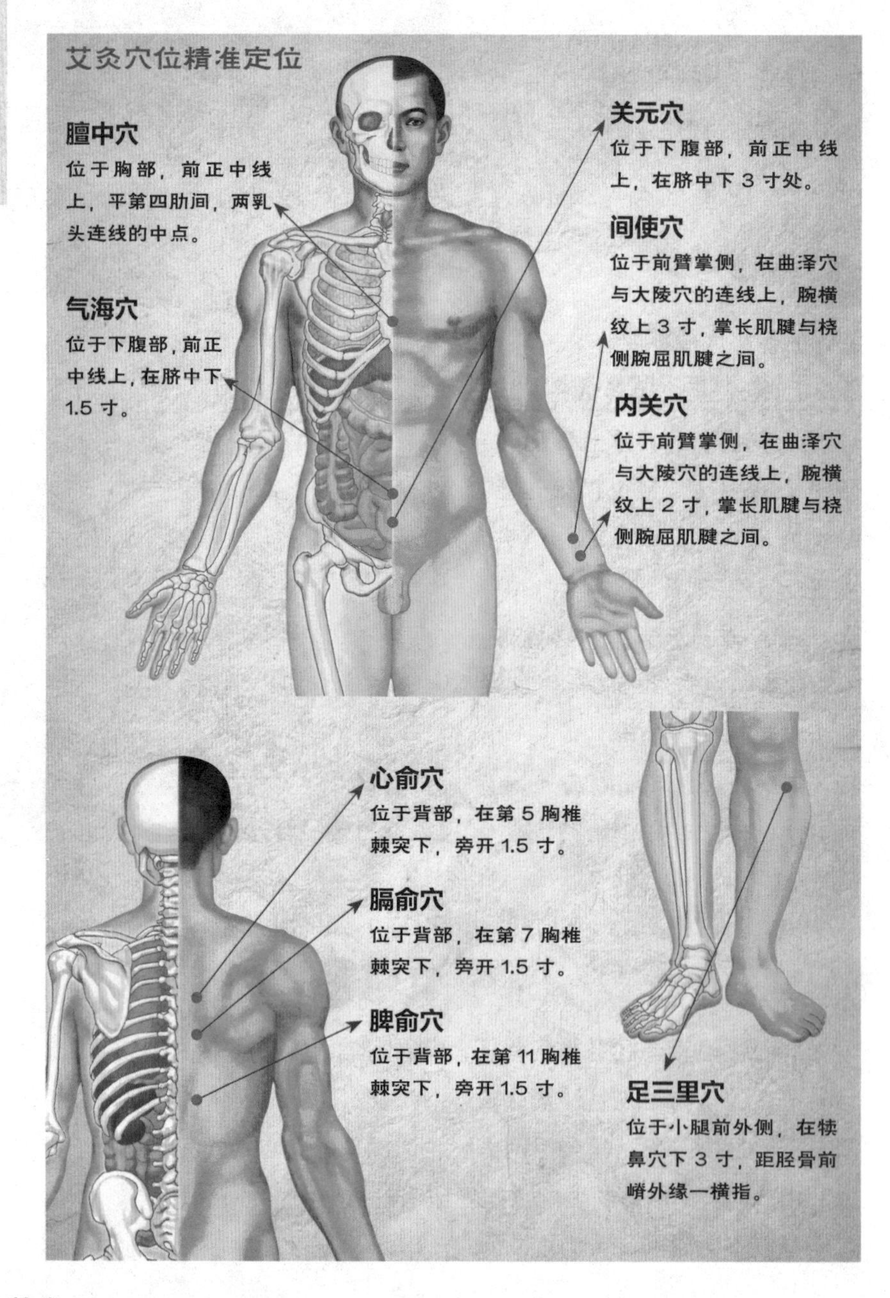

手把手教你艾灸

取心俞、脾俞、膈俞、膻中、气海、关元、间使、内关、足三里等穴位，按照先背部后胸腹部、先上部后下部的顺序施灸。施灸者立于患者身体一侧，点燃艾条的一端，让其对准穴位，距离皮肤约 3 厘米施灸，以患者感觉皮肤温热而无疼痛感为宜。每穴灸 15~20 分钟，以穴位皮肤潮红为度。施灸者注意力要集中，以免艾灰脱落，灼伤皮肤。这样的治疗每日 1 次，10 次为 1 个疗程，主要适用于气血不足的患者。

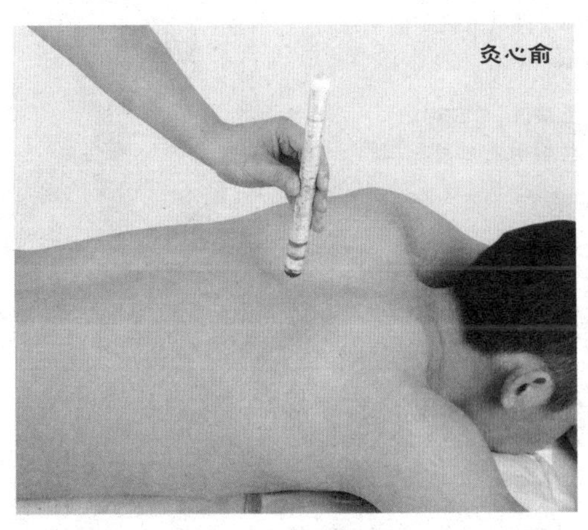
灸心俞

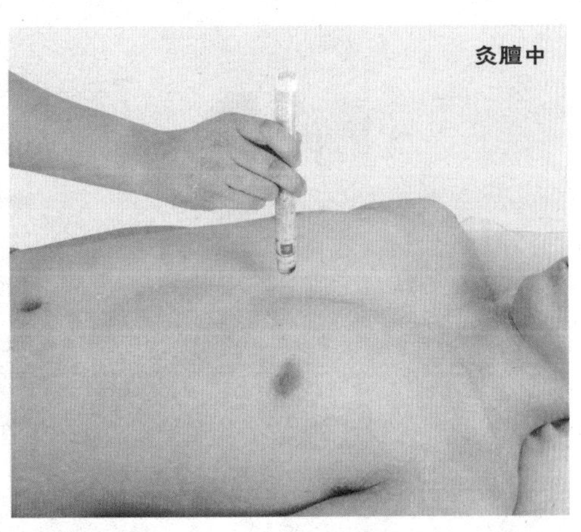
灸膻中

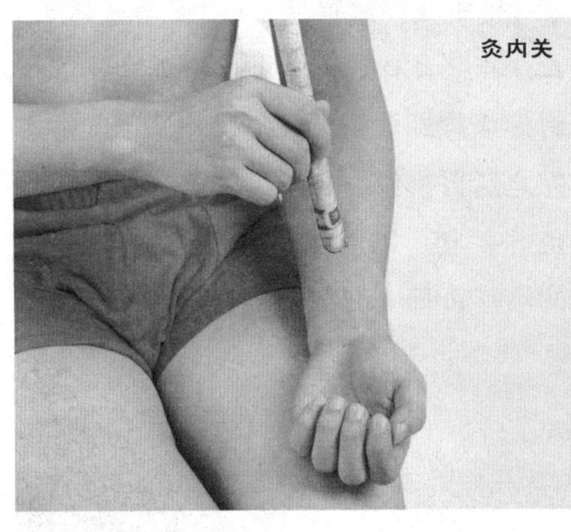
灸内关

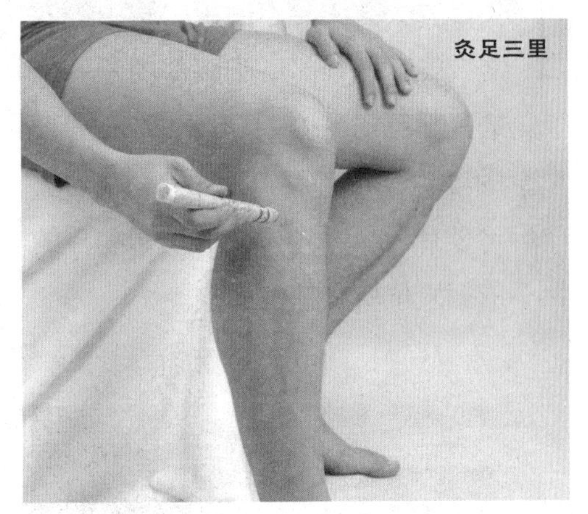
灸足三里

小贴士

心悸患者要注意饮食调节，宜进食营养丰富又容易消化吸收的食物，少进食含动物脂肪多的食物，少吃盐及辛辣刺激性食物。适当参加体育锻炼，如散步、打太极拳等，但不可运动量过大，以免引发心悸。注意调节情志，避免惊恐刺激及忧思恼怒等不良情绪，保持心情平和愉快，增强治疗疾病的信心。

心律失常

心律失常是指心搏起源部位、心搏频率与节律以及冲动传导等发生异常，患者多表现为心悸气短、心慌胸闷、失眠多梦等症状。中医认为，此病症多由脏腑气血阴阳虚损、内伤七情、气滞血瘀交互作用致心失所养、心脉失畅而引起。在相关穴位施灸可调节脏腑、活血化瘀、补气养血、养心安神，从而达到治疗的目的。

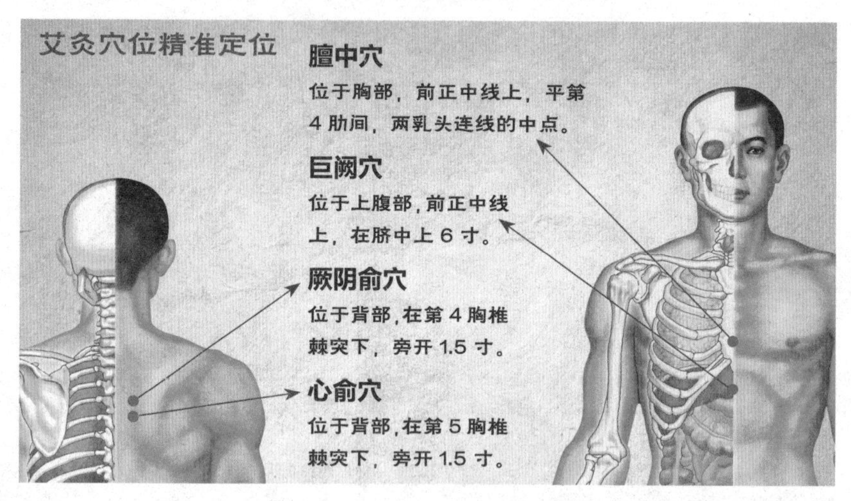

手把手教你艾灸

1 取心俞、厥阴俞、巨阙、膻中等穴位，按照先背部后胸腹部的顺序施灸。选择新鲜的生姜，将其切成厚约0.3厘米的姜片，用针在其上扎数个小孔。然后将姜片放置在穴位皮肤上。姜片的大小依据穴位所在部位而定。

2 把中艾炷放置在姜片上，点燃施灸，若患者有灼痛感，可将姜片抬起缓解疼痛旋即放下，反复操作。当艾炷燃完之后再换第2壮继续施灸。一般每穴灸5~7壮，以局部皮肤潮红为度。这样的治疗每日1~2次。

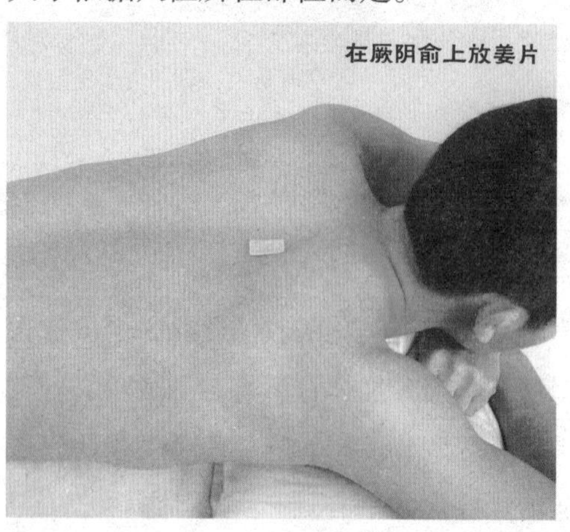
在厥阴俞上放姜片

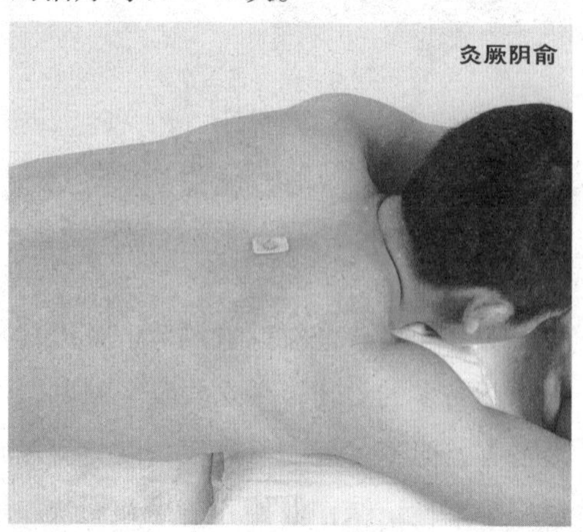
灸厥阴俞

慢性肝炎

慢性肝炎多是从急性病毒性肝炎转变而来。机体自身免疫功能紊乱、长期服用损害肝脏的药物及机体对药物过敏、酗酒以及某种酶的缺乏、代谢紊乱等均可导致本病的发生。中医认为，慢性肝炎主要是由湿热邪毒入侵与正气受损所致。在相关穴位艾灸，可除湿清热、理气活血、调节脏腑功能，从而达到治疗的目的。

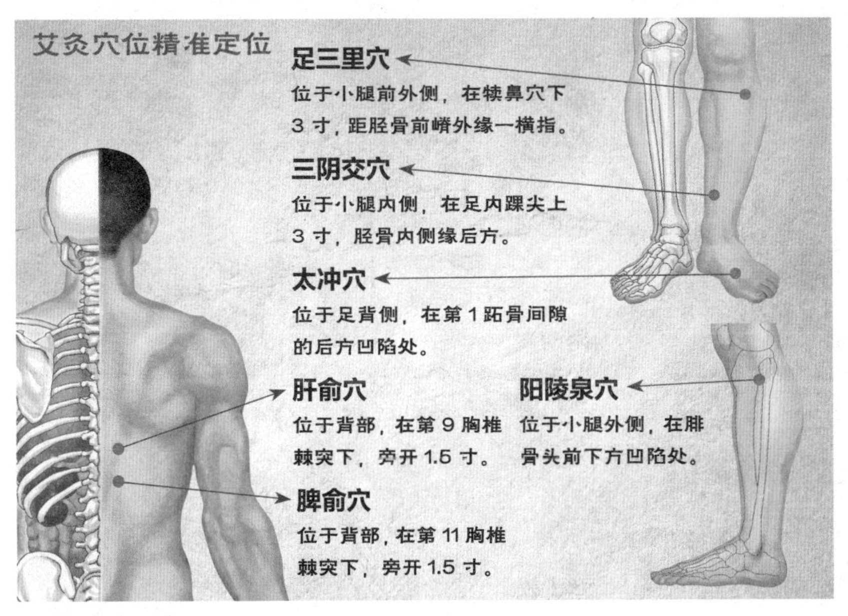

手把手教你艾灸

取肝俞、脾俞、阳陵泉、足三里、三阴交、太冲等穴位，按照先上部后下部的顺序施灸。患者自己不能施灸的穴位可让旁人帮助施灸。取舒适体位，点燃艾条的一端，对准穴位施灸，火头距离皮肤约3厘米，以患者感觉舒适而无灼痛感为宜。每穴灸5~7分钟，以局部皮肤潮红为度。这样的治疗每日1次，10次为1个疗程，每个疗程间隔一周。灸时注意力要集中，以免没有灸在穴位上，影响治疗效果。

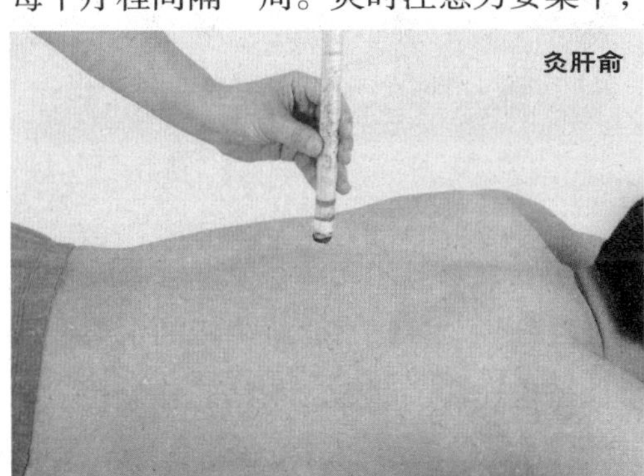

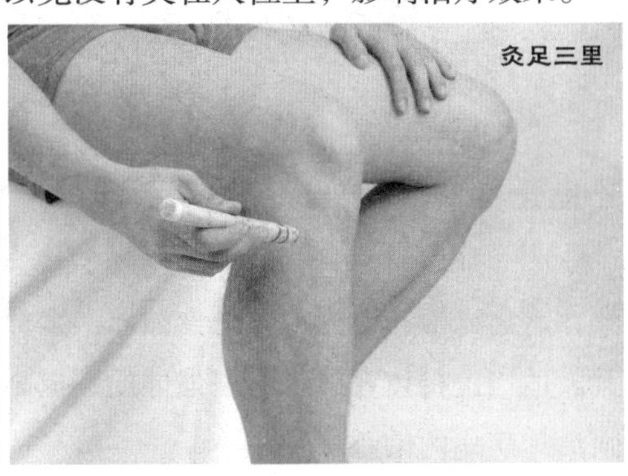

胆石症

胆石症是胆管或胆囊产生胆石而引起剧烈的腹痛、黄疸、发热等症状的疾病。胆石症是最常见的胆道疾病，其症状为上腹或者右上腹有不同程度的疼痛，急性期常伴有恶心、呕吐等症状。中医认为此病与人体的肝、脾、胃等脏腑有着直接关系。在相关穴位艾灸可调理脏腑、除热祛湿，从而达到治疗的目的。

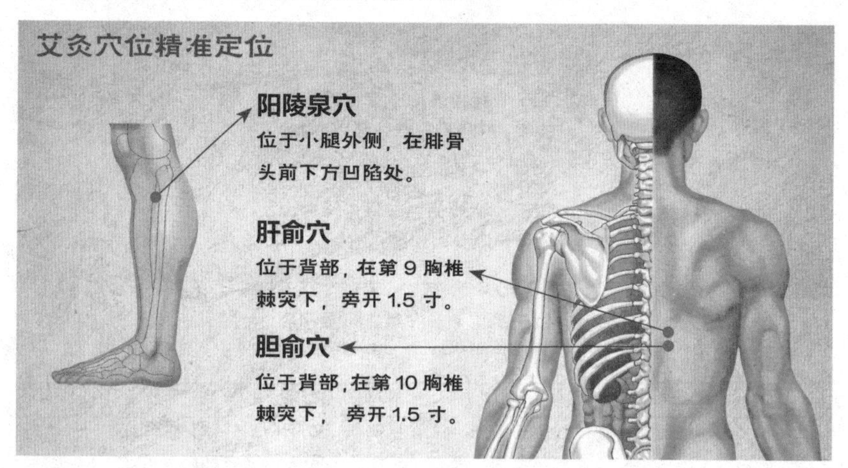

手把手教你艾灸

取肝俞、胆俞、阳陵泉等穴位，按照先上部后下部的顺序施灸。让患者取舒适体位，施灸者将艾条的一端点燃，对准穴位，距离皮肤约 3 厘米施灸，以患者局部皮肤有温热感但无疼痛感为宜。患者可以自己灸的穴位尽量自己操作，因为这样更容易掌握温度，方便施灸。每个穴位灸 15~20 分钟，灸至患者感觉舒适、局部皮肤潮红为度。这样的治疗每日 1~2 次。

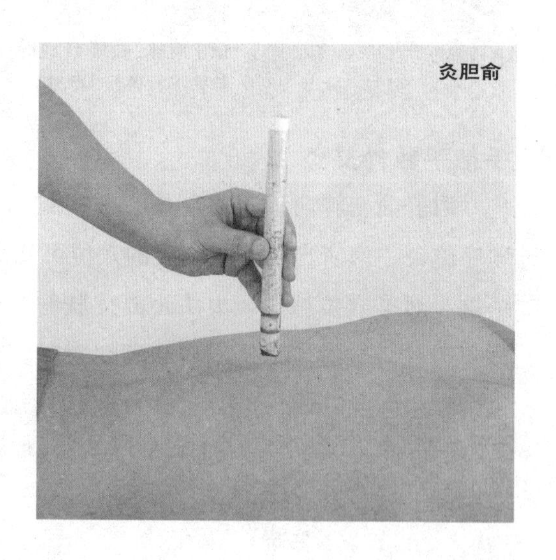
灸胆俞

小贴士

胆石症患者饮食宜清淡，以易消化食物为主，食物宜采用蒸、煮、炖的方式烹调，饮食以植物油为主，忌食油炸、辛辣刺激性食物。多吃富含维生素的水果和蔬菜。适当进行体育锻炼，增强体质，提高机体抵御疾病的能力。保持心情愉快，增强治疗疾病的信心。

慢性胃炎

慢性胃炎是指不同病因引起的各种慢性胃黏膜炎性病变，是一种常见病，患者常无症状或有程度不同的消化不良症状如上腹隐痛、食欲减退、餐后饱胀、反酸等。中医认为，饮食不节和脾胃虚弱是引起胃炎的最主要原因。在相关穴位施灸可调理脾胃，改善脏腑功能，从而达到治疗的目的。

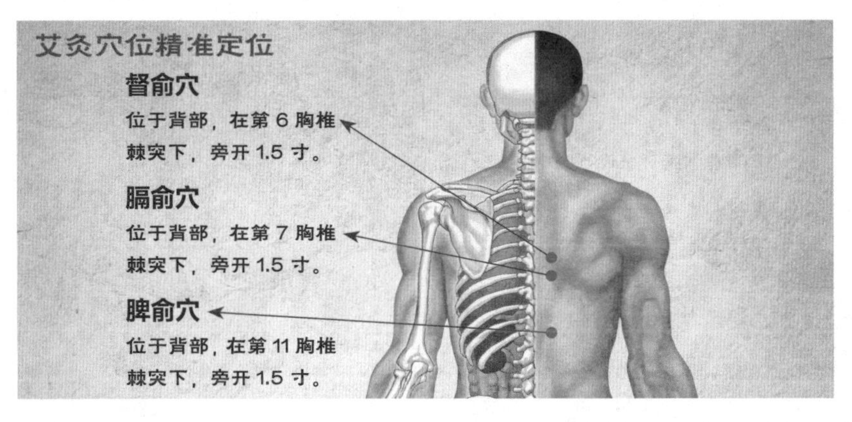

手把手教你艾灸

1 取督俞、膈俞、脾俞等穴位。把新鲜的生姜切成厚约 0.3 厘米的姜片，在姜片上扎数个小孔。然后把姜片放置于需要施灸的穴位上。

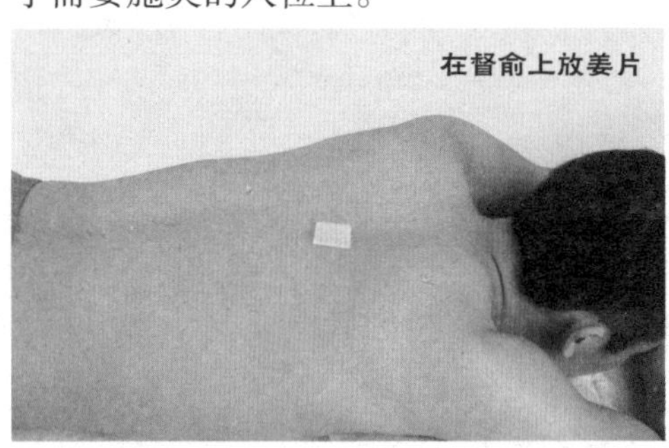

2 把中艾炷放置在生姜片上，点燃艾炷施灸。若艾灸过程中有灼痛感，施灸者可抬起姜片，使其离开皮肤，旋即放下，以缓解疼痛。如此反复操作。每穴灸 5~7 壮，以局部皮肤潮红为度。每日灸 1~2 次。

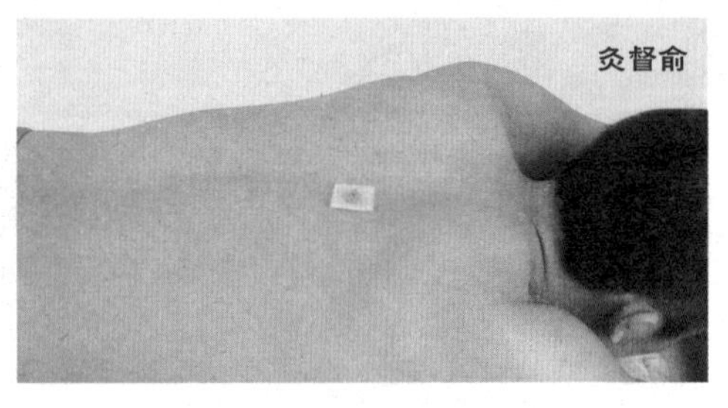

小贴士

饮食习惯与慢性胃炎有着密切的关系，改变饮食习惯可有效改善慢性胃炎。每日三餐应按时进食，且不宜吃得过饱。正餐之间可少量加餐，但不宜过多，以免影响正餐。饮食宜清淡，少吃肥腻、辛辣食物，少饮酒及浓茶。多吃易消化、富含营养的食物。吃饭时宜细嚼慢咽，以减少粗糙食物对胃黏膜的刺激。保持精神愉快，增强治疗疾病的信心。

消化性溃疡

消化性溃疡是胃溃疡和十二指肠溃疡的总称。胃溃疡好发于中老年人，十二指肠溃疡则以中青年人为主。其主要症状表现为上腹痛、呕血、消瘦等，可伴有嗳气、反酸、恶心、呕吐等症状。饮食结构不合理、环境因素、心理因素、疾病及药物因素都是导致消化性溃疡的原因。在相关穴位施灸可提高消化器官功能，从而改善症状。

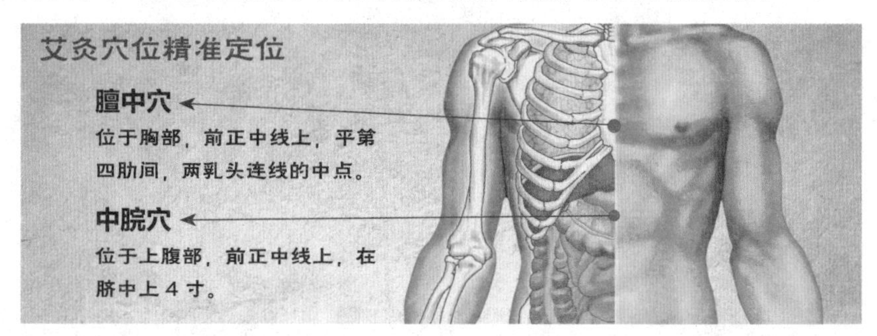

手把手教你艾灸

取膻中、中脘穴，让患者取仰卧位，点燃艾条，置于施灸穴位上，距离皮肤约3厘米。艾条在穴位上方平行左右移动或者旋转，移动范围不可过大，在3厘米左右，使局部感觉温热但无疼痛感，每穴灸10~15分钟。若是给知觉迟钝的患者施灸，一定要注意穴位处皮肤的温度，以免灼伤患者皮肤。施灸者注意力要集中，避免艾灰掉落在皮肤上或其他易燃物上。

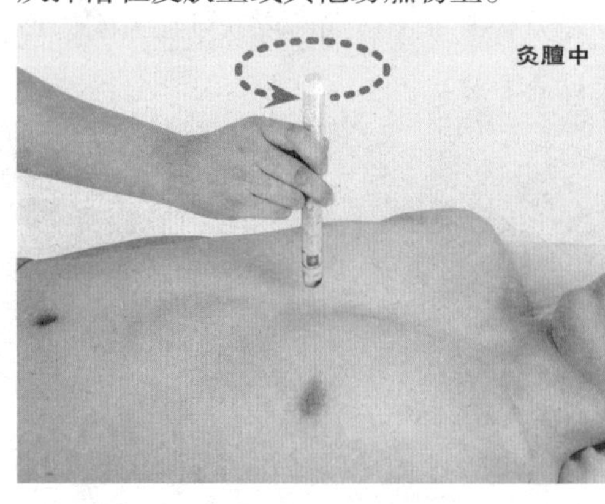

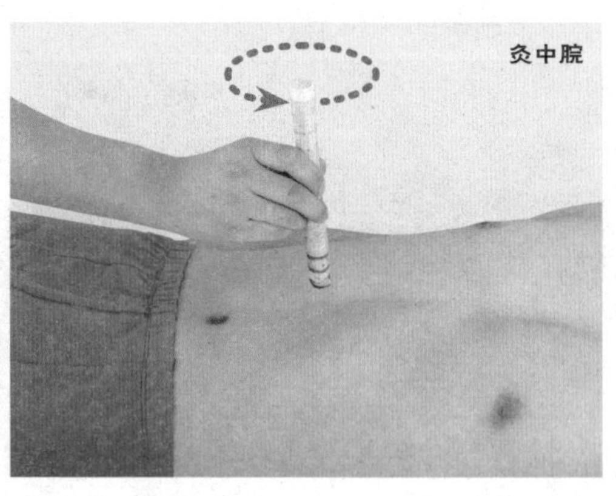

小贴士

消化性溃疡患者要注意饮食调节，不宜吃粗粮、粗纤维蔬菜、生硬水果等。不宜吃油炸食物、肥肉、奶油及刺激性调料等。可选择牛奶、鸡蛋、瘦肉、鱼、鸡肉、嫩豆腐、面条、粥、软米饭及易消化的蔬菜。饮食应定时定量，少食多餐，细嚼慢咽。禁忌烟酒。适当运动，以全身运动为主，配合按摩治疗，可促进溃疡的愈合。

老年痴呆症

老年痴呆症是一种病因未明的原发性退行性脑变性疾病。多起病于老年期，潜隐起病，病程缓慢且不可逆，临床上以智能损害为主。患者认知和记忆功能退化，日常生活能力减退，出现精神障碍。中医认为，此病与脾肾亏虚、脾虚痰阻有关。在相关穴位施灸可健脾补肾，增强机体免疫力，延缓病情。

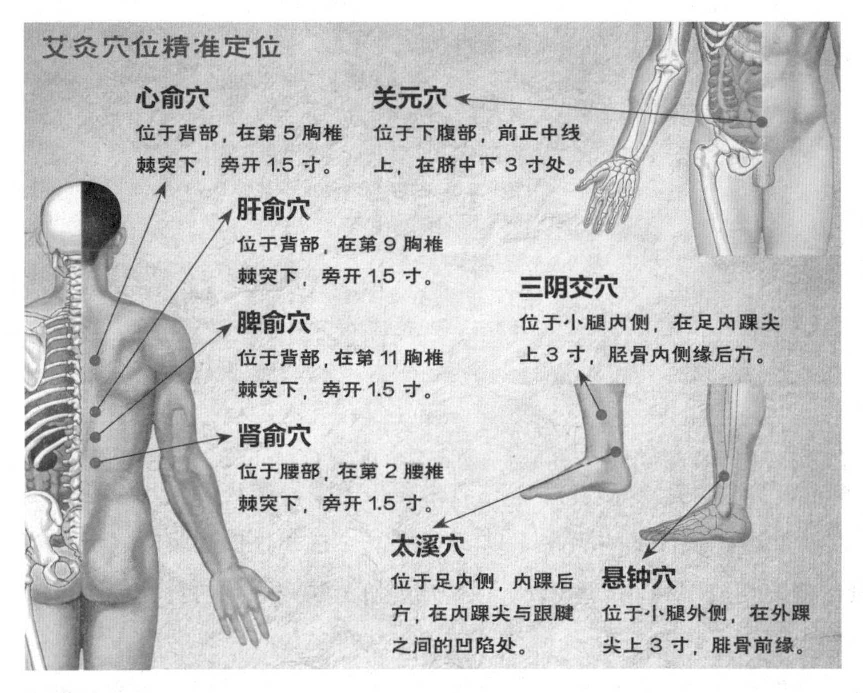

手把手教你艾灸

1 取关元、悬钟、三阴交、心俞、肝俞、脾俞、肾俞、太溪等穴位，按照先腰背部再胸腹部，先上部后下部的顺序施灸。让患者取舒适体位，在穴位皮肤上涂上一层凡士林，以黏附艾炷，防止其从穴位皮肤上脱落。

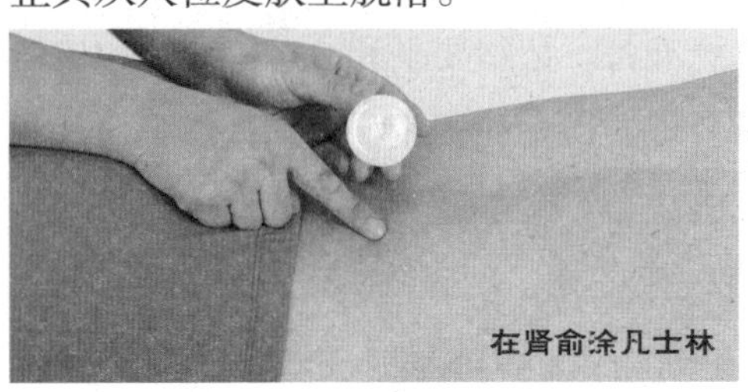
在肾俞涂凡士林

2 把小艾炷点燃放置在皮肤上，当燃近皮肤或皮肤有轻微灼痛感时，用镊子夹去艾炷，更换第二壮。每穴灸 3~5 壮。灸后可在患处涂上一点冰片油以防止起疱。隔日 1 次，10 次一个疗程。

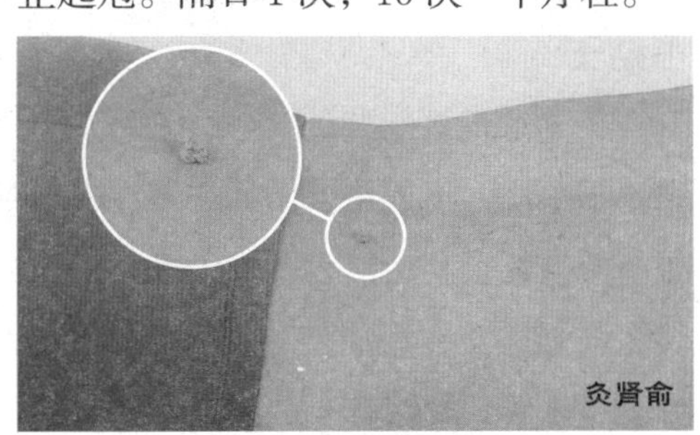
灸肾俞

更年期综合征

更年期综合征是由雌激素水平下降而引起的一系列症状，如月经变化、面色潮红、心悸、失眠、乏力、抑郁、多虑、情绪不稳定、易激动、注意力难于集中等。中医认为更年期综合征是肾气不足，天癸衰少，以至阴阳平衡失调造成的。在相关穴位施灸可补肾气、调整阴阳，从而改善更年期的症状。

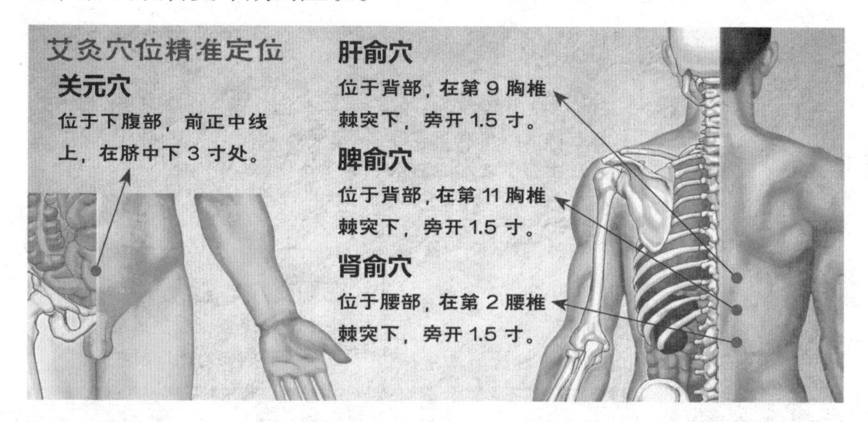

手把手教你艾灸

1 取肝俞、脾俞、肾俞、关元等穴位，按照先灸腰背部再灸胸腹部的顺序施灸。把新鲜的老姜切成厚约0.3厘米的姜片，在姜片上用针扎数个小孔。让患者取舒适体位，把姜片放置在需要施灸的穴位上。

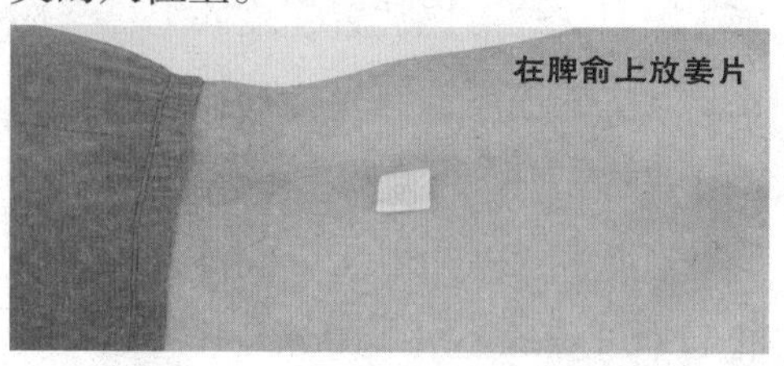

2 采用隔姜灸，施灸时，若患者有疼痛感，可将姜片抬起旋即放下，以缓解灼痛感。每穴灸5~7壮，灸至穴位皮肤潮红为度。每日灸1~2次。

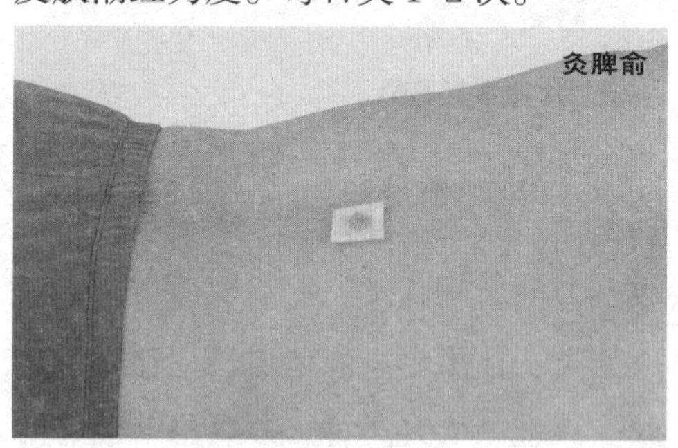

小贴士

正确认识更年期的到来，做好充分的思想准备。情绪要平和，对待生活积极乐观，不烦恼，不抱怨，做好心理调节。注意合理的饮食和调养，做到低热量、低脂肪、低糖类，高蛋白、高维生素，适当的无机盐类。坚持适当的体育锻炼，运动不仅能增强体质，还能使心情舒畅。劳逸结合，保证充足的睡眠。若病情较为严重，可适当采用药物治疗。

中暑

中暑是指在高温和热辐射的长时间作用下引起的以高热汗出或肤燥无汗、烦躁、口渴、神昏抽搐或呕恶腹痛为主要表现的疾病。中医认为，夏季人体感受炎暑或暑湿秽浊之气，致使暑热郁蒸，正气耗损，重则经络之气不通而出现晕倒，若津气耗散过甚，则会虚脱致死。在相关穴位施灸可疏经通络、补充正气，减轻症状。

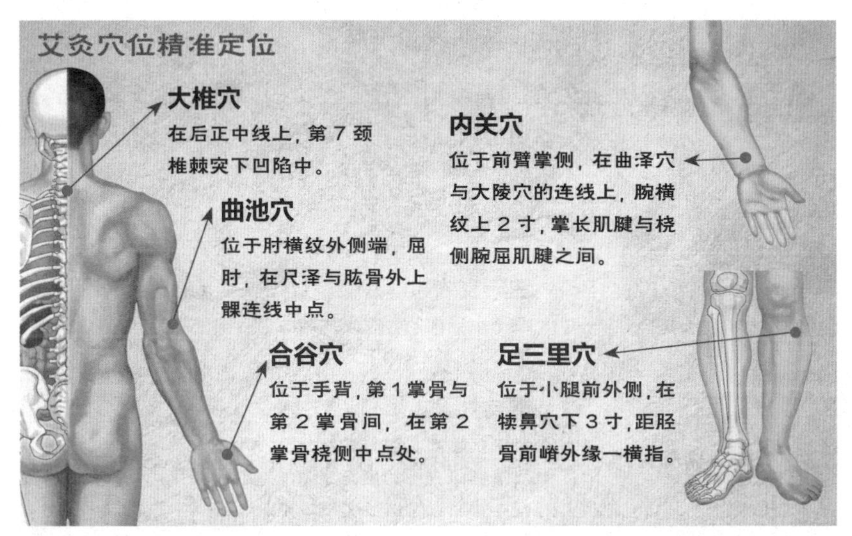

手把手教你艾灸

1 取大椎、曲池、合谷、内关、足三里等穴位，按照先灸上部穴位再灸下部穴位的顺序施灸。让患者取舒适体位，在要施灸的穴位皮肤上涂抹一层凡士林，目的是黏附艾炷，防止其从皮肤上脱落。

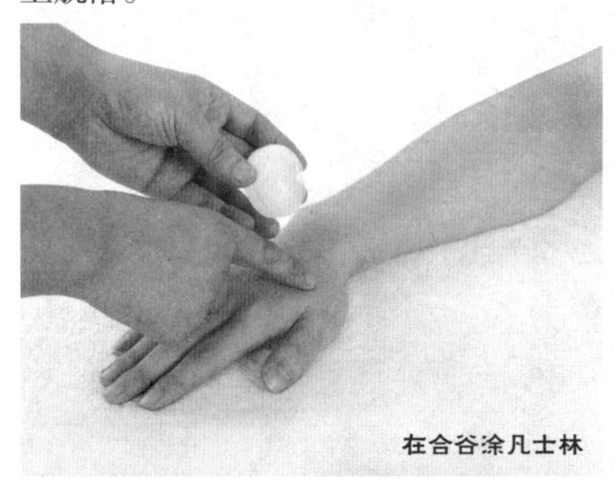
在合谷涂凡士林

2 在涂抹凡士林的穴位上放上麦粒大小的艾炷，点燃施灸。当艾炷快要燃尽或患者感觉疼痛时用镊子移去艾炷，再重新施第2壮。每穴灸3~5壮，以皮肤潮红为度。每日灸1~2次。此法适用于发热汗出，兼见烦躁、口渴多饮、小便短赤的重度中暑患者。

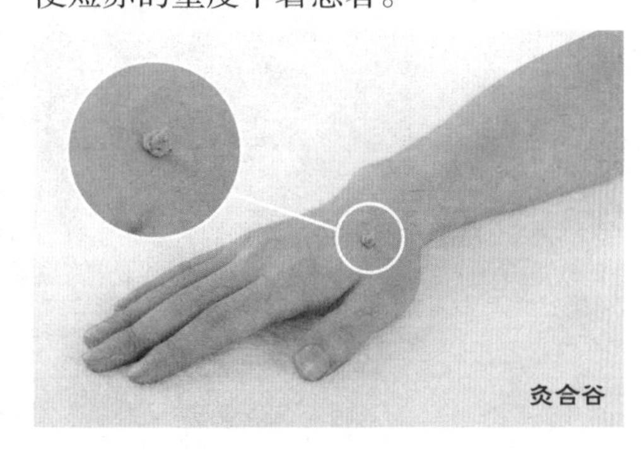
灸合谷

眩晕

眩晕是以头晕、目眩为主要表现的疾病。一般认为眩晕是人的空间定位障碍所致的一种主观感觉，对自身周围的环境、自身位置的判断发生错觉。眩晕包括摇晃感、漂浮感、升降感，比头晕更严重。引起眩晕的疾病很多，当出现眩晕时应及时检查身体。中医认为，眩晕是由肝阳上亢、肾精不足、心脾两虚等导致的，在相关穴位施灸可以改善脏腑功能，补肾健脾，从而改善症状。

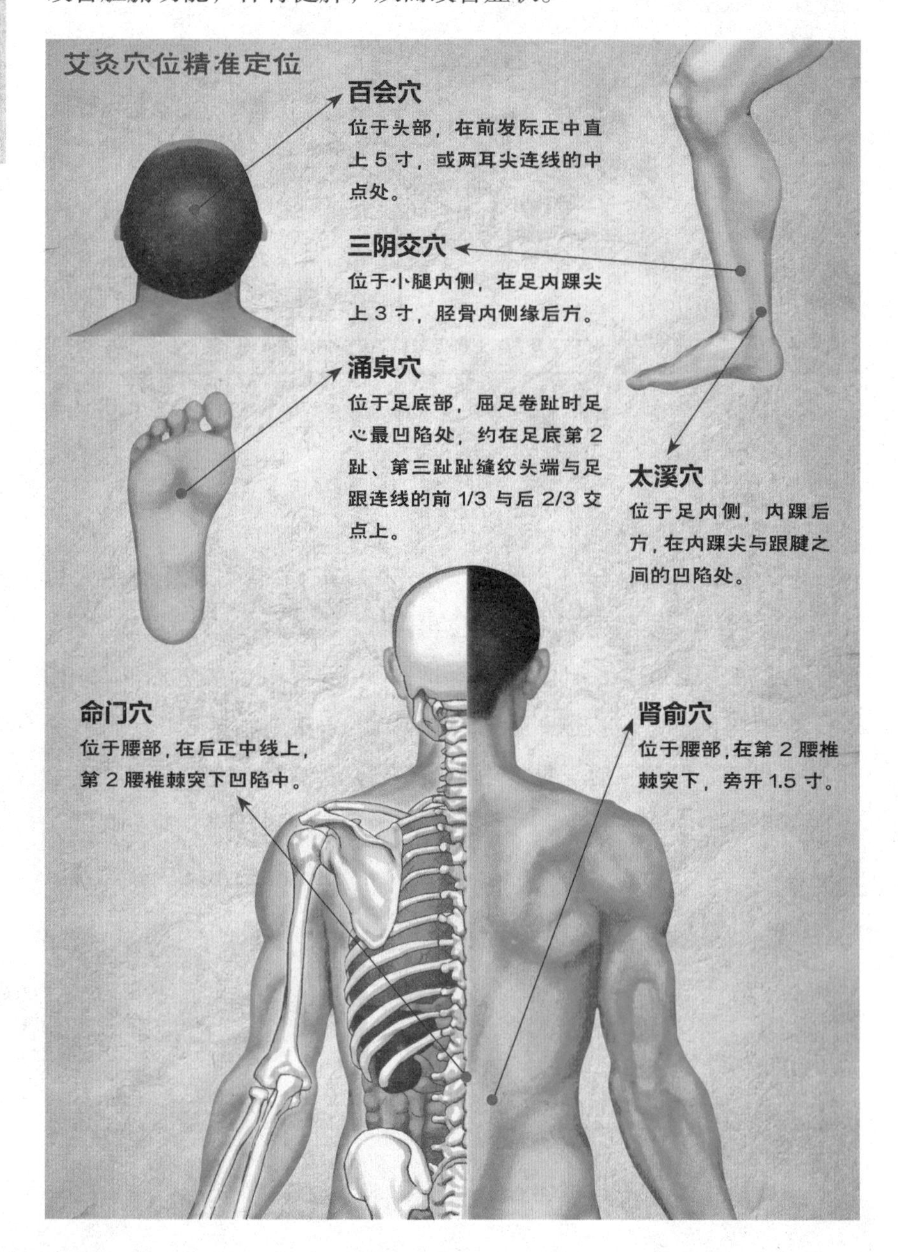

手把手教你艾灸

1 取百会、肾俞、命门、太溪、三阴交、涌泉等穴位，按照先灸头部穴位再灸四肢穴位，先灸上部穴位再灸下部穴位的顺序施灸。让患者取舒适体位，在要施灸的穴位上涂抹一层凡士林，以黏附艾炷，防止其从皮肤上脱落。

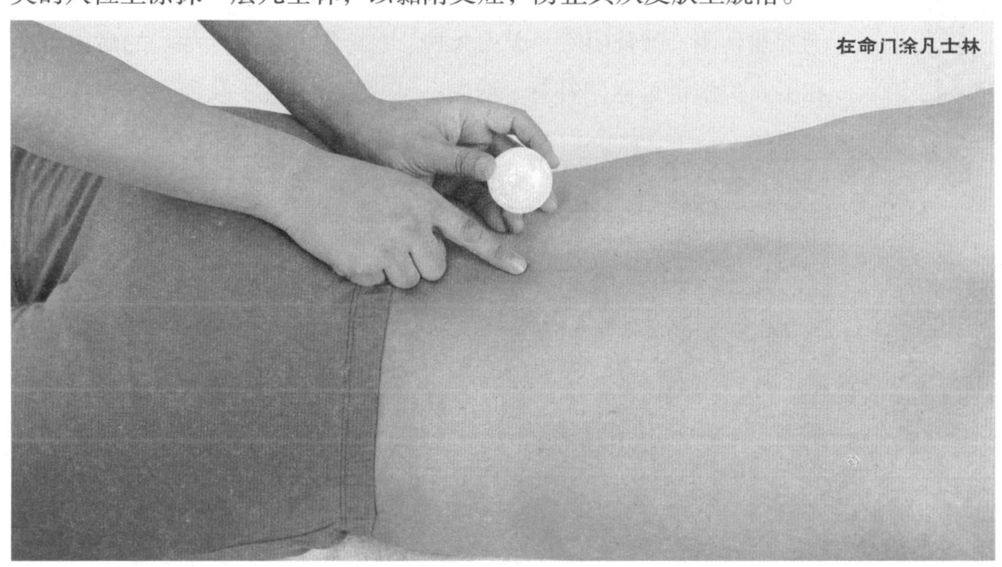
在命门涂凡士林

2 把麦粒大小的艾炷放置在已涂抹凡士林的穴位上，点燃艾炷施灸。当患者感觉疼痛或艾炷快要燃尽时，用镊子夹去艾炷，更换第 2 壮。每个穴位灸 3~5 壮。注意对百会穴施灸时要小心操作，以免引燃头发。这样的治疗隔日 1 次，5 次为 1 个疗程。此灸法最适宜于肾精不足引起的眩晕。

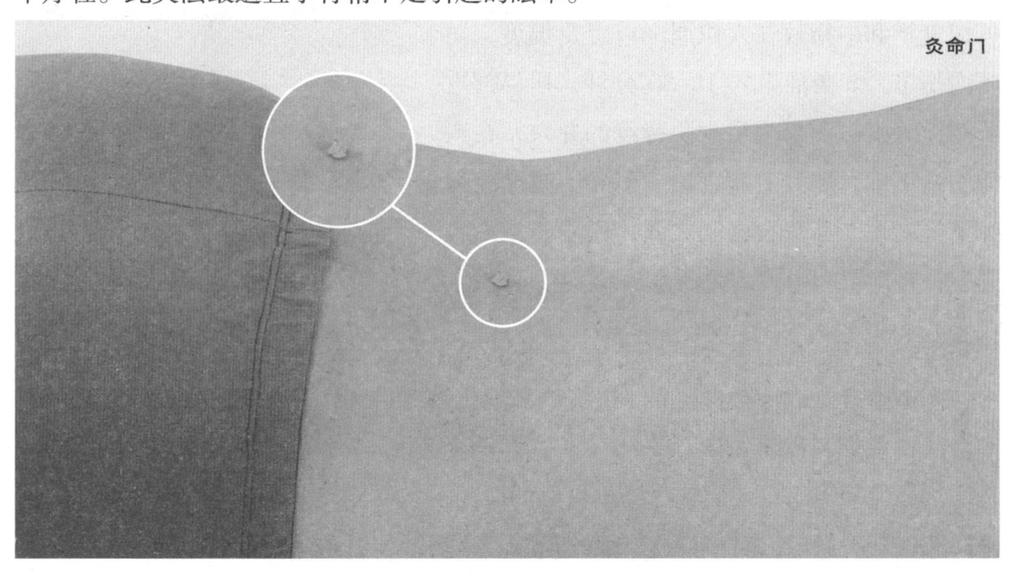
灸命门

慢性咽炎

慢性咽炎是指慢性感染所引起的弥漫性咽部病变，多发生于成年人，常伴有其他呼吸道疾病。其常见症状为咽部有异物感、作痒微痛、干燥灼热等；常有黏稠分泌物附于咽后壁不易清除，夜间尤甚，“吭吭”作声。分泌物可引起刺激性咳嗽，甚或恶心、呕吐。中医认为邪热伤阴、肺肾阴亏、虚火久灼、咽窍失养是慢性咽炎的病因。在相关穴位施灸可滋阴补肾、清润肺气、驱除邪热，从而达到改善症状的目的。

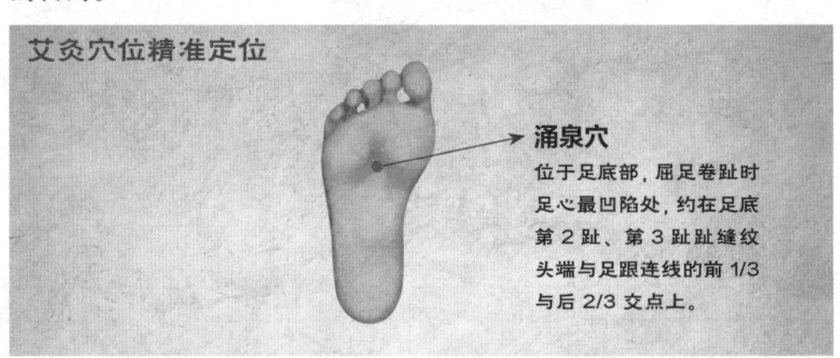

手把手教你艾灸

取涌泉穴施灸，让患者取俯卧位，露出脚底。施灸者点燃艾条的一端，火头对准穴位，距离皮肤约3厘米施灸，以患者穴位皮肤有温热感而无疼痛感为宜。对知觉减退的患者，施灸者可把食指和中指放在穴位周围以感受温度，防止灼伤患者。灸涌泉穴15~30分钟，以局部皮肤潮红为度。涌泉为足少阴肾经的井穴，在人体的最下部，取其上病下治、引导上越之火循经下行之意。艾灸有温阳之效，作用于涌泉穴则有补肾助阳和引火归源两个功效。

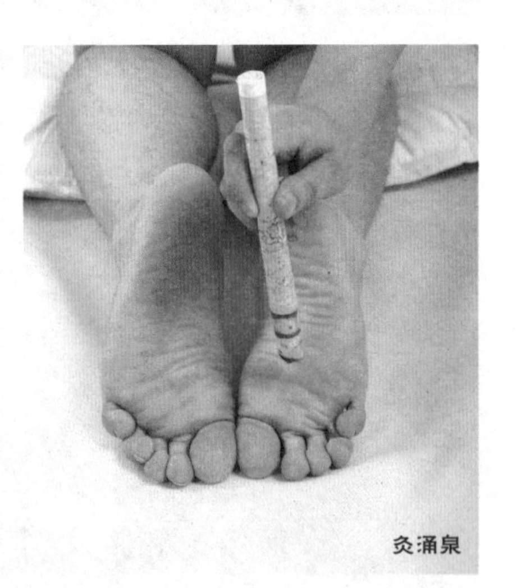
灸涌泉

小贴士

咽炎患者要进行饮食调养，以清淡易消化食物为宜，多吃清凉去火、鲜嫩多汁的食品，忌烟酒和姜、椒、芥、蒜等一切辛辣之物。保持室内合适的温度和湿度，是防治慢性咽炎的有效措施。养成良好的口腔卫生习惯，饭后漱口，早晚刷牙，保持口腔清洁。同时，防治口鼻疾病，消除炎症病灶，对防治咽炎也不容忽视。

急性扁桃体炎

急性扁桃体炎是腭扁桃体的一种非特异性急性炎症，常伴有一定程度的咽黏膜及咽淋巴组织的急性炎症，常发生于儿童及青少年。此病起病急，主要症状有恶寒、高热（体温可达 39~40℃，尤其是幼儿可因高热而抽搐、呕吐或昏睡）、食欲缺乏、便秘及全身酸困等。中医认为其主要病因为肺胃热盛或阴虚火旺，在相关穴位施灸可散风清热、消肿止痛，从而达到治疗的目的。

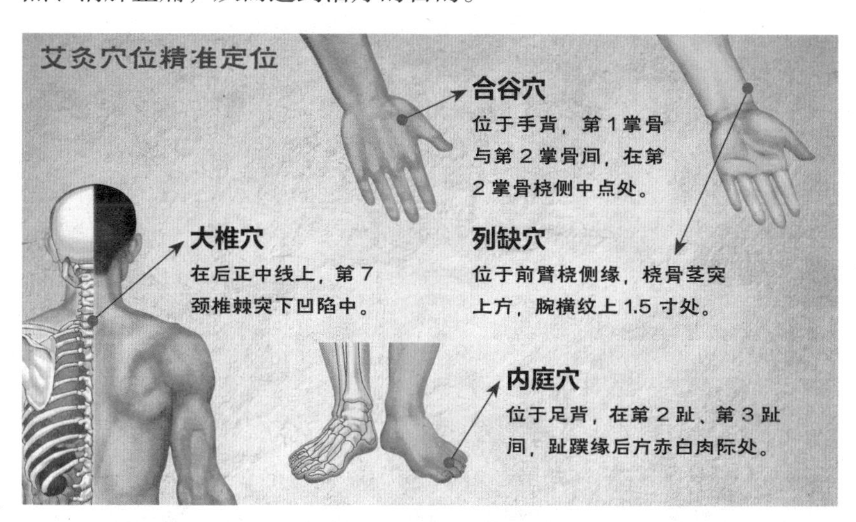

手把手教你艾灸

取合谷、列缺、内庭、大椎等穴位，按照先灸上部穴位再灸下部穴位的顺序施灸。施灸者点燃艾条，火头的一端对准穴位，距离皮肤 3 厘米左右。然后手持艾条左右移动或旋转移动，移动范围在 3 厘米左右。施灸 15~20 分钟，以出现红晕为度。每日灸 1 次，5 次为 1 个疗程，每个疗程间隔 3 天。施灸过程中，施灸者注意力要集中，避免艾灰掉落灼伤皮肤。

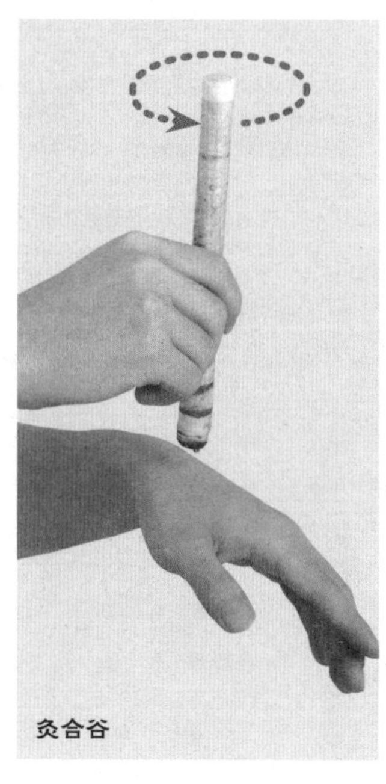
灸合谷

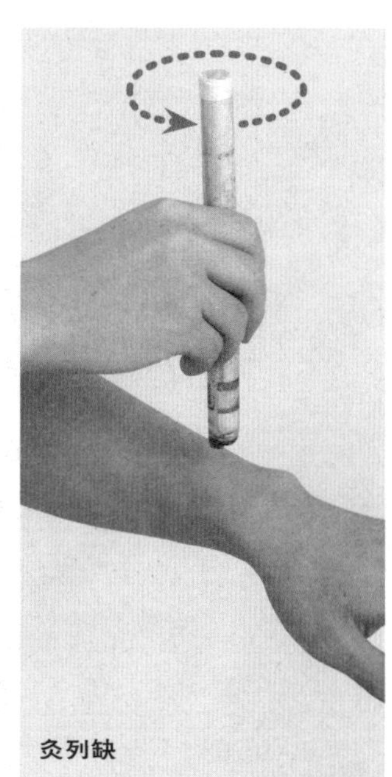
灸列缺

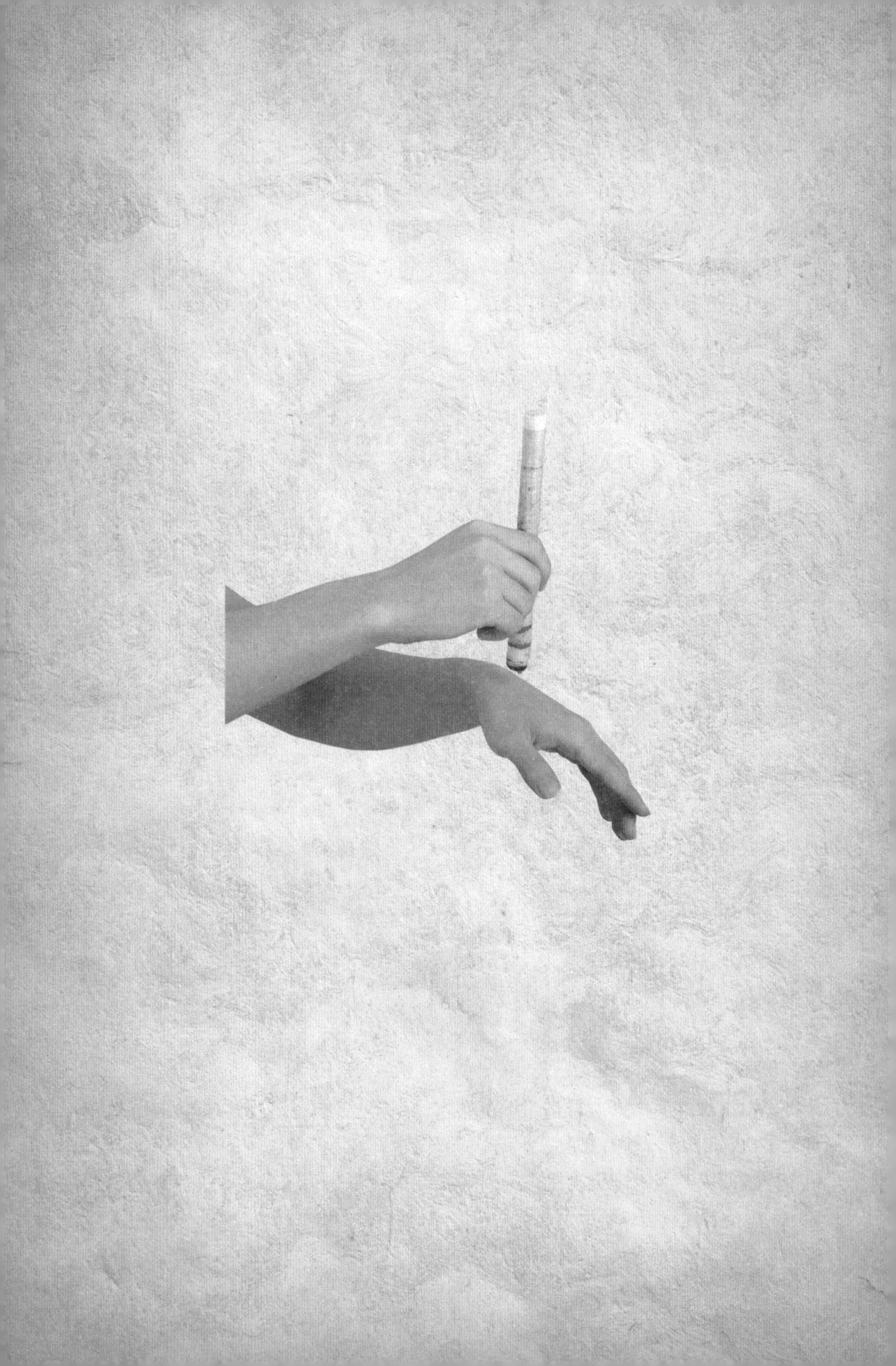

艾灸调理外科常见病

一些常见的外科病，医治起来比较困难，不仅要花费不少时间，治疗费用也不便宜。如果学会艾灸，就简单多了。在家轻松操作，便可一定程度调理这些外科疾病。

慢性阑尾炎

慢性阑尾炎是指阑尾急性炎症消退后遗留的阑尾慢性炎性病变，如管壁纤维结缔组织增生、管腔狭窄或闭塞、阑尾扭曲、与周围组织粘连等。主要症状为腹部压痛、消化不良、形体消瘦等。中医认为艾灸有消炎的作用，在相关穴位施灸能够减轻炎症，从而达到辅助治疗慢性阑尾炎的目的。

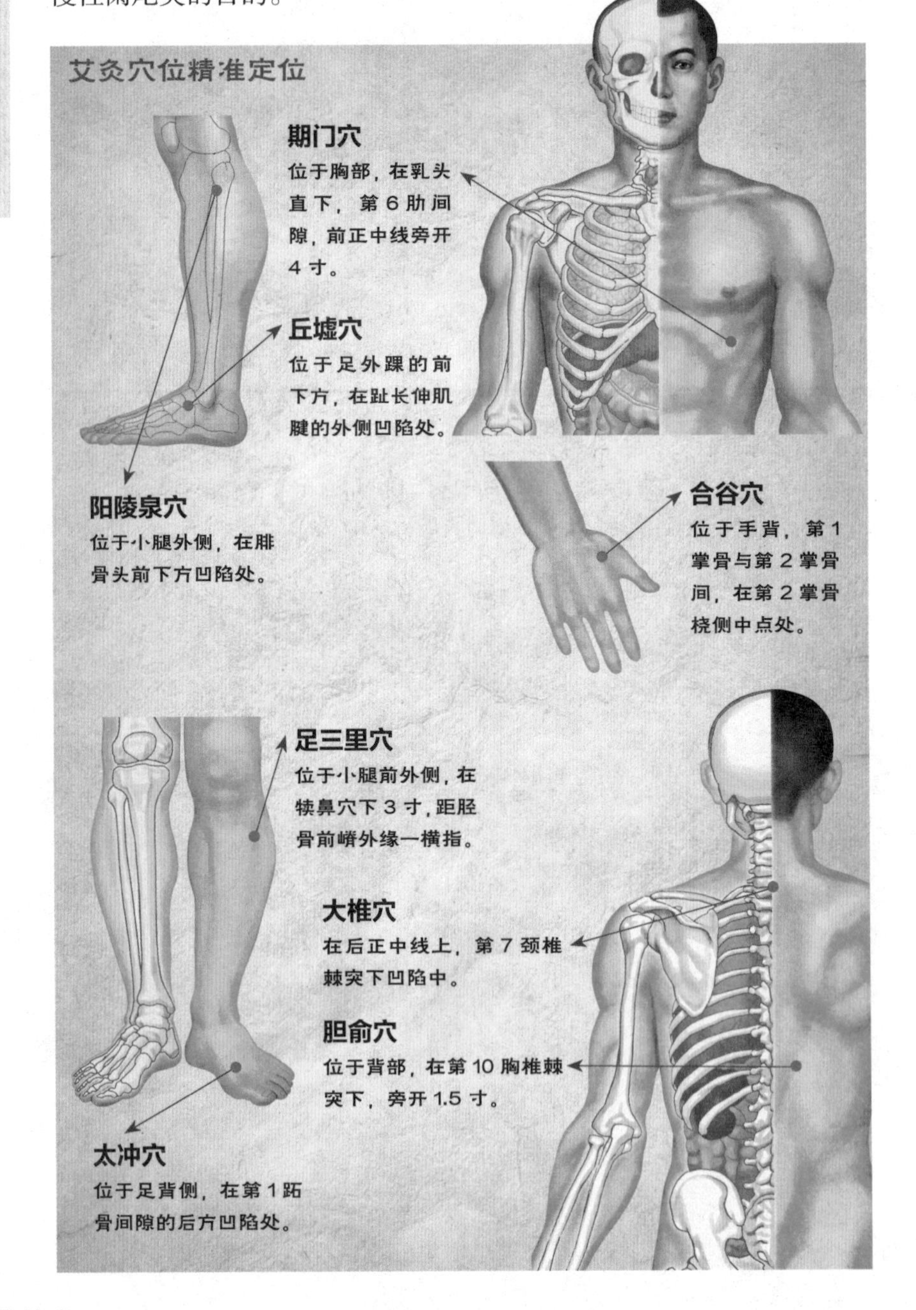

手把手教你艾灸

取阳陵泉、期门、胆俞、太冲等穴位，如果患者有发热症状加灸大椎、合谷，如果患者有绞痛症状加灸丘墟、足三里。按照先灸腰背部穴位再灸胸腹部穴位、先灸上部穴位再灸下部穴位的顺序施灸。让患者取合适的体位，施灸者点燃艾条的一端，火头对准穴位施灸，距离皮肤约 3 厘米高度。以患者有温热感而无灼痛感为宜，每穴灸 15~20 分钟，灸至穴位周围皮肤潮红为度。这样的治疗每日 1 次，10 次为 1 个疗程，每个疗程间隔 1~2 天。

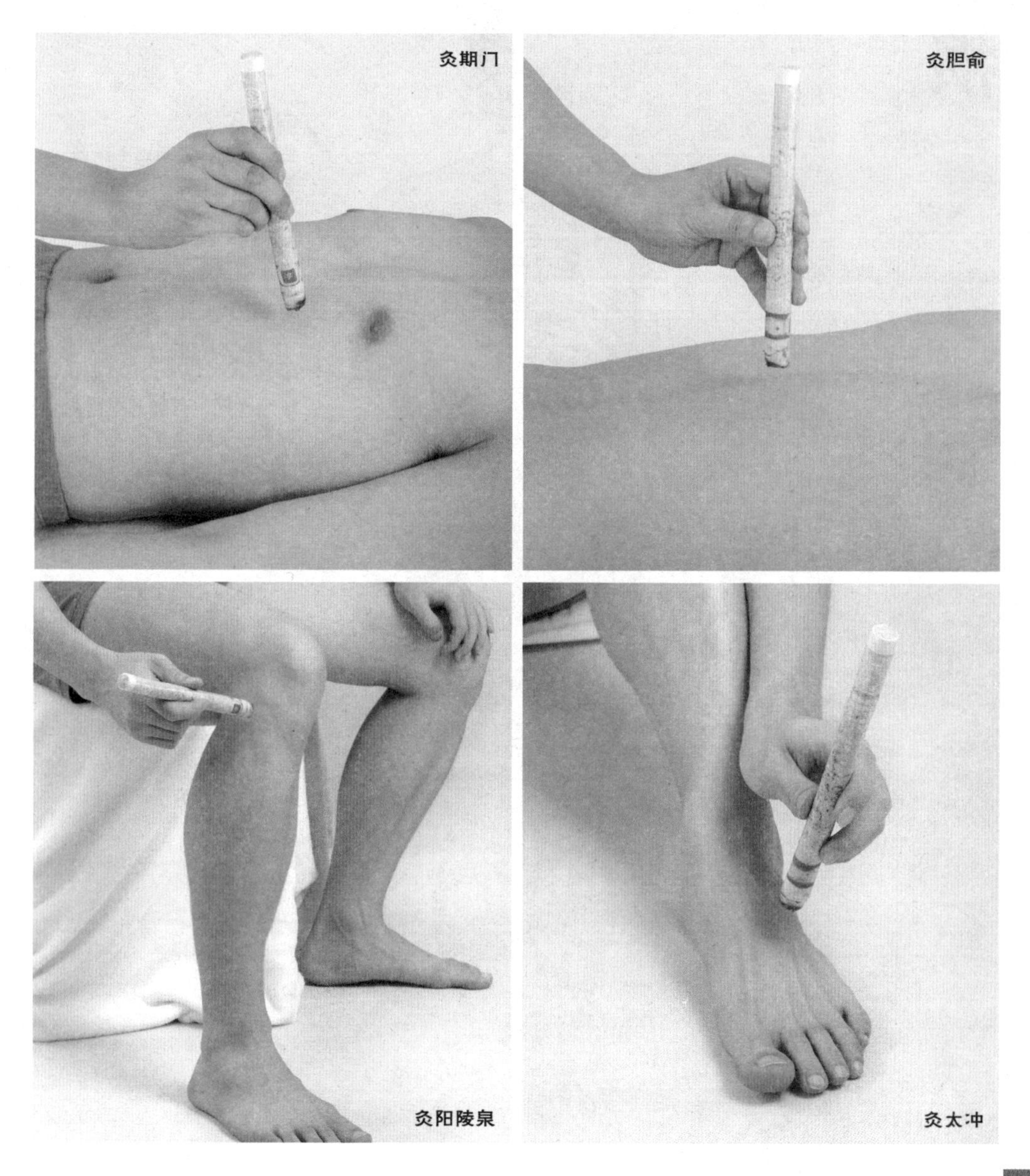
灸期门
灸胆俞
灸阳陵泉
灸太冲

慢性腰肌劳损

慢性腰肌劳损是指腰骶部肌肉、筋膜等软组织的慢性损伤，是慢性腰腿痛中常见的疾病之一，常与职业和工作环境有一定关系。主要表现为反复发作的腰背部疼痛，时轻时重，劳累、阴雨天气、受风寒后症状会加重。中医认为在相关穴位艾灸可舒筋通络、补益肝肾、增强机体免疫力，从而达到治疗的目的。

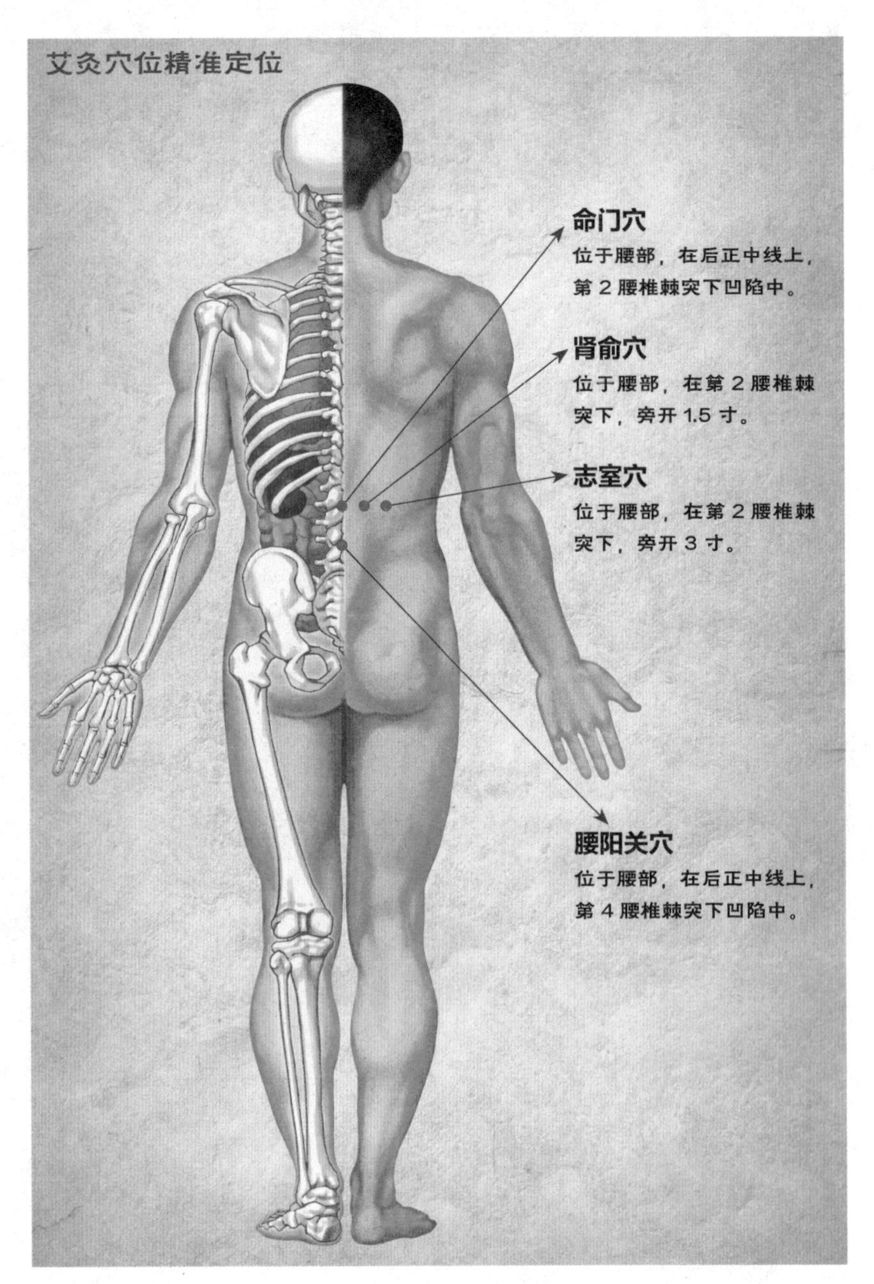

手把手教你艾灸

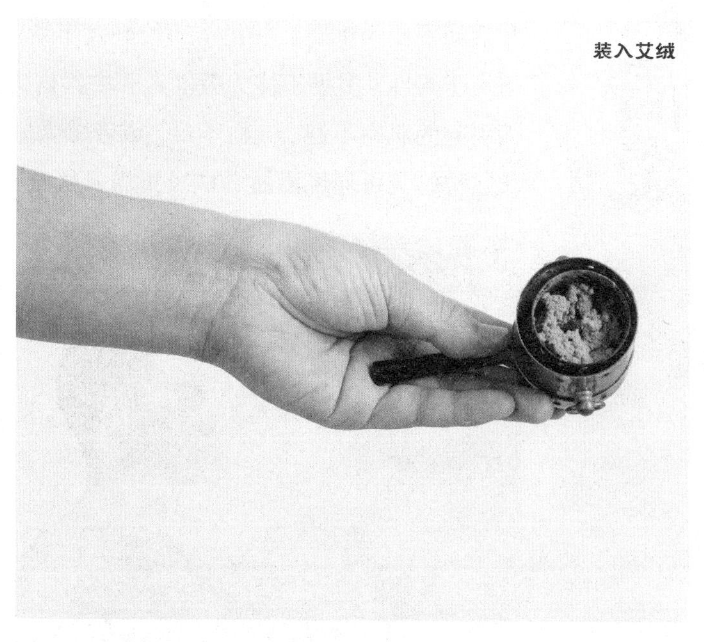
装入艾绒

1 取命门、腰阳关、志室、肾俞等穴位。取出温灸筒中的内筒，装入大半筒纯艾绒，用手指轻按艾绒表面，不要用力按实，否则影响艾绒的燃烧。然后，将内筒放入外筒中，点燃艾绒，盖上顶盖。

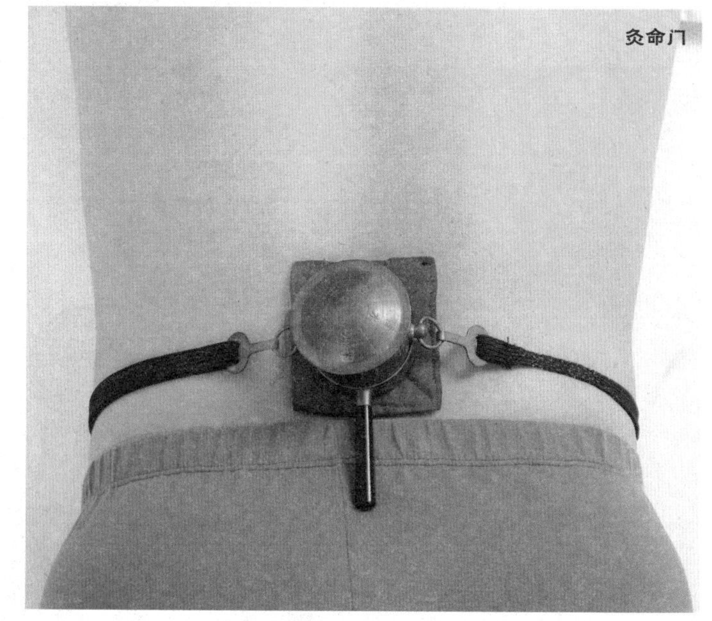
灸命门

2 在穴位皮肤上覆盖几层布料，把温灸筒放置其上开始施灸。灸20~30分钟，以局部皮肤发热发红、患者感觉舒适为宜。此种方法操作简单，热力均衡，尤其适用于慢性病。

小贴士

患者要纠正自己的不良姿势，在劳动中要经常变换姿势。加强腰部的锻炼，以增强腰部的力量。预防汗出当风，以免感受风寒邪气。不要过度劳累，以免加重病情。注意局部保暖，节制房事。同时可采用牵引及其他治疗，如湿热敷、熏洗等。

肩周炎

肩周炎是指肩周肌肉、肌腱等软组织的慢性炎症，以肩关节疼痛和活动不便为主要症状。本病的好发年龄在 50 岁左右，女性发病率略高于男性，多见于体力劳动者。中医认为，肌肉长期处于疲劳状态而引起的肌肉不健、气血不足，或者感受风寒都会导致肩周炎。在相关穴位施灸可通经活血、祛风止痛，从而缓解肩周炎带来的疼痛。

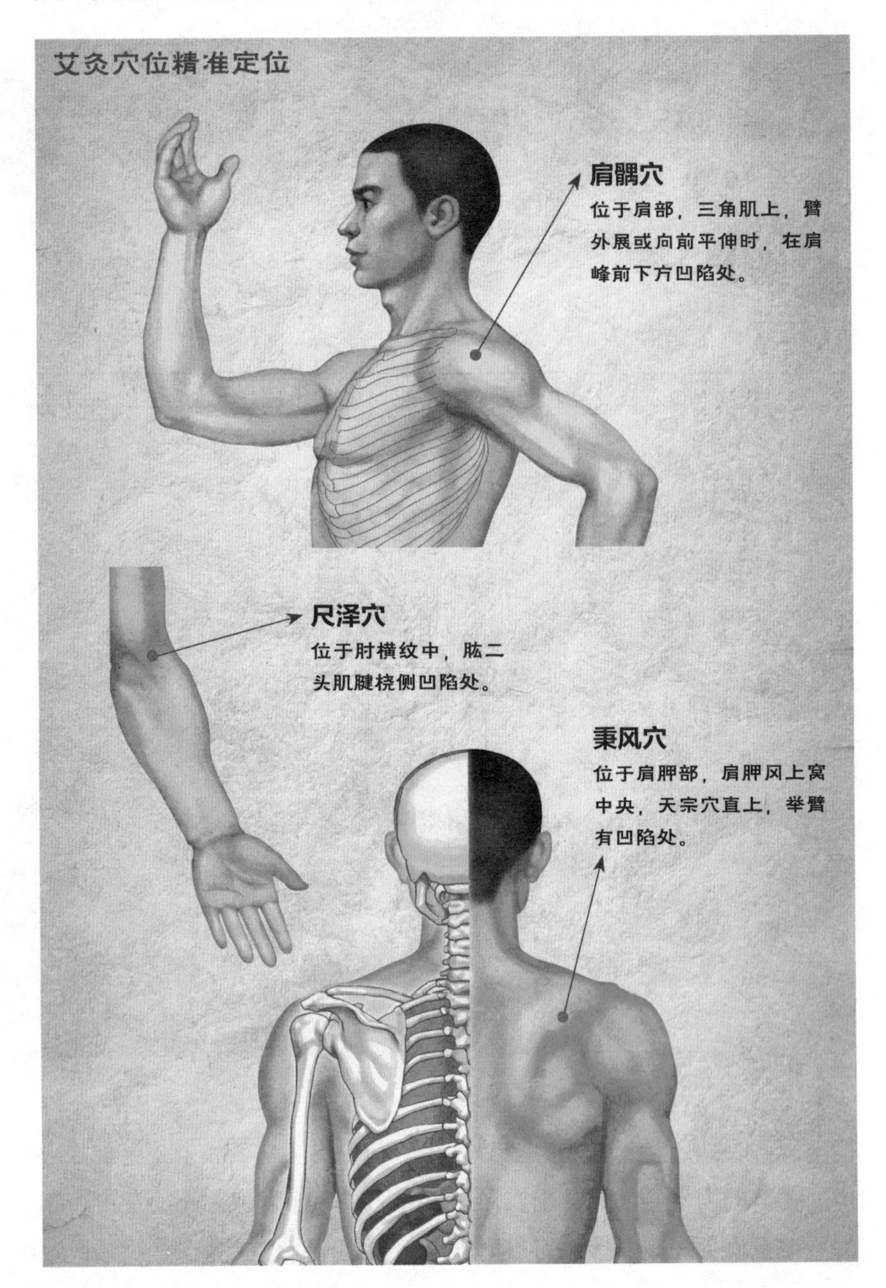

手把手教你艾灸

1 取阿是穴、肩髃、秉风、尺泽等穴位，让患者取合适体位。取出温灸筒中的内筒，装入大半筒纯艾绒，用手指轻按艾绒表面，不要用力按实，否则影响艾绒的燃烧。然后，将内筒放入外筒中，点燃艾绒，盖上顶盖。

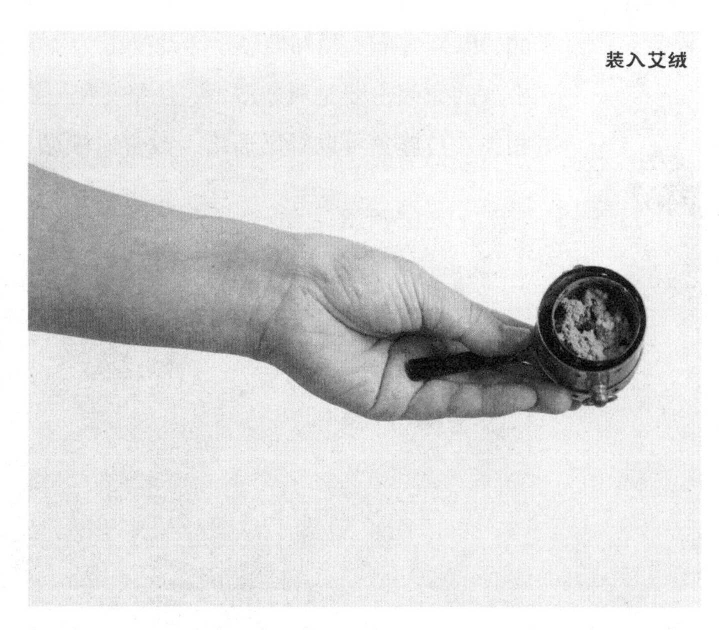
装入艾绒

2 在穴位皮肤上覆盖几层布料，把温灸筒放置其上开始施灸。灸10~20分钟，以局部皮肤发热发红、患者感觉舒适为宜。此种方法操作简单，热力均衡，对肩周炎有较好的疗效。

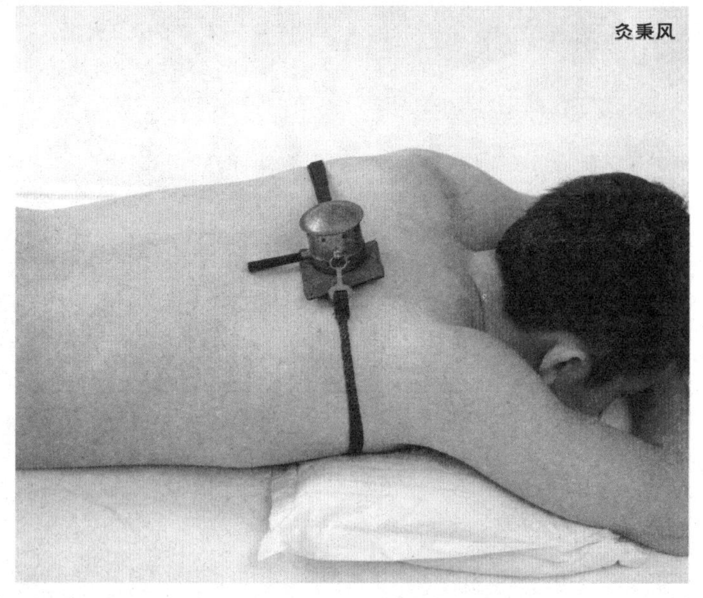
灸秉风

小贴士

加强体育锻炼是预防和治疗肩周炎最有效的方法。坚持做康复治疗，坚持锻炼，可恢复肩关节的功能。饮食上要补充营养，恢复体力，提高机体的抗病能力。中老年人还应重视保暖防寒，避免肩部受凉。生活中要掌握正确的坐姿和手臂姿势，避免长时间保持同一姿势，要不断更换姿势，缓解疲劳。

颈椎病

颈椎病主要是由颈椎长期劳损、骨质增生或颈椎间盘变形引起的，以颈肩痛、颈部僵硬、活动受限为主要症状。中医认为，形成颈椎病的原因主要是风寒湿痹、经络受阻、肝肾亏虚、经络瘀滞等。在相关穴位施灸可以舒筋通络，改善血液循环，达到治疗的目的。

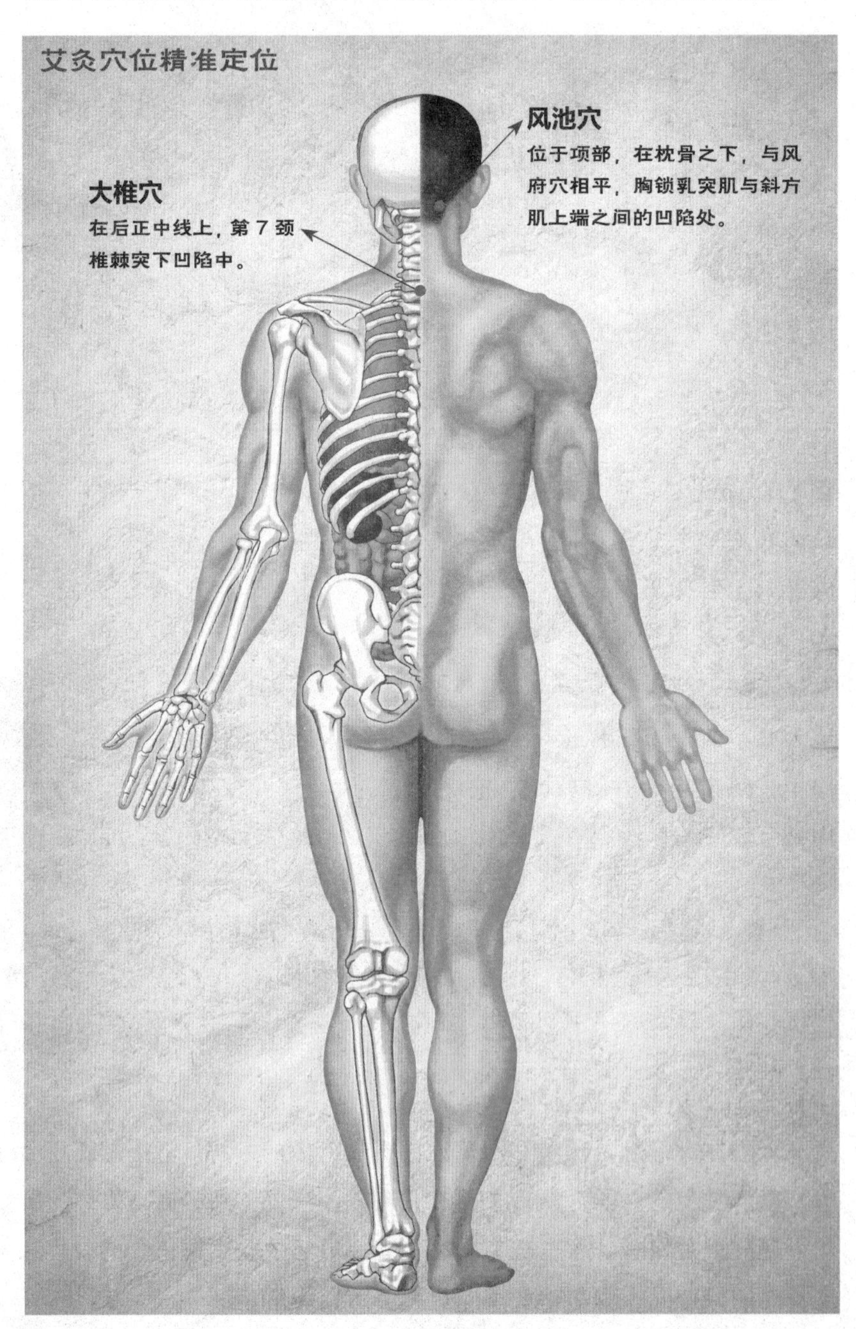

手把手教你艾灸

1 取风池、大椎穴，先灸风池穴，再灸大椎穴。把新鲜的生姜切成厚约 0.3 厘米的薄片，用针扎数个小孔。然后把姜片放置在需要施灸的穴位上。

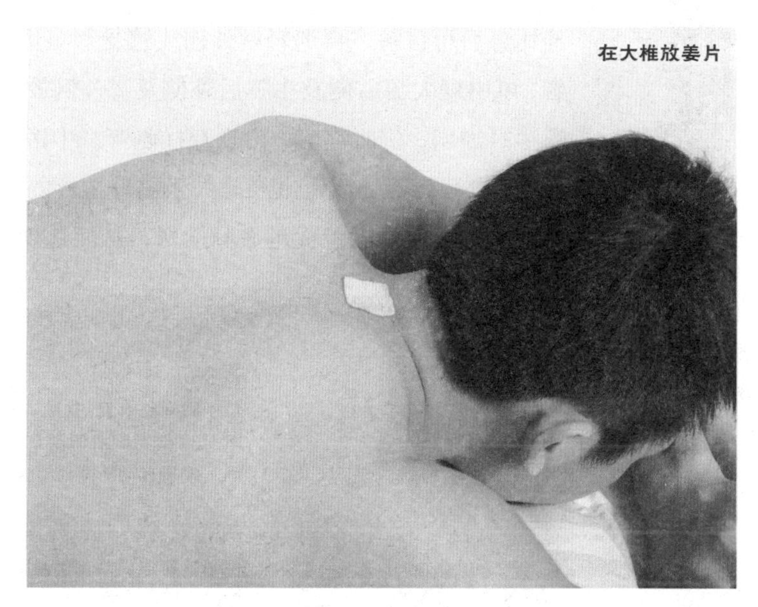
在大椎放姜片

2 把中艾炷放置在姜片中央，点燃艾炷施灸。当患者感觉灼痛时，可将姜片抬起，使其离开皮肤片刻再放下，反复操作。每穴灸 5~7 壮，以局部皮肤潮红为度。每日灸 1~2 次。

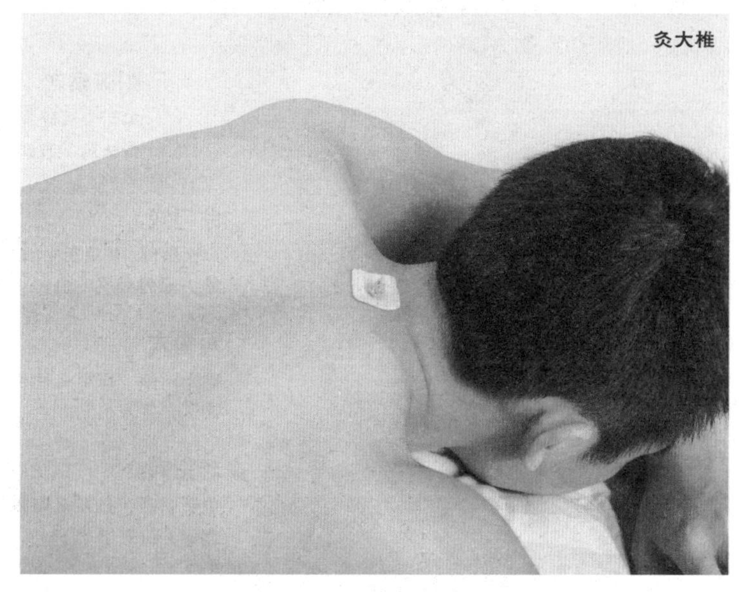
灸大椎

小贴士

颈椎病患者要纠正生活中的不良姿势，长时间伏案工作后要起身活动一下脖颈，以缓解疲劳。天气寒冷时要注意颈腰部保暖，减少缩颈、耸肩、弯腰等不良姿势，冬季应注意防止颈肩受寒，尤其睡眠时颈肩部要保暖，以避免因寒冷刺激而发生落枕，诱发颈椎病和肩周炎。适当的锻炼对预防和治疗颈椎病有很好的效果。

腰腿痛

腰腿痛是以腰部和腿部疼痛为主要病症的伤科病症。腰痛轻者，经休息后可缓解，再遇轻度外伤或感受寒湿仍可复发或加重；腰痛重者，可出现大腿后侧及小腿后外侧及脚外侧放射性疼痛，转动、咳嗽、喷嚏时加剧，腰肌痉挛，出现脊柱侧弯。中医认为，本病是由经络阻滞、气血运行不畅或肾虚经脉失于濡养造成的。在相应穴位施灸能疏经通络、养肾补虚、促进血脉运行，从而达到治疗的目的。

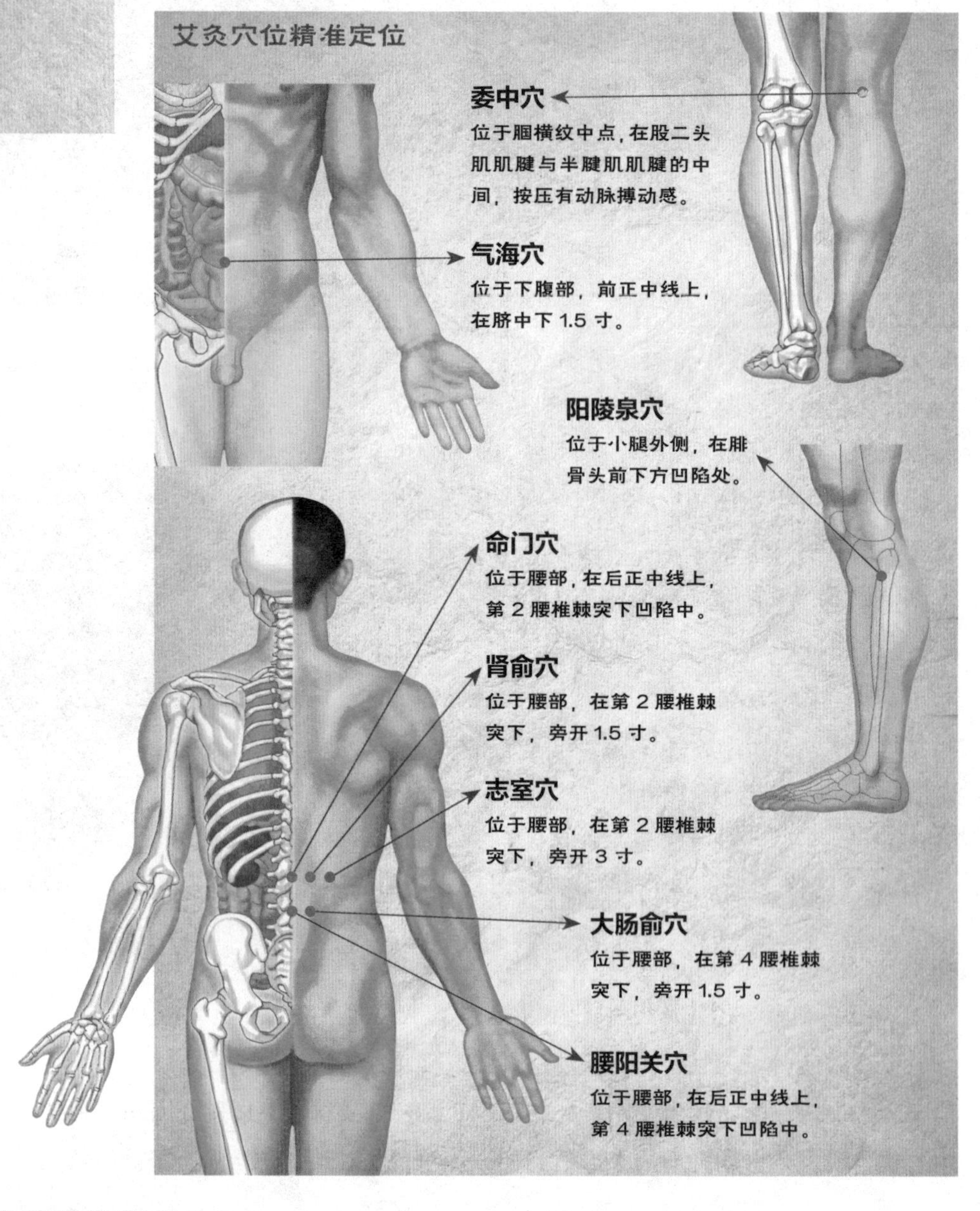

手把手教你艾灸

1 取肾俞、命门、志室、腰阳关、气海俞、大肠俞、委中、阳陵泉等穴位，按照先腰背部后胸腹部、先上部后下部的顺序施灸。让患者取合适体位，在要施灸的穴位上涂上一层凡士林，以黏附艾炷，防止其从皮肤上脱落。

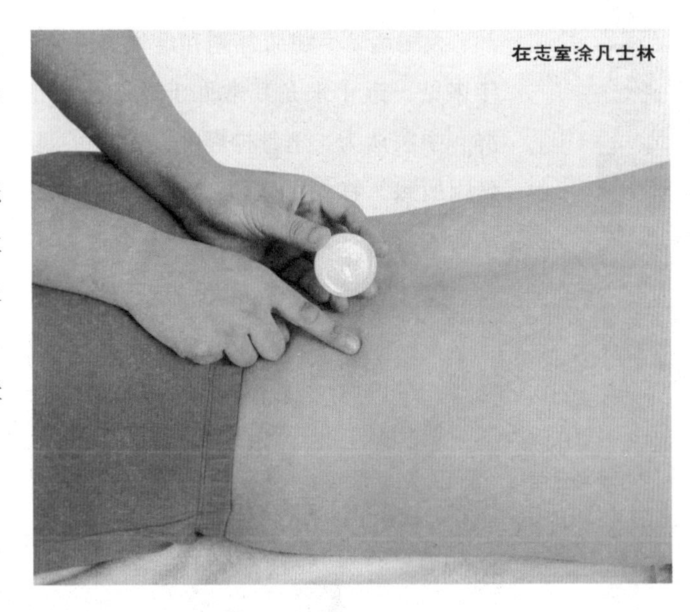
在志室涂凡士林

2 把小艾炷置于皮肤上，点燃。当燃近皮肤或患者感觉灼痛时，用镊子移去艾炷，更换第 2 壮。更换艾炷时动作要轻，以免夹碎艾炷，艾火落在皮肤上，灼伤皮肤。每个穴位施 3~5 壮，以皮肤温热潮红为度。这样的治疗每日 1 次，7 次为 1 个疗程。

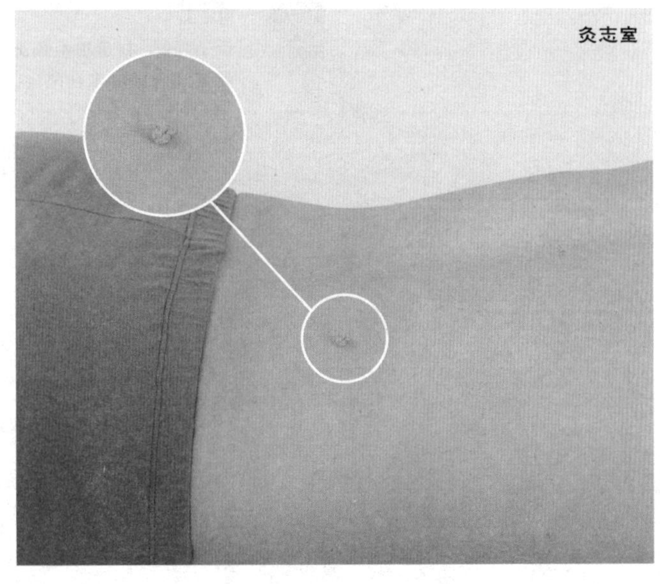
灸志室

小贴士

腰腿痛一定要查明是由何种原因引起的，如腰肌劳损、腰椎间盘突出、内脏疾病、炎症、肿瘤等，对症治疗，不要延误病情。适当进行锻炼，可有效缓解病情，但要找准适合自己的方法，否则会雪上加霜。患者应保持心情愉快，增强治疗疾病的信心。

坐骨神经痛

坐骨神经痛是一种坐骨神经病变，指坐骨神经分布范围即腰、臀部、大腿后、小腿后外侧和足外侧发生的疼痛症状群。本病男性青壮年多见，近年来尤其常见于在办公室工作和使用电脑时间过长的人群。中医认为，坐骨神经痛是由风寒湿邪凝滞、气血运行不畅、经络瘀阻所致。在相关穴位施灸可疏经通络，促进气血运行，驱除寒邪，从而改善症状。

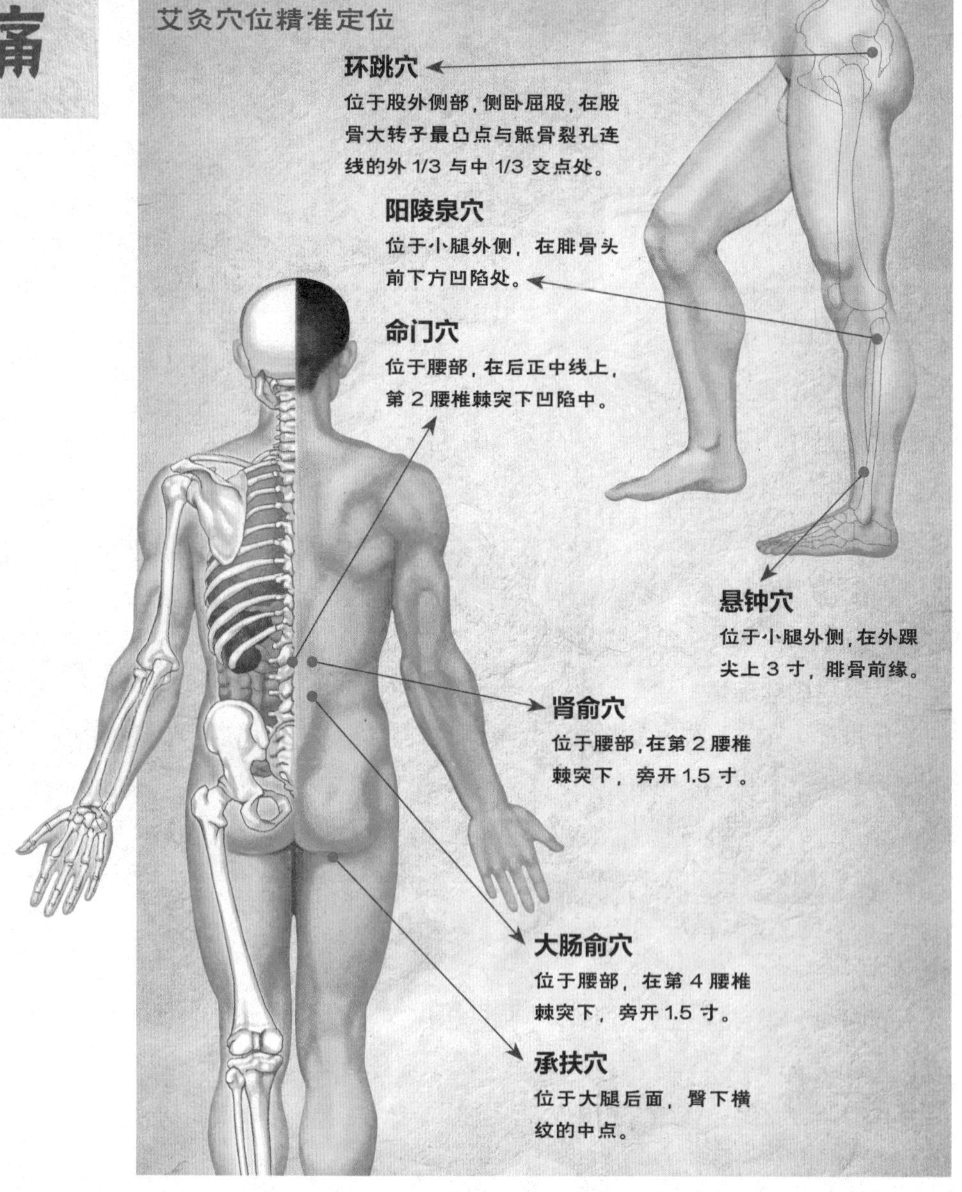

手把手教你艾灸

取肾俞、命门、大肠俞、环跳、承扶、阳陵泉、悬钟等穴位，按照先灸上部穴位再灸下部穴位的顺序施灸。让患者取合适体位，施灸者立于患者身体一侧，点燃艾条的一端，火头对准要施灸的穴位皮肤，距离皮肤约 3 厘米施灸，以患者感觉穴位处皮肤有温热感而无疼痛感为宜。每穴灸 15~20 分钟，灸至局部皮肤潮红为度。每日灸 1~2 次。注意，若患者知觉减退，施灸者应把食指和中指放在穴位周围感受温度以免灼伤皮肤。

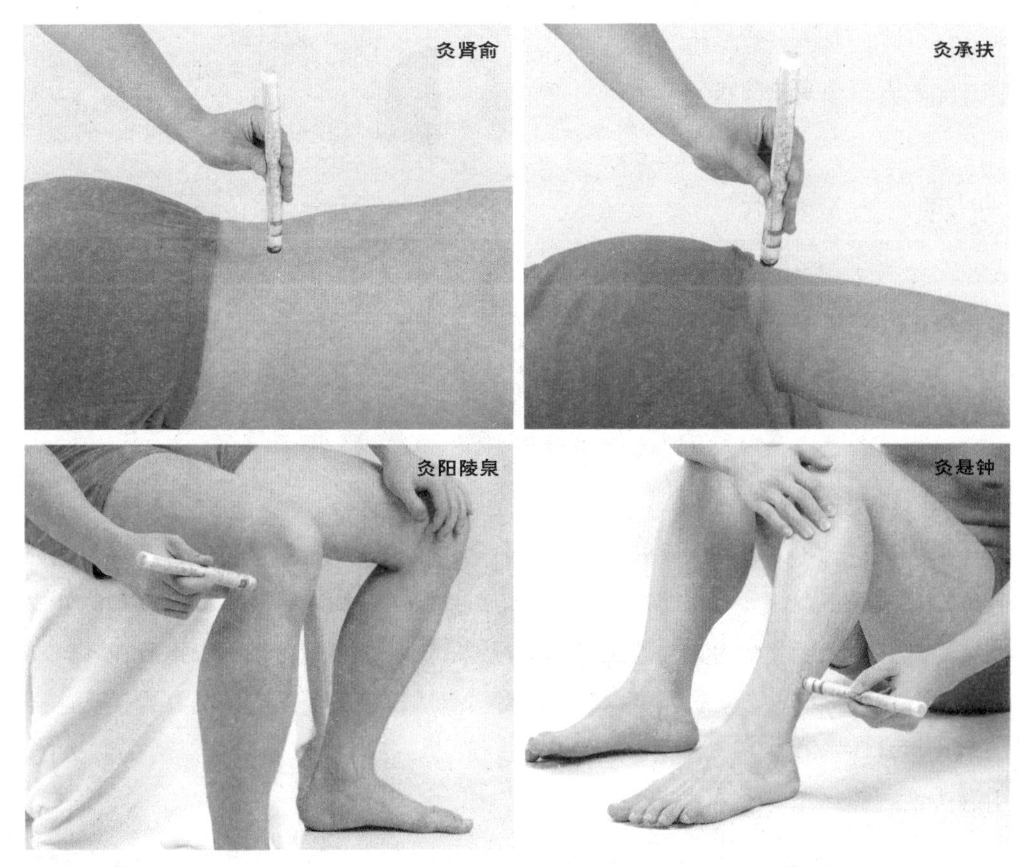

小贴士

患者应注意饮食起居调养。饮食上要注意营养，以利于机体康复。适度锻炼身体，运动后要注意保护腰部和患肢。戒烟限酒，增强体质，避免或减少感染发病机会。防止风寒湿邪侵袭。风寒湿邪能够使气血受阻，经络不通，既是引起坐骨神经痛的重要因素，又是导致坐骨神经痛病情加重的主要原因。要要养成良好的坐姿、站姿和睡姿，坚持科学合理的保健方法。

落枕

落枕是以颈部疼痛、颈项僵硬、转侧不便为主要表现的颈部软组织急性扭伤或炎症。其常见发病经过是入睡前并无任何症状，晨起后却感到项背部明显酸痛，颈部活动受限。这说明病起于睡眠之后，与睡枕及睡眠姿势有密切关系。中医认为其病因是睡姿不当、枕头不适或颈部受凉引起的经络不通、血液循环不畅、寒邪凝滞。在相关穴位施灸能够疏经通络，驱除寒邪，从而治疗落枕。

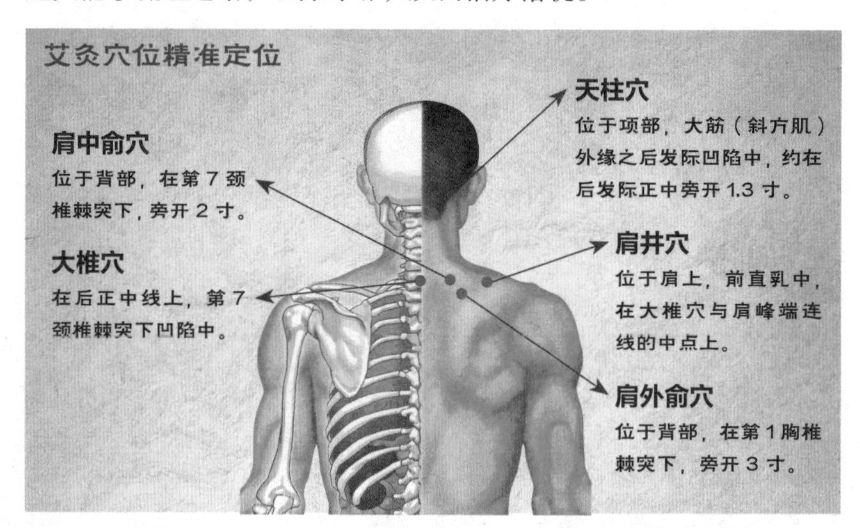

手把手教你艾灸

取大椎、天柱、肩井、肩外俞、肩中俞等穴位，让患者取坐位或俯卧位，施灸者点燃艾条的一端，火头对准穴位皮肤，距离皮肤约3厘米施灸。以患者穴位处皮肤有温热感而无疼痛感为宜。若患者知觉减退，施灸者可把食指和中指放在穴位周围感受温度，防止灼伤皮肤。每穴灸15~20分钟，以患者灸处皮肤潮红为度。这样的治疗每日1~2次。灸天柱时，可在穴位处放置一姜片，以免艾灰掉落在头发上，引燃头发。

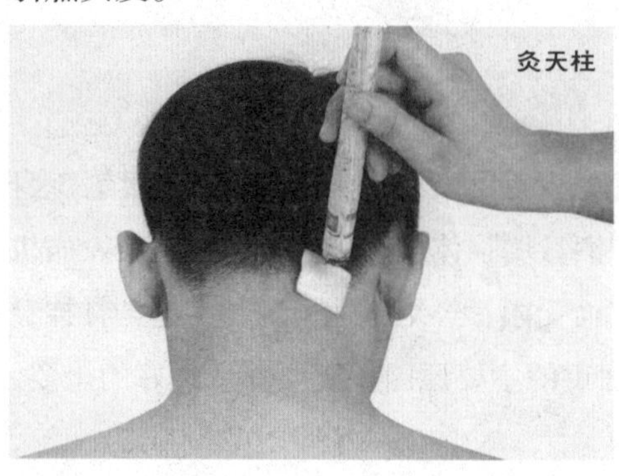
灸天柱

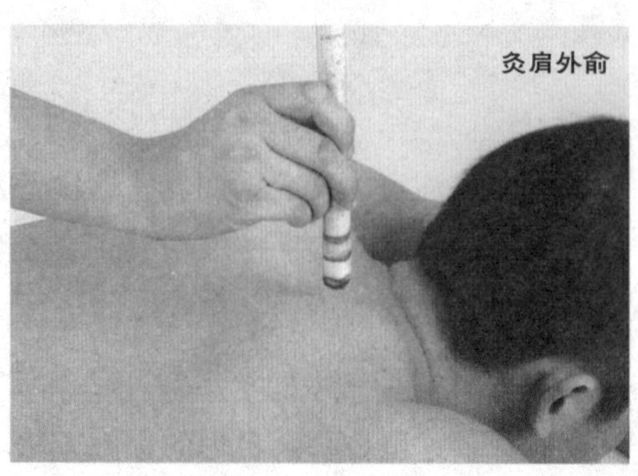
灸肩外俞

痔疮

痔疮包括内痔、外痔、混合痔，是肛门直肠底部及肛门黏膜的静脉丛发生曲张而形成一个或多个柔软的静脉团的一种慢性疾病。其常见症状为患处作痛、便血等，发病原因颇多，主要是由生活不规律，久坐、久站、劳累、便秘、妊娠等原因造成的。在相关穴位施灸可补中益气、升阳举陷、清除湿热、改善便秘，从而达到改善症状的目的。

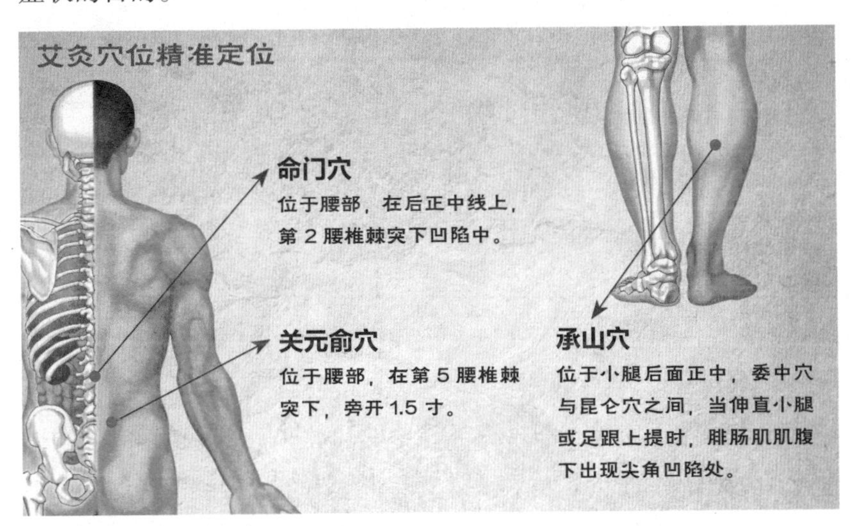

手把手教你艾灸

取承山、关元俞、命门等穴位，按照先灸上部穴位再灸下部穴位的顺序施灸。让患者取合适体位，施灸者点燃艾条的一端，火头对准要灸的穴位，距离皮肤约 3 厘米施灸，以穴位处皮肤有温热感而无灼痛感为宜。每穴灸 10 分钟，以灸处皮肤潮红为度，每日灸 1 次，10 次为 1 个疗程，每个疗程间隔 1 天。施灸时要小心操作，注意力要集中，避免烫伤患者皮肤或引燃衣物。

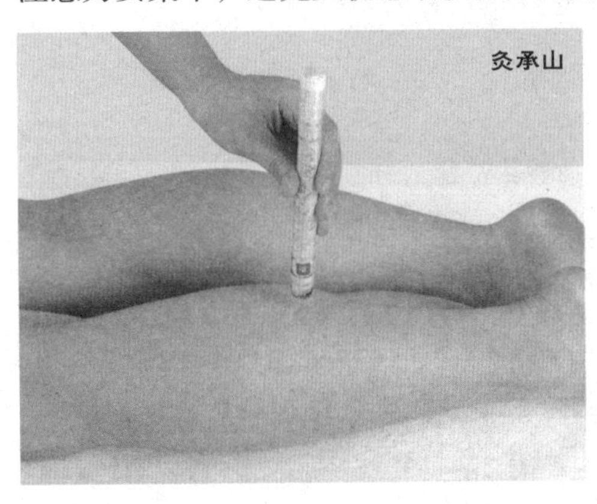

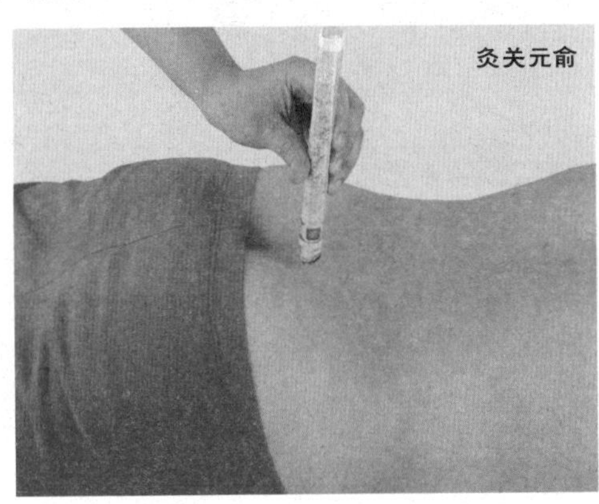

腰椎间盘突出

腰椎间盘突出是由于过度劳累或外伤等原因致使腰椎间盘中的纤维环破裂，继而出现腰部疼痛、麻木的一种病症。本病好发于青壮年，是骨伤科的多发病。中医认为，本症多出外受损伤，内有亏虚或感受风寒湿邪所致。在相关穴位施灸可温经通络、祛除湿邪、散风止痛，从而达到治疗的目的。

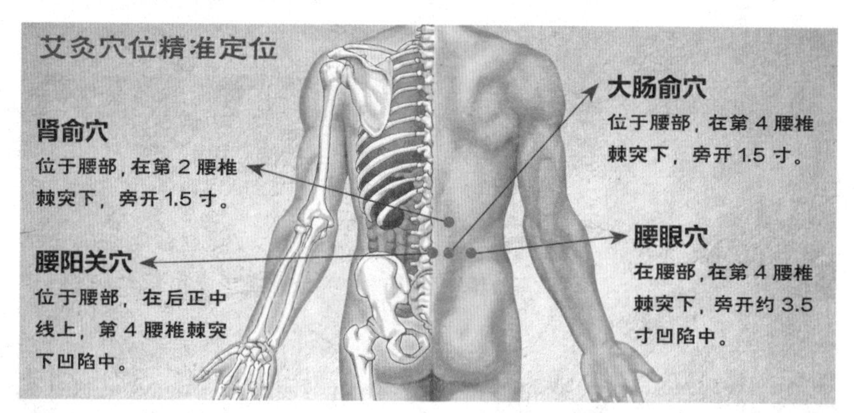

手把手教你艾灸

1 取肾俞、大肠俞、腰阳关、腰眼、阿是等穴位施灸。先把新鲜的生姜切成厚约 0.3 厘米的薄片，用针在姜片上扎数个小孔。然后把姜片放置在要灸的穴位上。

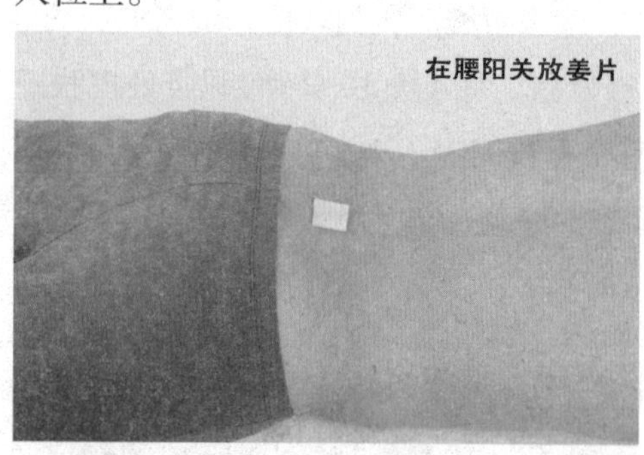
在腰阳关放姜片

2 把中艾炷放置在姜片的中心，点燃艾炷施灸。当患者感觉疼痛时可把姜片抬起旋即放下，反复操作，缓解患者的疼痛感。当艾炷燃尽再施第 2 壮，每穴灸 5~7 壮，以穴位皮肤潮红为度。每日灸 1~2 次。

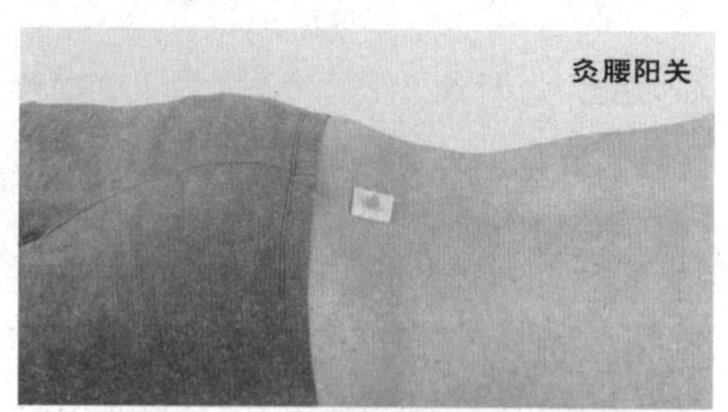
灸腰阳关

小贴士

腰椎间盘突出的急性期要睡硬板床，并卧床 3 周。康复锻炼是治疗腰椎间盘突出的关键。腰椎间盘突出患者要注意饮食营养，多吃蛋白质、维生素含量高的食物，防止肥胖，戒烟控酒。工作中要注意劳逸结合，不宜久坐久站，避免重体力劳动。在寒冷、潮湿季节应注意保暖。

急性腰扭伤

急性腰扭伤俗称闪腰，为腰部软组织包括肌肉、韧带、筋膜、关节突关节的急性扭伤。急性腰扭伤多见于青壮年，主要是由肢体超限度负重、姿势不正确、动作不协调、突然失足、猛烈提物、活动时没有准备、活动范围过大等导致的。中医认为，急性腰扭伤是气滞血瘀、湿热内蕴、经络不通所致。在相关穴位施灸能够疏经通络、活血化瘀、通利关节，从而达到改善症状的目的。

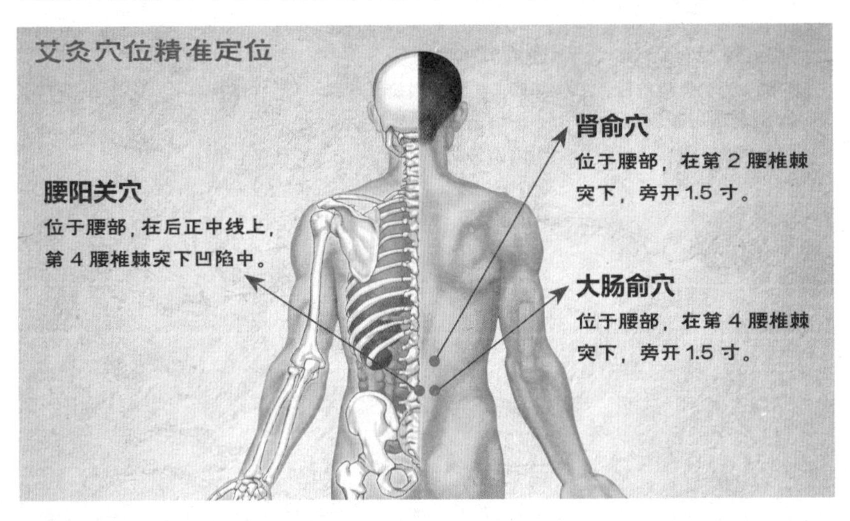

手把手教你艾灸

取肾俞、大肠俞、腰阳关、阿是穴等穴位，让患者取俯卧位，暴露出穴位皮肤。施灸者站在患者身体一侧，点燃艾条的一端，火头对准要灸的穴位，距离皮肤约 3 厘米，以患者穴位皮肤处有温热感而无疼痛感为宜。每穴灸 15~20 分钟，灸至穴位处皮肤潮红为度。每日灸 1~2 次。施灸者注意力要集中，防止灼伤患者皮肤。

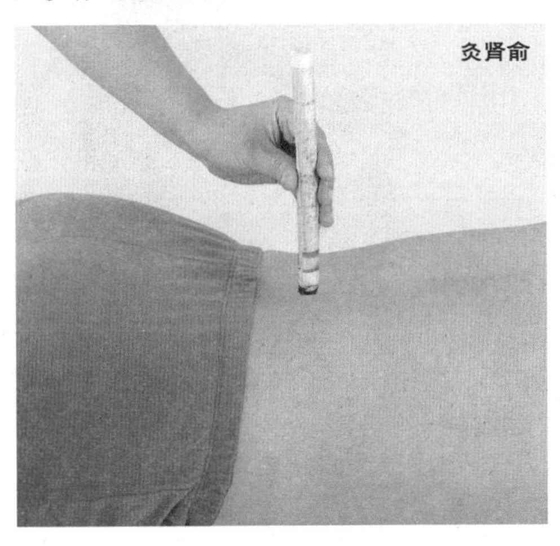

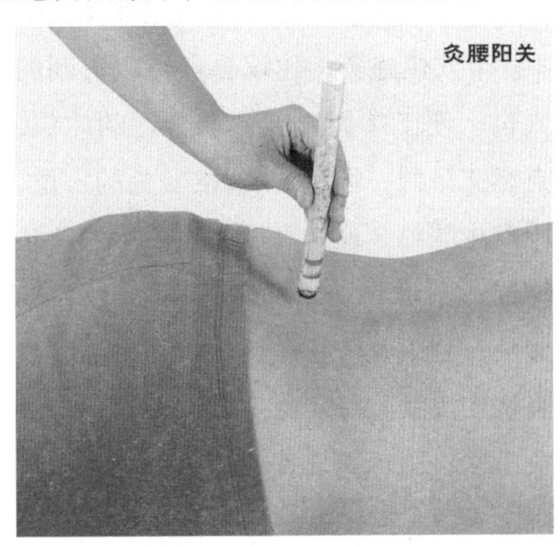

膝关节骨关节炎

膝关节骨关节炎是指由于膝关节软骨变性、骨质增生而引起的一种慢性骨关节疾患，可单侧发病，也可双侧发病。多见于体力劳动者、血压高、体形肥胖的患者。中医认为，此病是由外感风邪和肝肾亏虚所致，在相关穴位施灸可补益肝肾，驱除风邪，从而达到改善症状的目的。

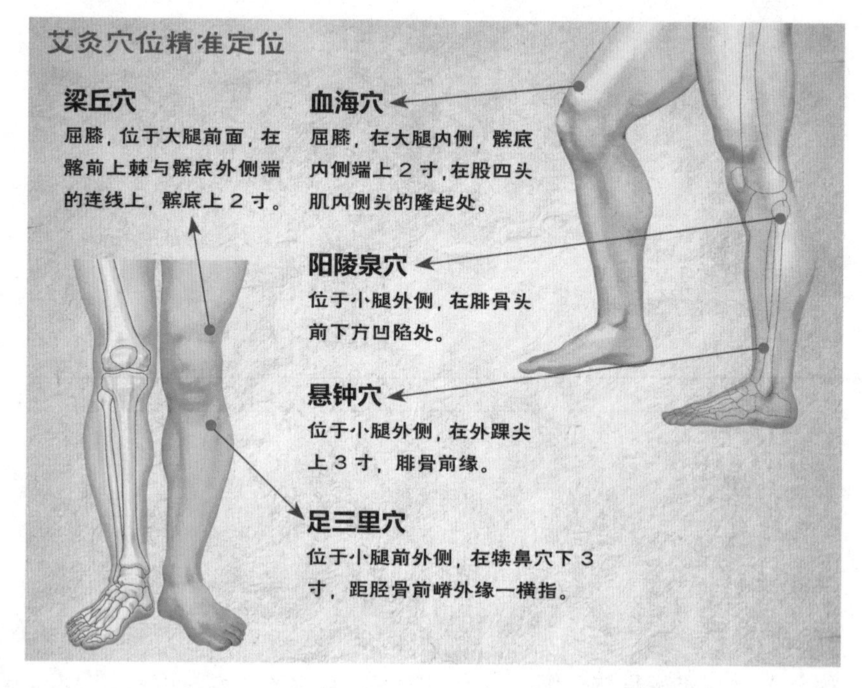

手把手教你艾灸

取足三里、悬钟、阳陵泉、血海、梁丘、阿是穴等穴位，每次选择其中的 3~6 个穴位施灸，建议自灸可以灸到的穴位，便于掌握温度。取合适的体位，点燃艾条的一端，火头对准要灸的穴位，距离皮肤约 3 厘米高度，然后手持艾条一起一落地移动，好像鸟雀啄食一样。施灸过程中要防止因热力较强、温度过高烧伤皮肤。每穴灸 10~15 分钟，每日灸 1 次，10 天为 1 个疗程，每个疗程间隔 5 天。

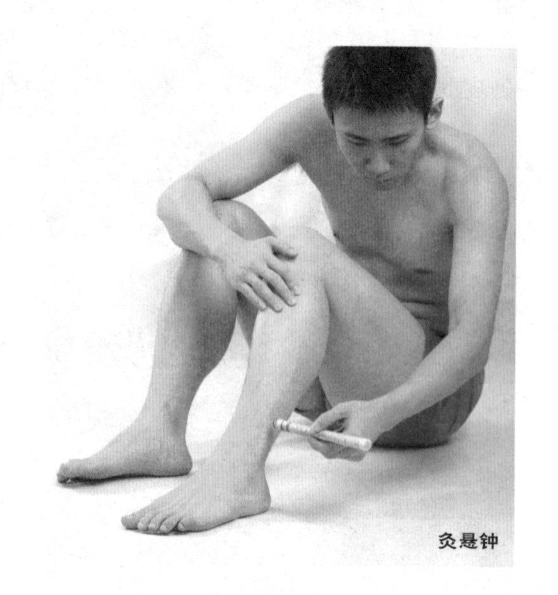
灸悬钟

网球肘

网球肘即肱骨外上髁炎，是肘外侧疼痛的一种疾病。疼痛的产生是由于负责手腕及手指背向伸展的肌肉重复用力而引起的，因网球运动员易患此病而得名。家庭主妇、砖瓦工、木工等长期反复用力做肘部活动者，也易患此病。中医认为在相关穴位施灸能够活血舒筋、祛风止痛，升发阳气，从而达到治疗的目的。

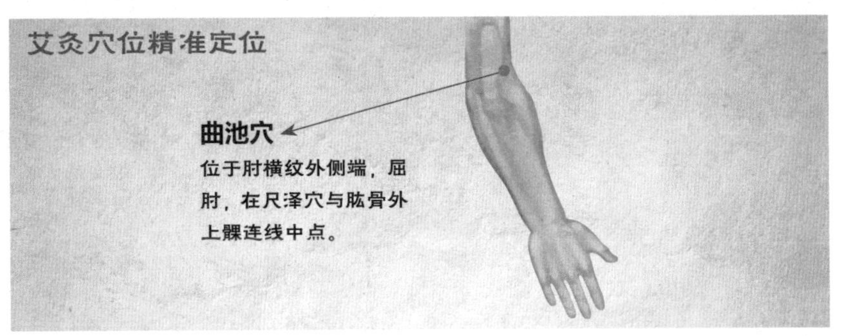

手把手教你艾灸

1 取曲池、阿是穴施灸。先将新鲜的生姜切成厚约 0.3 厘米的薄片，用针在姜片上扎数个小孔。然后，让患者把患肘放在桌面上，把姜片放置在要施灸的穴位上。

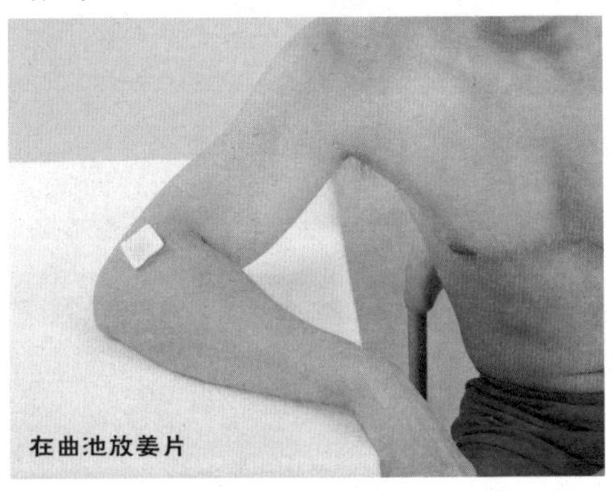
在曲池放姜片

2 把中艾炷放置在姜片的中心，点燃艾炷，施灸过程中若患者感觉灼痛，可把姜片略抬起旋即放下，反复操作以缓解疼痛。燃尽 1 壮后再更换第 2 壮，每穴灸 5~7 壮，以穴位处皮肤潮红为度，每日灸 1~2 次。

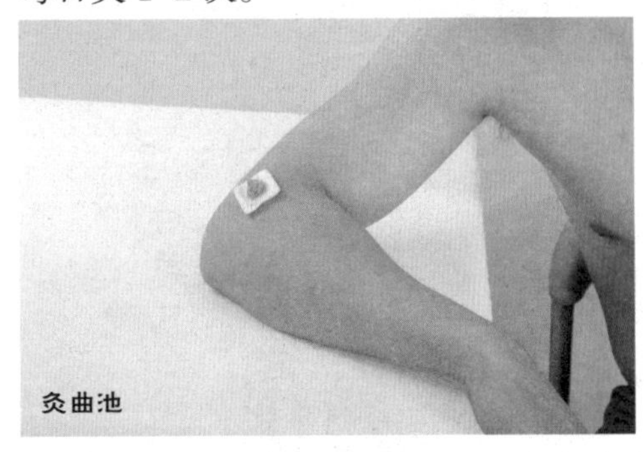
灸曲池

小贴士

网球肘患者在疼痛消失前不要运动，以免使疼痛加剧。可以用毛巾包裹冰块敷肘外侧 1 周，1 天 4 次，1 次 15~20 分钟。在疼痛消失后，按照医师的建议进行肘关节的运动，以增强其灵活性和耐力。饮食上要注意营养均衡，提高机体的抗病能力。

踝关节扭伤

踝关节扭伤是指在外力作用下，关节骤然向一侧活动而超过其正常活动度时，引起关节周围软组织如关节囊、韧带、肌腱等发生撕裂损伤。踝关节扭伤是很常见的一种损伤，日常行走、奔跑、上下楼梯或体育运动时，都有可能扭伤踝关节。在相关穴位施灸可活血化瘀、舒筋活络、消肿止痛，从而达到改善症状的目的。

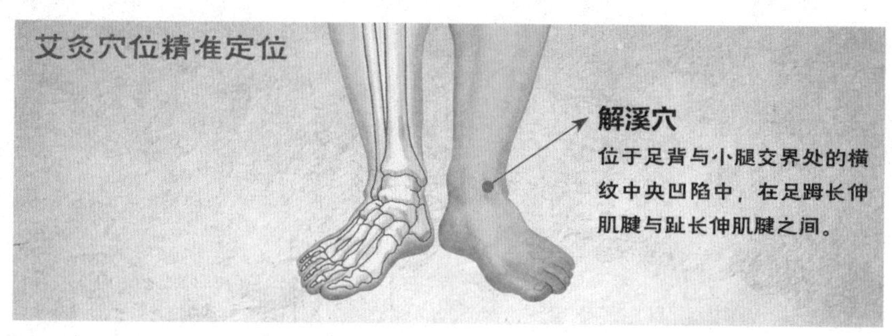

手把手教你艾灸

取解溪、阿是穴，让患者取合适的体位，施灸者点燃艾条的一端，火头对准要灸的穴位，距离皮肤约 3 厘米施灸，以使患者穴位处皮肤有温热感而无灼痛感为宜，若患者知觉迟钝，施灸者可把食指和中指放在穴位周围感受温度，防止灼伤皮肤。每穴灸 15~20 分钟，灸至局部皮肤潮红为度。每日灸 1~2 次。施灸过程中，施灸者注意力要集中，避免艾灰掉落灼伤皮肤。

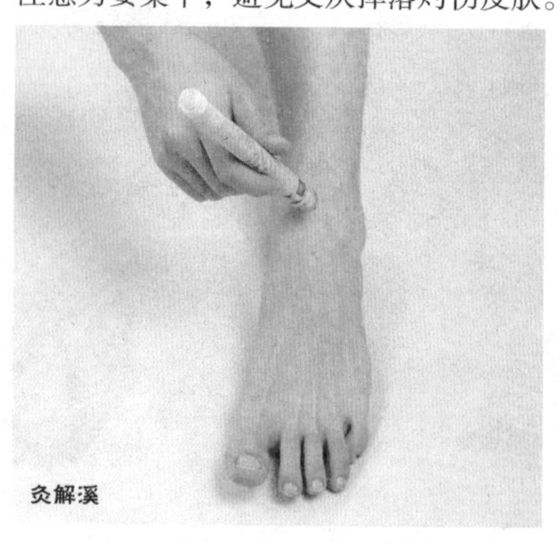
灸解溪

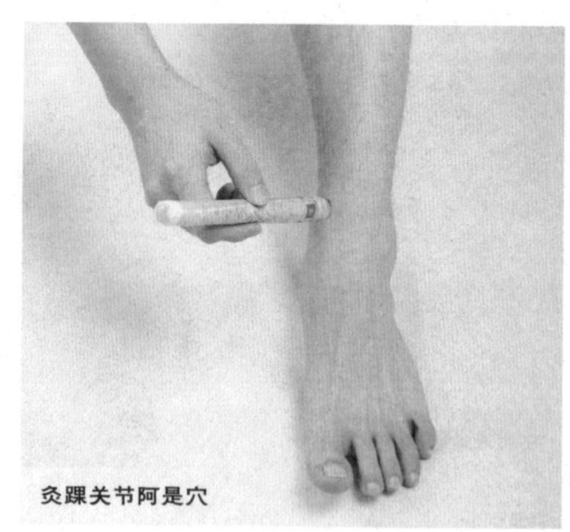
灸踝关节阿是穴

小贴士

踝关节扭伤的现场急救：扭伤后，应立即停止活动，松开鞋带或脱掉鞋子；冷敷受伤部位，或将患处浸泡在冷水中 20~30 分钟，有利于缓解疼痛；不要用手推拿患处，应到医院检查是否骨折再做处理。

脱肛

脱肛又称直肠脱垂，指肛管直肠外翻而脱出于肛门外的一种现象，轻者排便时直肠黏膜脱出，便后可自行回缩；重者直肠全层脱出，除大便时脱出外，甚至咳嗽、行走、下蹲时也脱出，须用手推回或卧床休息后方能回缩。中医认为脱肛是气虚下陷或湿热下注所致。在相关穴位施灸可补中益气，增强身体抵抗力，对脱肛有很好的辅助治疗作用。

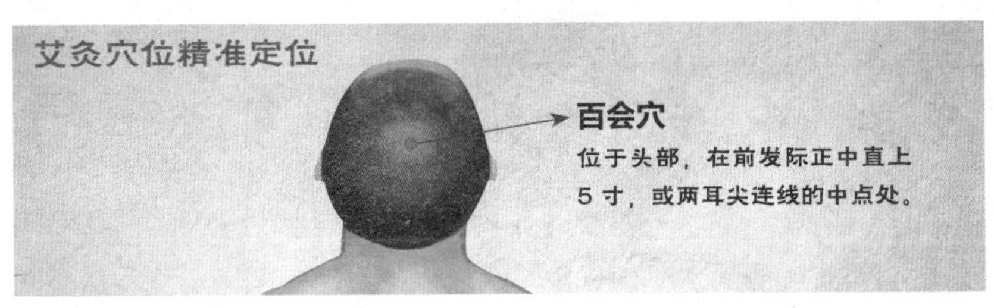

手把手教你艾灸

1 取百会穴施灸。先将新鲜的生姜切成厚约 0.3 厘米的薄片，用针在姜片上扎数个小孔，然后把姜片放在百会穴上。放置姜片前要把穴位上的头发用手拨向两边，露出头皮，否则热力不易穿透。

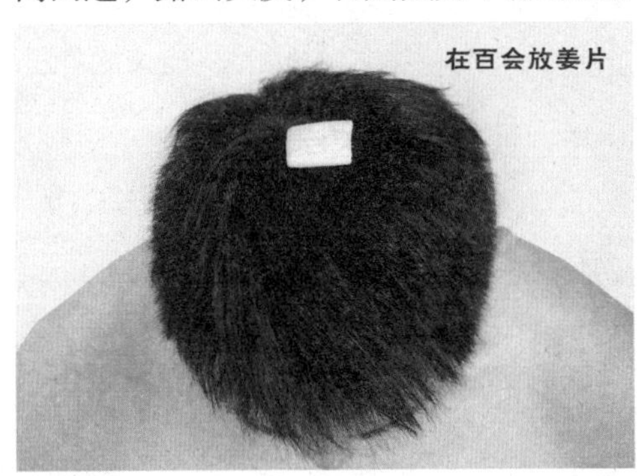

2 把中艾炷放置在姜片的中心，点燃艾炷施灸。若在施灸过程中患者感觉疼痛，可把姜片略抬起旋即放下，反复操作，以缓解疼痛。燃尽更换第 2 壮重新施灸，共灸 5~7 壮。每日灸 1~2 次。

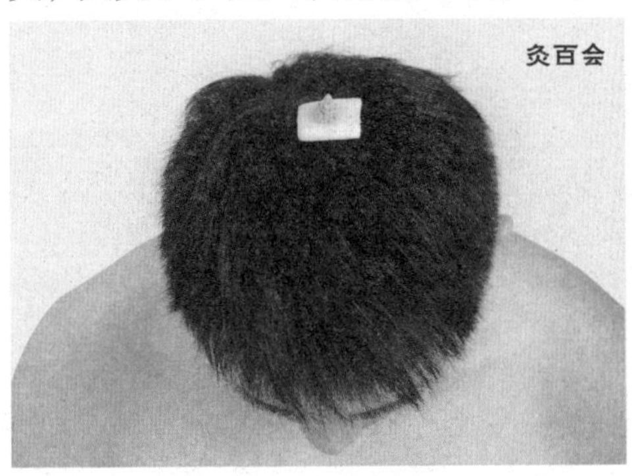

小贴士

脱肛的发生与很多因素有关，平时要积极预防。要及时治疗可引起直肠脱垂的疾病，如慢性腹泻、便秘等。饮食上多吃蔬菜、水果，少吃辛辣刺激性食物，如辣椒、酒等，保持大便通畅。保持肛门清洁，建议睡前用温水冲洗肛门，这样既可保持肛门清洁又可促进肛门处的血液循环。养成良好的排便习惯，便时不要看书、看报，排便时不要太过用力。

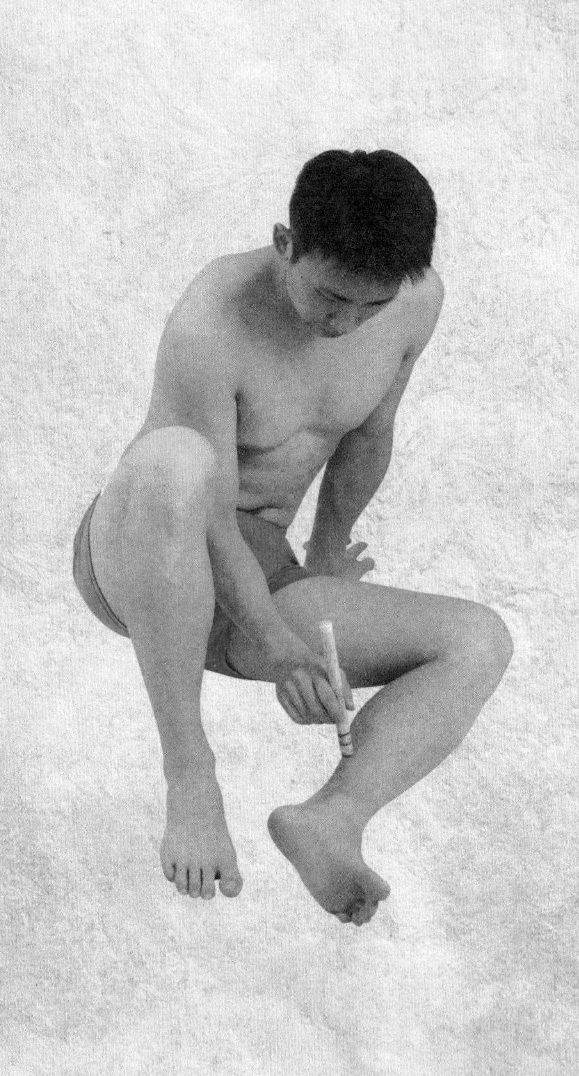

艾灸调理皮肤常见病

一些常见的皮肤病，不仅严重影响外观，给生活带来一些麻烦，也很容易影响心情，造成自卑等负面情绪。艾灸疗法能调节患者心态，调理皮肤病，让患者重现自信。

神经性皮炎

神经性皮炎是以对称性皮肤粗糙肥厚，剧烈瘙痒为主要表现的皮肤性疾病。好发于颈部、四肢、腰骶。自觉症状为阵发性剧痒，夜间尤甚，影响睡眠。搔抓后引致血痕及血痂，严重者可继发毛囊炎及淋巴结炎。本病为慢性疾病，症状时轻时重，治愈后容易复发。中医认为，此病主要是由风湿蕴肤、经气不畅所致。在相关穴位施灸可祛除湿气、疏经通络，从而达到改善症状的目的。

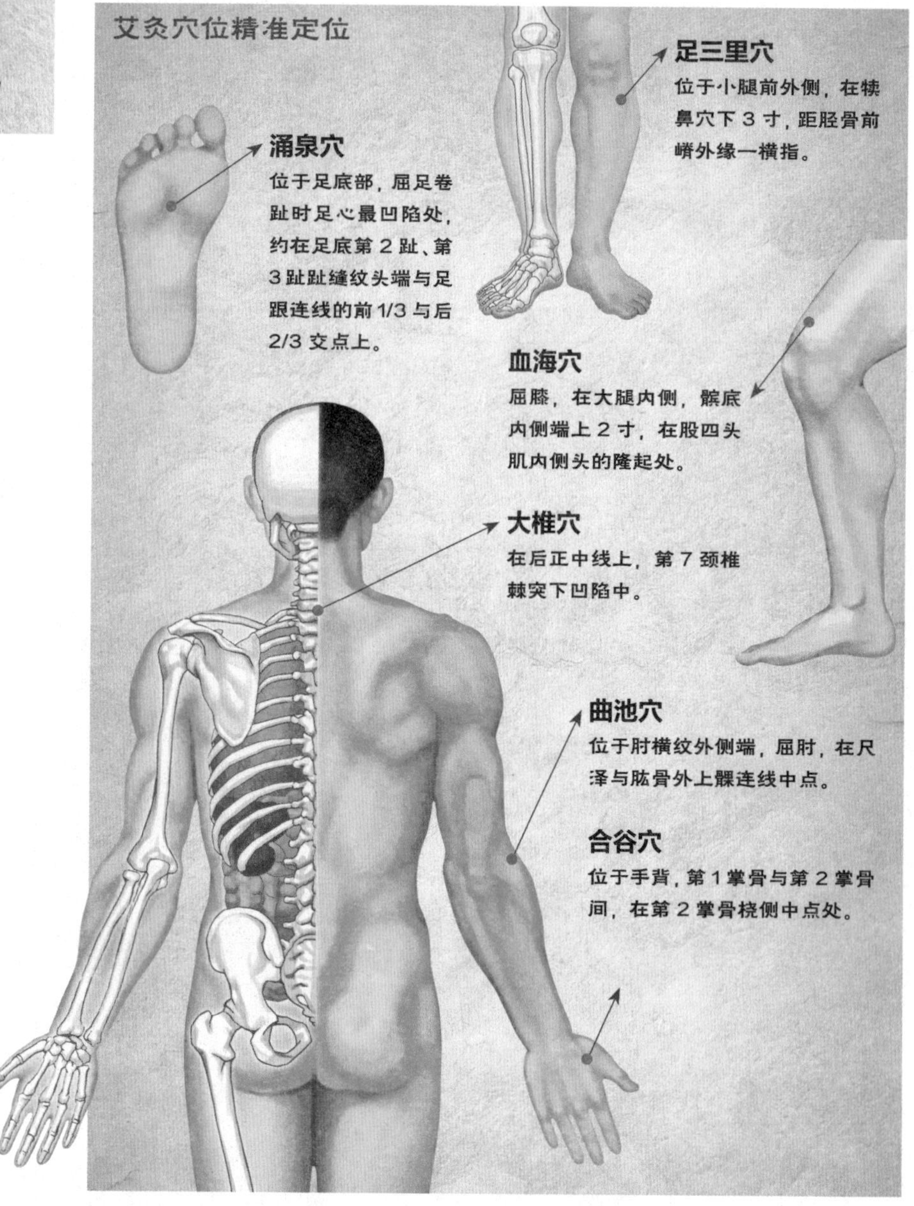

手把手教你艾灸

1 取大椎、曲池、合谷、血海、足三里、涌泉、阿是穴等穴位，按照先灸上部穴位再灸下部穴位的顺序施灸。选择个头较大的蒜，切成厚约 0.3 厘米的薄片，用针在上面扎数个小孔，以增强其透热性。然后把蒜片放置在要施灸的穴位上。

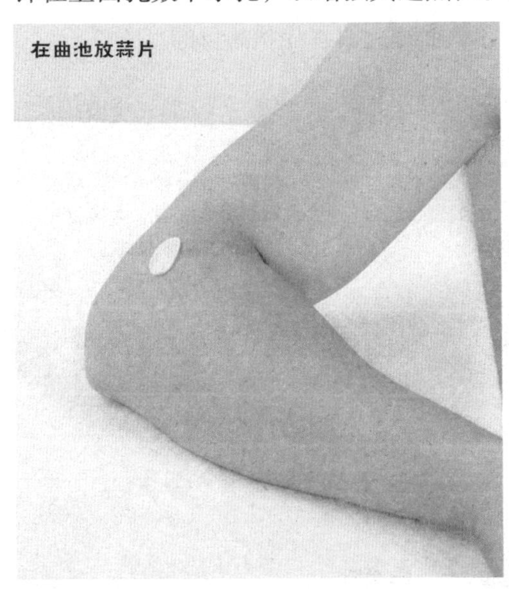

在曲池放蒜片

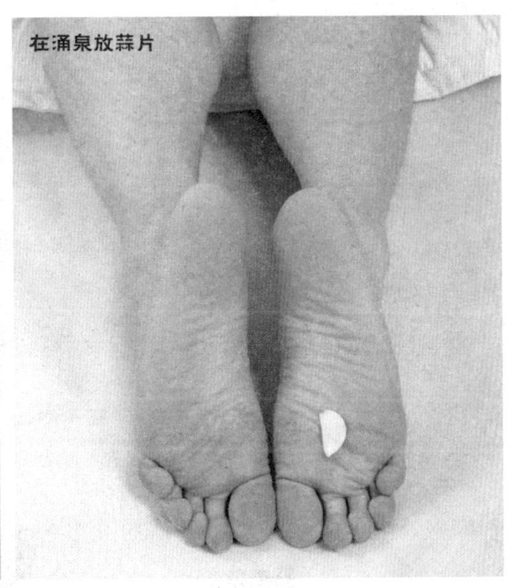

在涌泉放蒜片

2 把中艾炷放置在蒜片的中央，点燃艾炷施灸。当艾炷燃尽或患者感觉疼痛时需要更换艾炷。施灸 4~5 壮时要更换新的蒜片，重新施灸。每穴灸 7 壮为宜，以穴位处皮肤潮红为度。

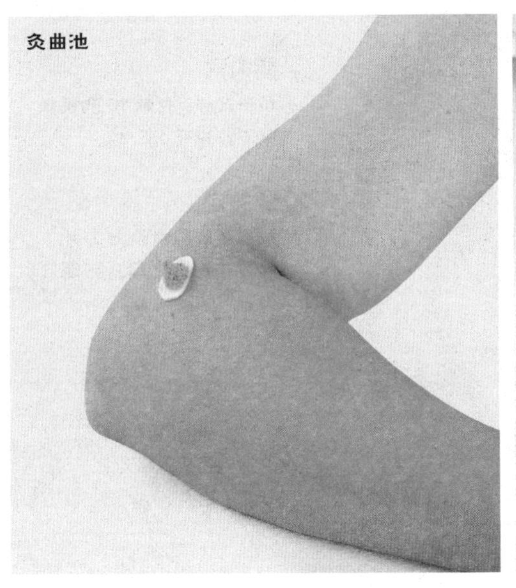

灸曲池

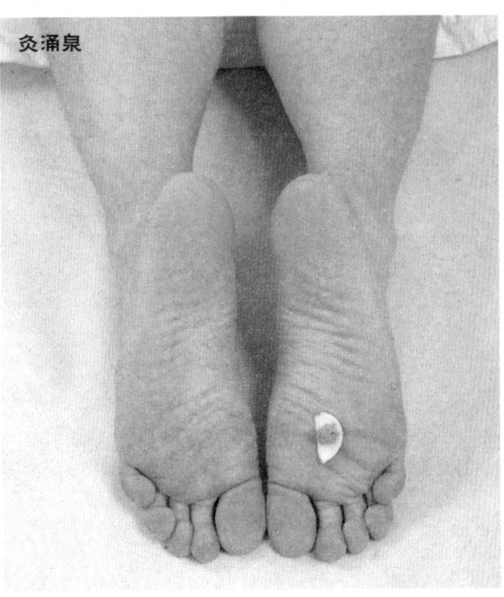

灸涌泉

带状疱疹

带状疱疹是由水痘－带状疱疹病毒引起的急性炎症性皮肤病。其主要特点为簇集水疱，沿一侧周围神经呈群集带状分布，常伴有明显神经痛。本病好发于成人，春秋季节多见。发病率随年龄增大而呈显著上升。中医认为，此病是由肝胆火盛、外受毒邪所致，在相关穴位施灸可驱邪排毒、疏肝利胆，从而达到改善症状的目的。

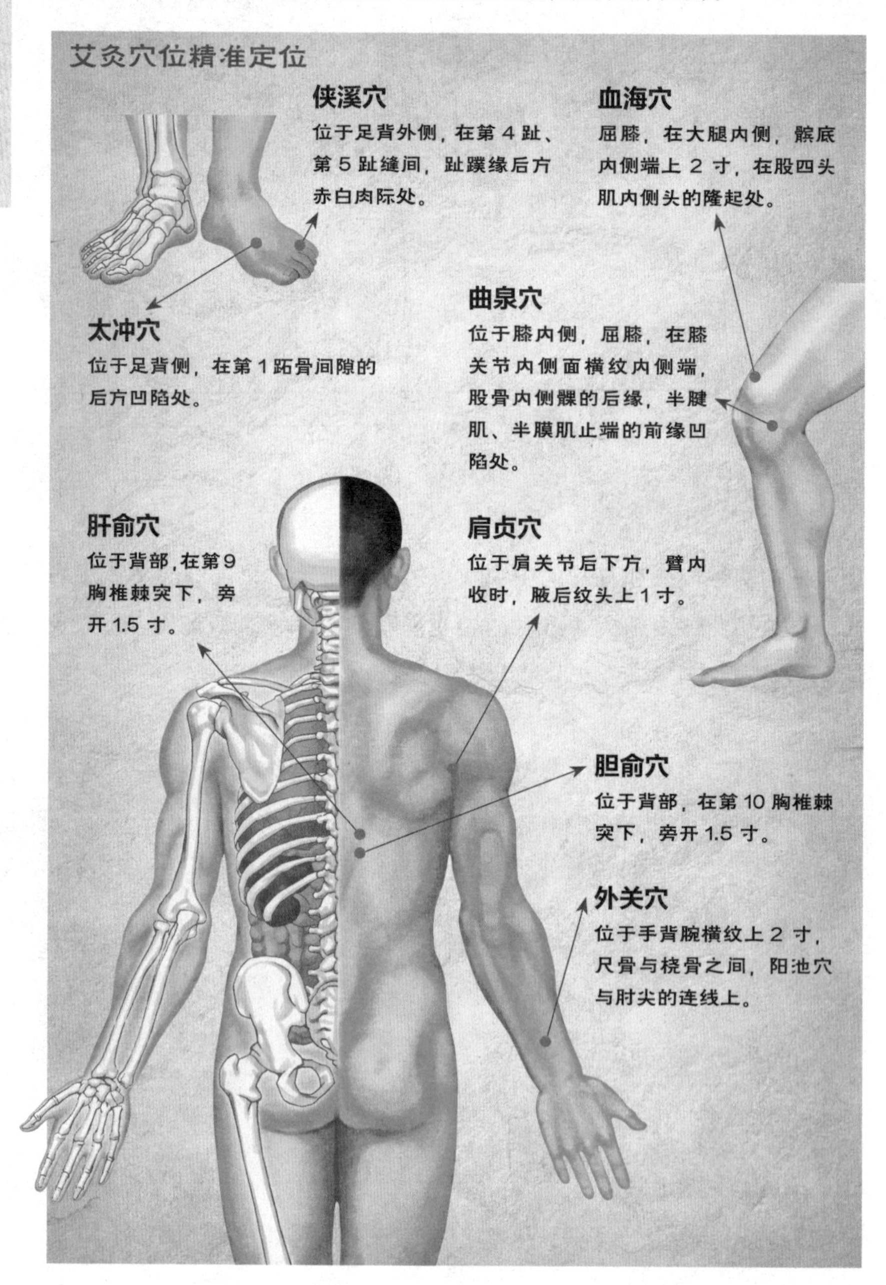

手把手教你艾灸

取肩贞、肝俞、胆俞、外关、血海、曲泉、太冲、侠溪、阿是穴等穴位，按照先灸上部穴位再灸下部穴位的顺序施灸。建议自己灸可以灸到的穴位，便于掌控温度。患者取合适体位，施灸者点燃艾条的一端，火头距离皮肤约3厘米，对准穴位皮肤，在皮肤上方左右往返移动，或者旋转施灸，移动范围在3厘米左右。施灸时温度以患者有温热感而无疼痛感为宜。每穴灸20~30分钟，以局部皮肤潮红为度。这样的治疗每天1次，7天为1个疗程。此方法最适宜于急性期的治疗。

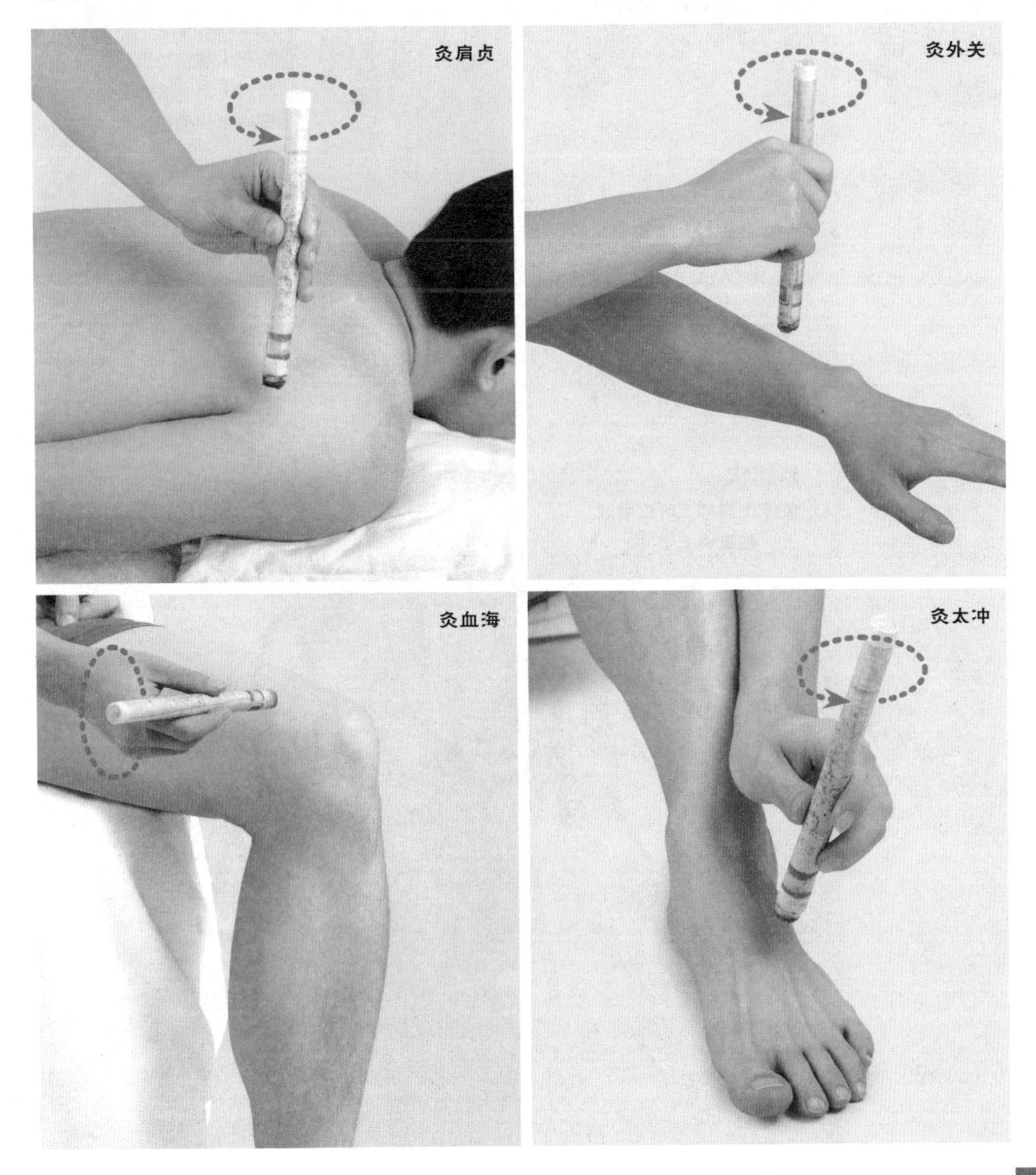

荨麻疹

荨麻疹是一种过敏性皮疹，俗称风团，是一种皮肤病。症状是局部或全身性皮肤突然成片出现红色肿块，甚痒。致病因素复杂，某些食物、药品、虫咬、细菌感染、接触刺激性物质及冷热过敏等，均可引起此种病症。中医认为，此病是由表虚、风寒、风热蕴结肌肤，或肠胃不和，湿滞郁于肌肤所致。在相关穴位施灸可以祛风散寒、调理肠胃，从而达到治疗的目的。

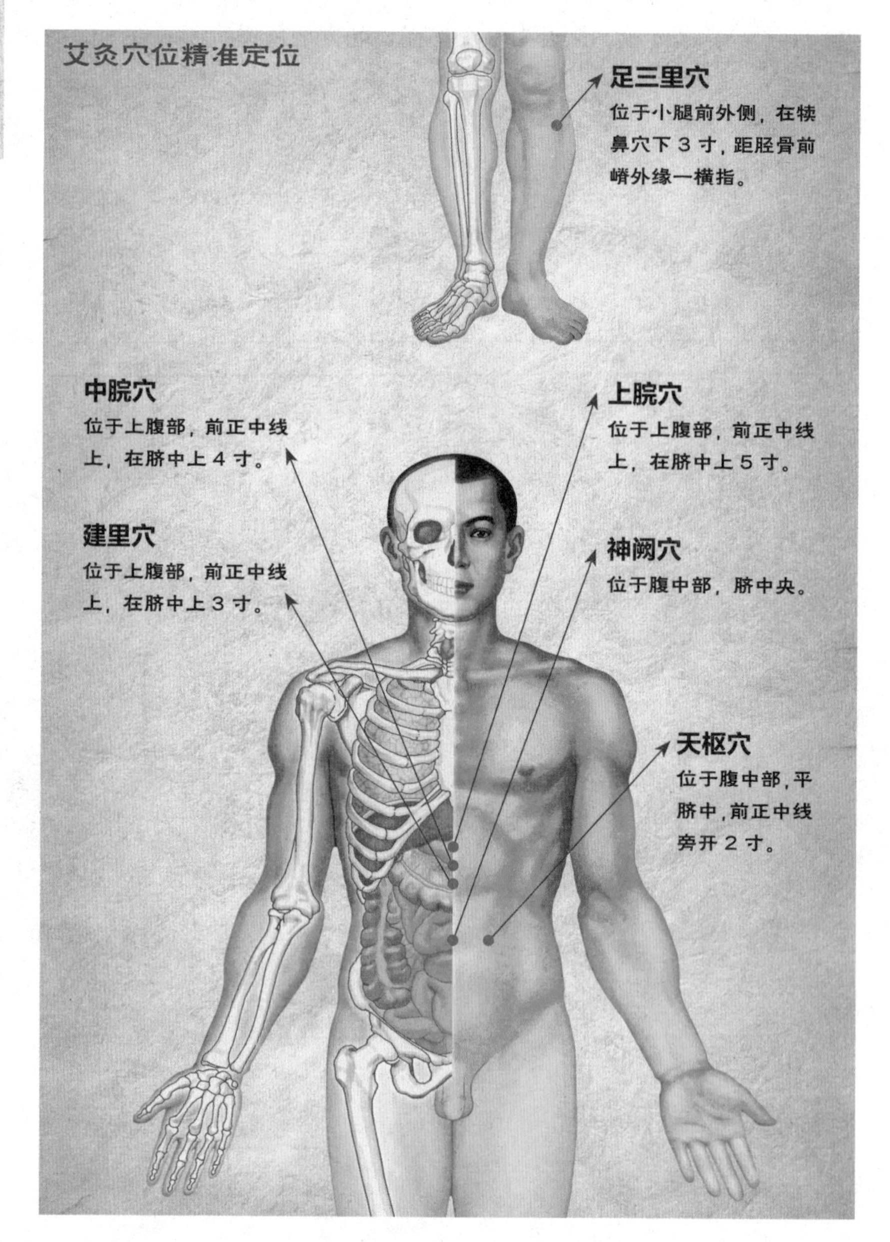

手把手教你艾灸

1 取上脘、中脘、建里、天枢、神阙、足三里穴中的 4~5 个穴位，按照先灸上部穴位再灸下部穴位的顺序施灸。先将新鲜的生姜切成厚约 0.3 厘米的薄片，用针在姜片上扎数个小孔，然后把姜片放置在要施灸的穴位上。

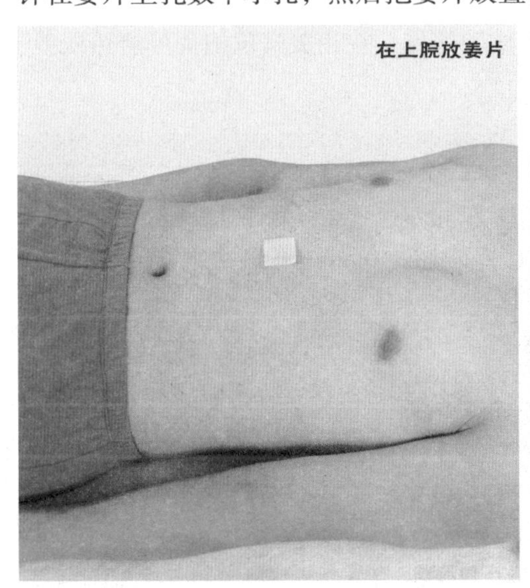
在上脘放姜片

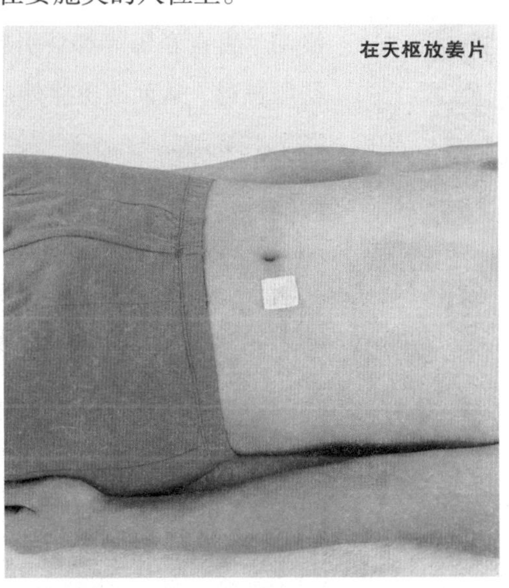
在天枢放姜片

2 把中艾炷放置在姜片的中央，点燃施灸。施灸过程中，若患者感觉疼痛可将姜片略略抬起旋即放下，反复操作，以缓解皮肤灼痛。每穴灸 2~3 壮，以患者穴位皮肤潮红为度。这样的治疗每日 1~2 次，7 次为 1 个疗程，此灸法适用于急性期的治疗。

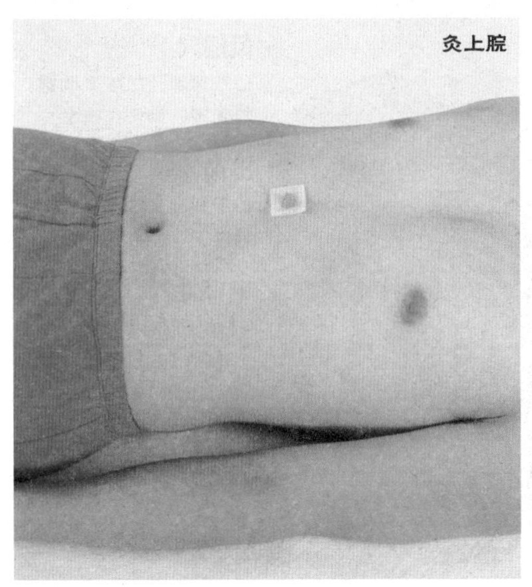
灸上脘

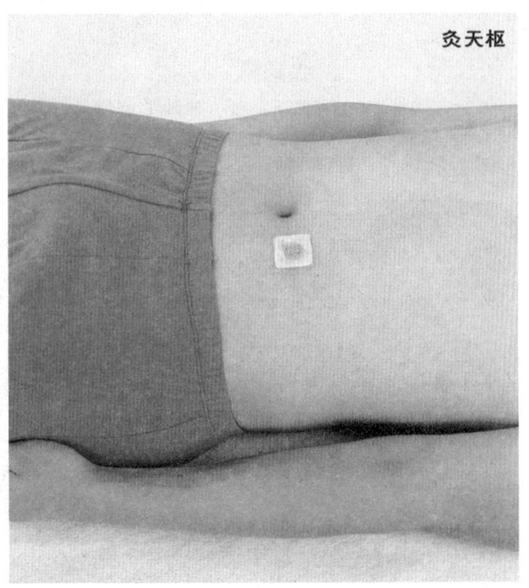
灸天枢

皮肤瘙痒症

皮肤瘙痒症是指无原发皮疹但有瘙痒的一种皮肤病，属于神经精神性皮肤病，是一种皮肤神经官能症，可见于全身或局限于肛门、阴囊或女性阴部。为阵发性瘙痒，痒感剧烈，常在夜间加重，影响睡眠，患者常用手抓挠不止。皮肤干燥、受风、虫侵、精神紧张、情绪波动、喜食辛辣等都会引起皮肤瘙痒。在相关穴位施灸可清热祛湿、祛风解毒，从而改善瘙痒症状。

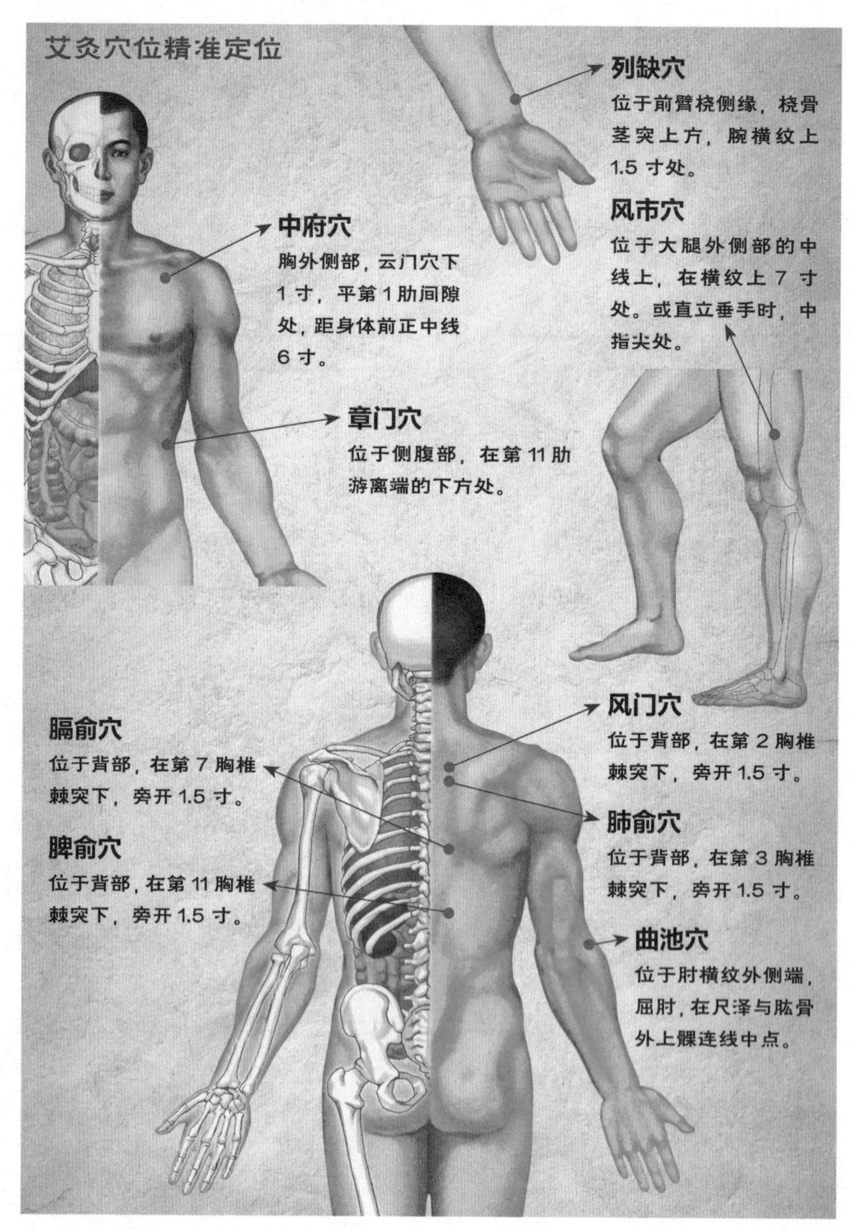

手把手教你艾灸

取两组穴位，一组为列缺、风门、肺俞、膈俞、脾俞，一组为曲池、中府、章门、风市。每次灸疗选择其中一组穴位。按照先灸腰背部穴位再灸胸腹部穴位，先灸上部穴位再灸下部穴位的顺序施灸。让患者取合适的体位，施灸者点燃艾条，火头距离皮肤3厘米左右，对准穴位施灸。施灸者手持艾条左右往返移动或旋转移动，移动范围在3厘米左右。每穴灸20~30分钟，每天1次，7天为1个疗程。两组穴位交替使用。

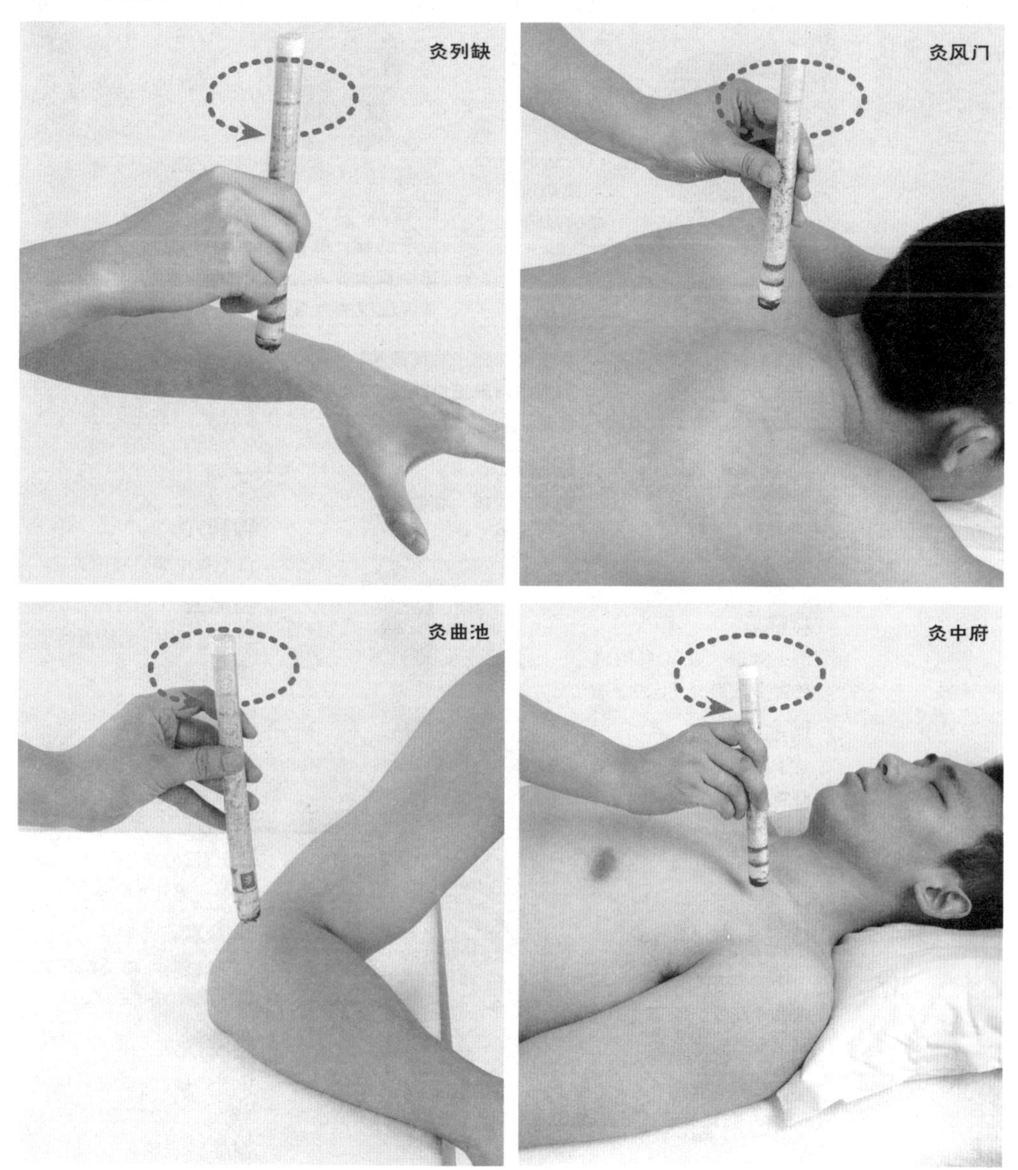

皱纹

皱纹是指皮肤组织受到外界环境的影响形成游离自由基，自由基破坏正常细胞膜组织内的胶原蛋白、活性物质，氧化细胞而形成小细纹。其主要原因是年龄增长、体内水分不足或经常闷闷不乐、急躁、孤僻、长期睡眠不足、化妆品使用不当等。中医认为，皱纹是由于气血虚弱、经脉虚竭、血气不足造成的，在相关穴位施灸能调节气血、滋养脏腑，从而预防或减少皱纹。

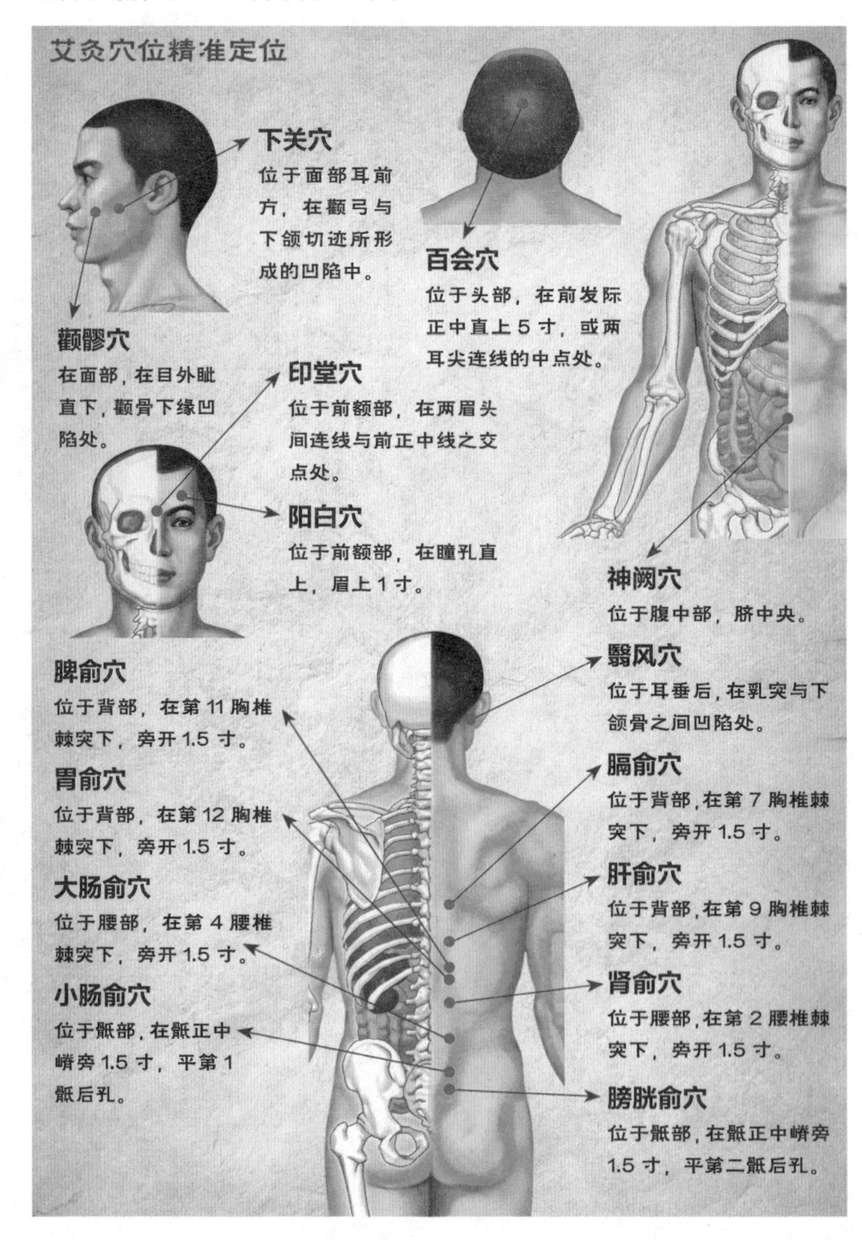

手把手教你艾灸

1 取百会、阳白、印堂、颧髎、下关、翳风、膈俞、肾俞、神阙等穴位，若体形虚胖加灸肝俞、脾俞、膀胱俞；体形瘦弱加灸胃俞、小肠俞、大肠俞。按照先灸头部穴位再灸四肢穴位，先灸腰背部穴位再灸胸腹部穴位，先灸上部穴位再灸下部穴位的顺序施灸。先将新鲜的生姜切成厚约 0.3 厘米的薄片，用针在上面扎数个小孔，然后把姜片放置在要灸的穴位上。

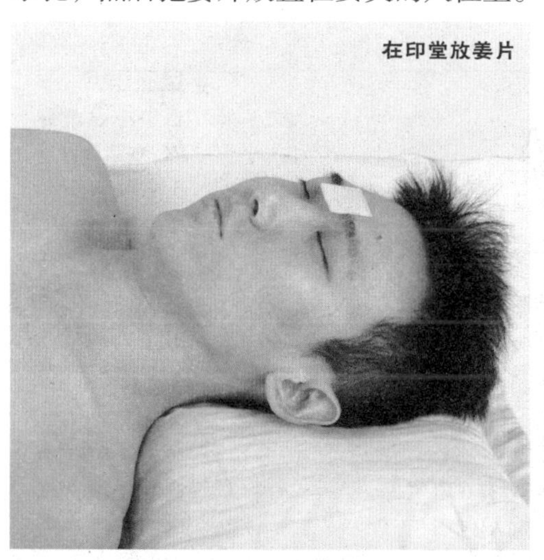
在印堂放姜片

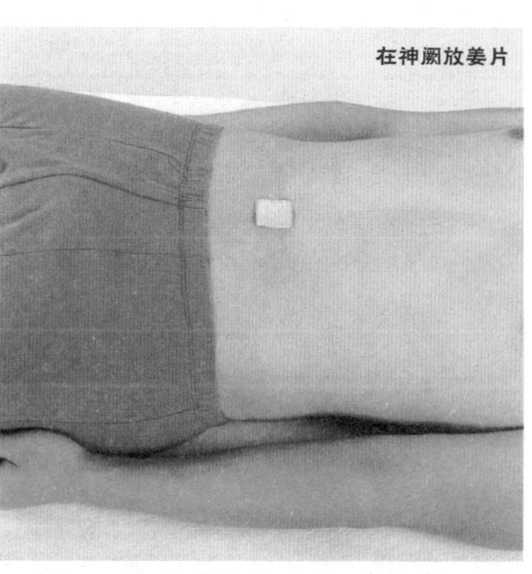
在神阙放姜片

2 把中艾炷放置在姜片的中央，点燃施灸。灸治过程中若患者感觉疼痛，可把姜片略略抬起，旋即放下，反复操作以缓解疼痛。每穴灸 3~5 壮，隔日灸 1 次，睡前灸。30 次为 1 个疗程。此灸法主治因血瘀引起的皱纹，其症状为面颈部皱纹明显，伴四肢头面偶发或继发老年斑，皮肤干燥脱屑。

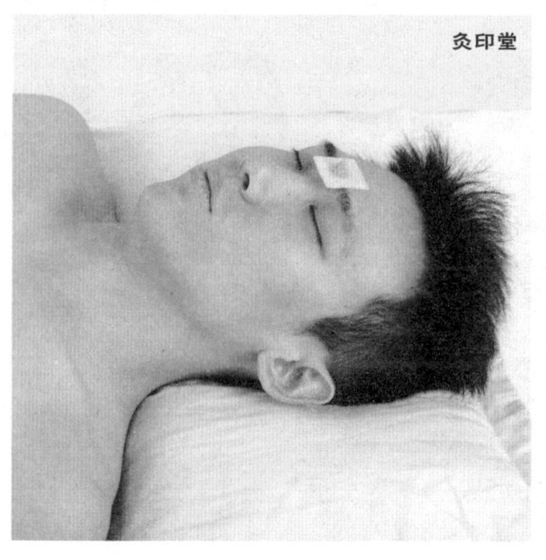
灸印堂

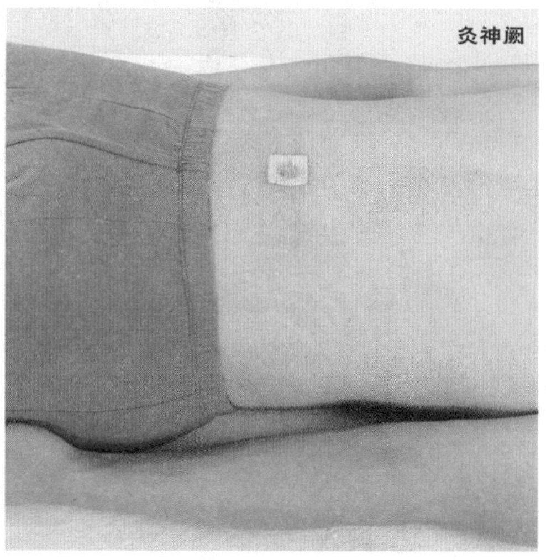
灸神阙

黄褐斑

黄褐斑也称为肝斑和蝴蝶斑，是发生在颜面的色素沉着斑。黄褐斑主要由女性内分泌失调、精神压力大、各种疾病（肝肾功能不全、妇科病、糖尿病）以及体内缺少维生素及外用化学药物刺激引起。中医认为，脏腑功能失调、气血不和、肝郁气滞、气滞血瘀都会导致黄褐斑，在相关穴位施灸可调节五脏六腑，调和气血，从而达到改善症状的目的。

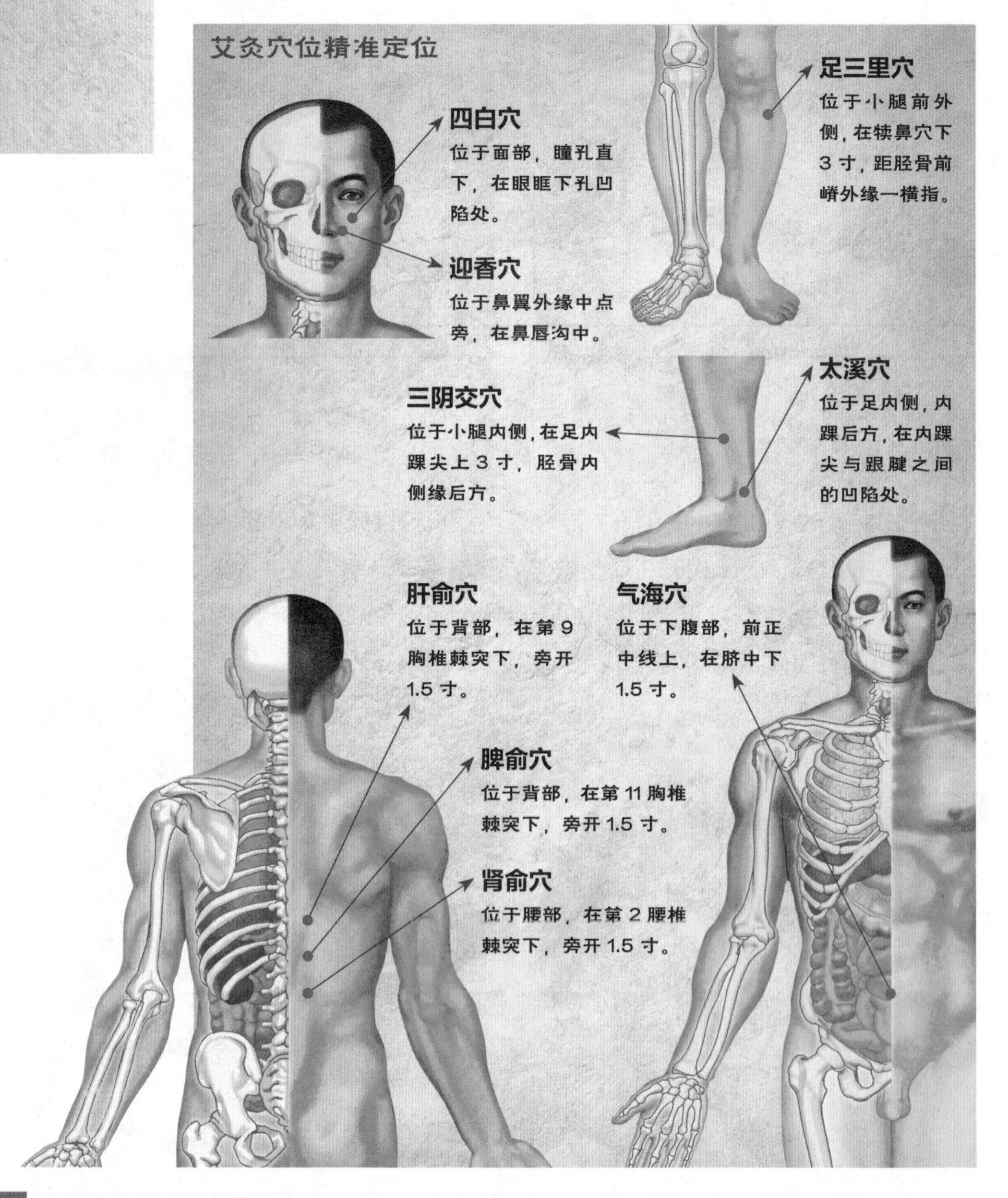

手把手教你艾灸

取四白、迎香、肝俞、脾俞、肾俞、气海、足三里、三阴交、太溪等穴位，黄褐斑局部皮肤，按照先灸头面部穴位再灸四肢穴位、先灸腰背部穴位再灸胸腹部穴位、先灸上部穴位再灸下部穴位的顺序施灸。让患者取合适的体位，施灸者点燃艾条的一端，火头对准要灸的穴位，距离皮肤约 3 厘米高度。然后施灸者手持艾条上下移动，像鸟雀啄食一样施灸，每穴灸 5~10 分钟。隔日 1 次，7 次为 1 个疗程。此灸法主治肝郁型黄褐斑，主要症状为胸脘痞闷，两肋胀痛，心烦易怒，腹胀便溏，妇人月经不调。

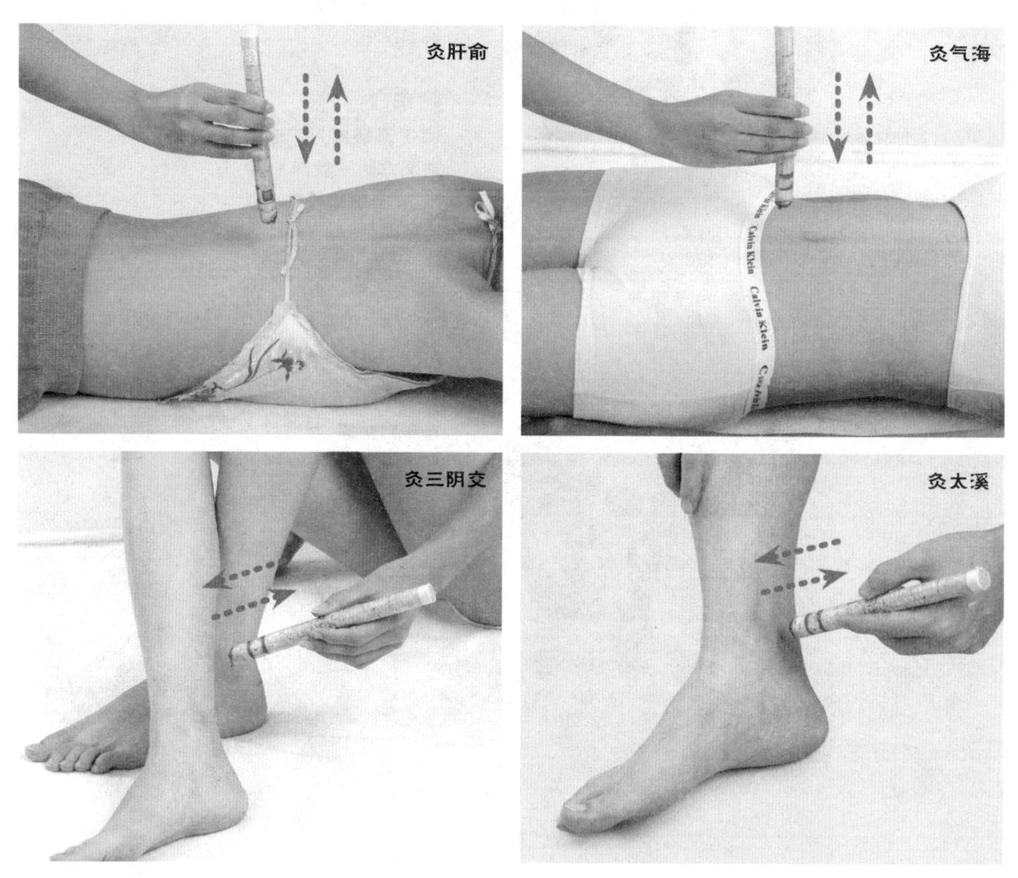

小贴士

要从根本上消除黄褐斑，首先要调整内分泌。科学饮食，多吃有营养的蔬菜和水果，以高蛋白、低脂肪的食物为主，多喝水。保证充足的睡眠，不要熬夜。防日晒，慎用化妆品。多运动，增强机体免疫力。调节情志，保持心情愉快，可有效减少黄褐斑的产生。

雀斑

雀斑是一种浅褐色小斑点，针尖至米粒大小，常出现于前额、鼻梁和脸颊等处，偶尔也会出现于颈部、肩部、手背等处。中医认为，雀斑是由精血不足、肝郁气滞、肺经风热等原因所致，在相关穴位施灸可疏经通络，调节脏腑，调和气血，祛除风邪，减淡斑痕。

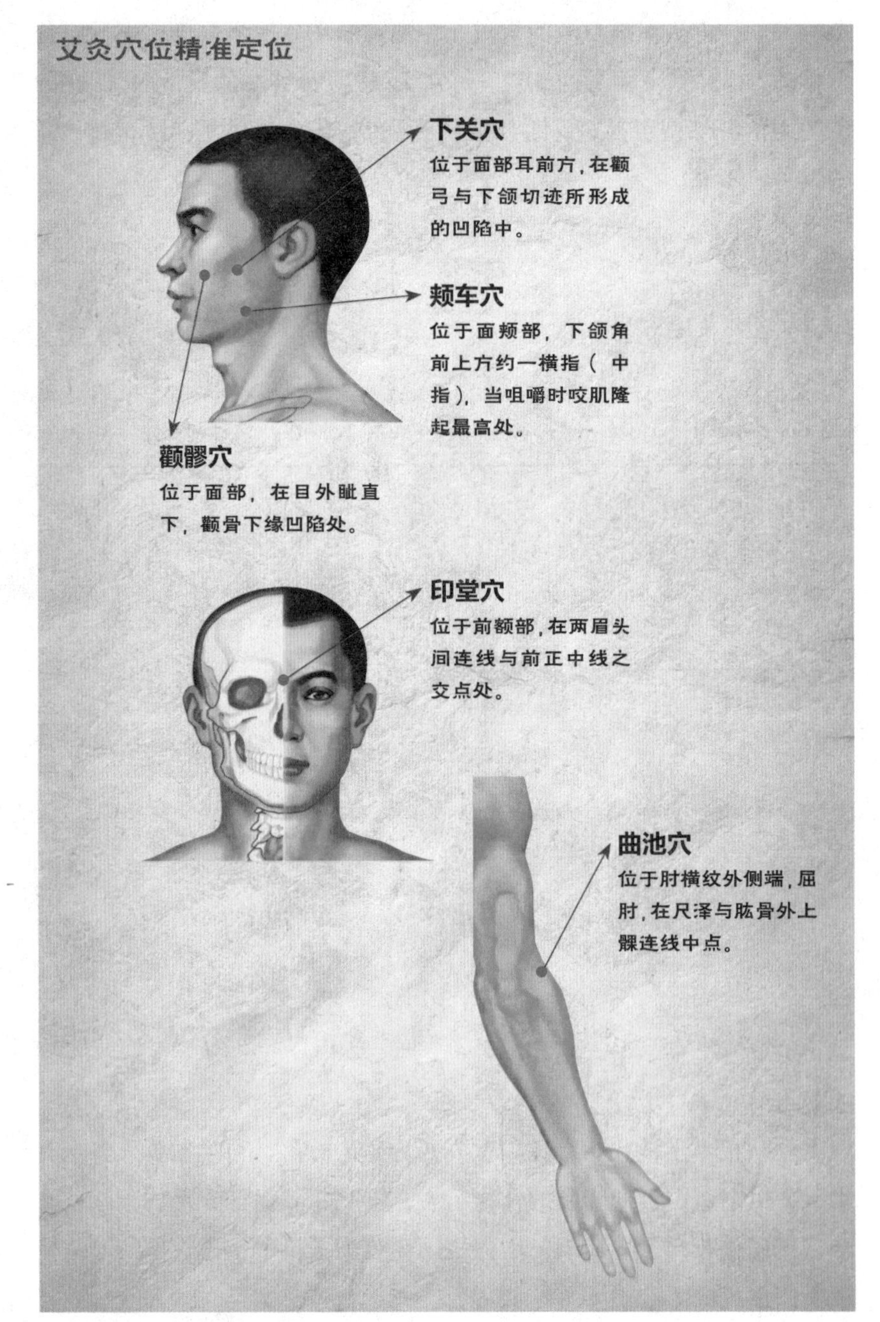

手把手教你艾灸

1 取颧髎、颊车、下关、曲池、印堂等穴位，按照先灸头面部穴位再灸四肢穴位的顺序施灸。先将新鲜的生姜切成厚约 0.3 厘米的薄片，用针在上面扎数个小孔，然后让患者取合适的体位，把姜片放置在要灸的穴位上。

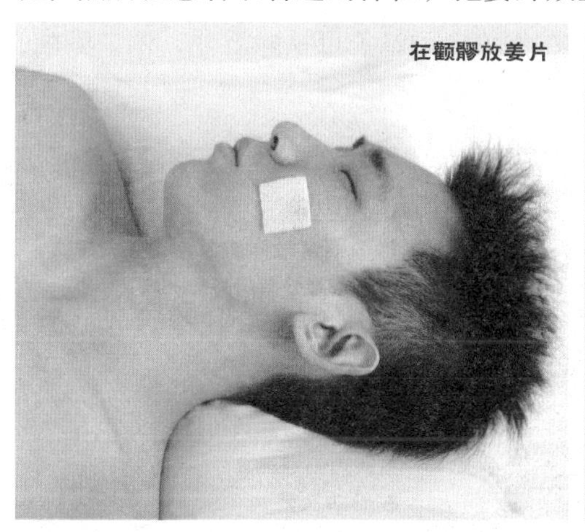
在颧髎放姜片

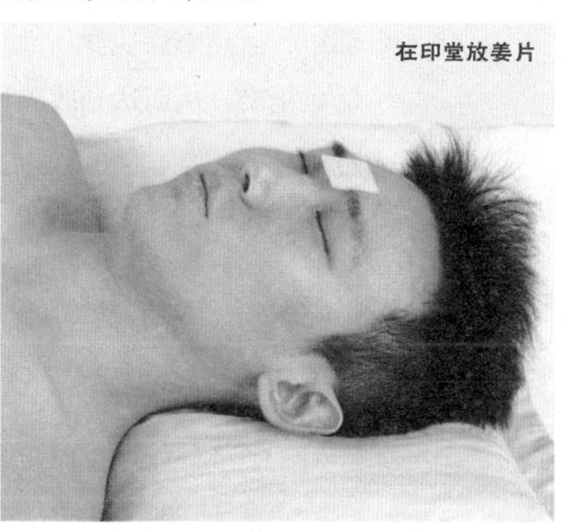
在印堂放姜片

2 把中艾炷放置在姜片的中央，点燃施灸。灸治过程中若患者感觉疼痛，可把姜片略略抬起旋即放下，反复操作，以缓解疼痛。每穴灸 3~4 壮，每日 1 次或隔日 1 次。10 次为 1 个疗程。此灸法主治风邪外搏引起的雀斑，症状为皮损色浅而小。

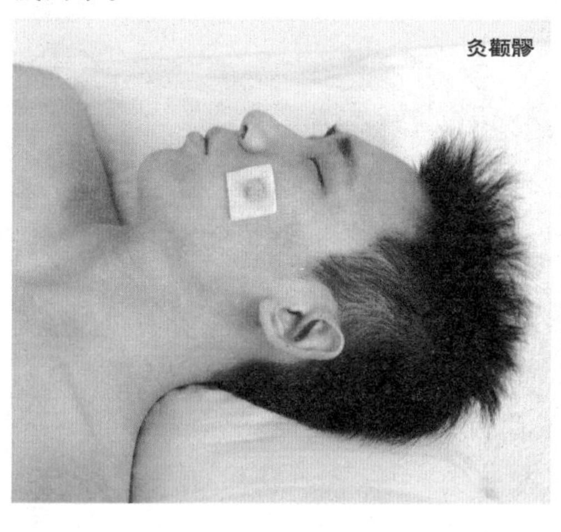
灸颧髎

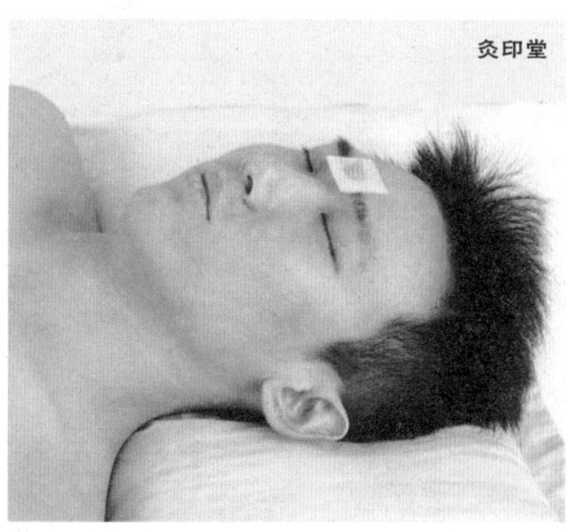
灸印堂

小贴士

尽量避免长时间日晒，外出最好戴帽子、打伞、涂抹防晒霜。纠正不良的生活习惯，保证充足的休息和睡眠。做到不熬夜、不吸烟、不饮酒。多喝水，多吃蔬菜和水果，避免食用刺激性的食物，如咖啡、浓茶、可乐等。保持良好的情绪。

痤疮

痤疮又名青春痘，是由于毛囊及皮脂腺阻塞、发炎所引发的一种慢性炎症性皮肤病，也是皮肤科最常见的疾病之一。通常好发于面部、颈部、胸背部、肩部和上臂，以白头粉刺、黑头粉刺、炎性丘疹、脓疱、结节、囊肿等为主要表现。中医认为，此病是由脾胃湿热、肝气郁结、血热瘀滞肌肤所致。在相关穴位施灸可祛除湿热，调节脏腑，活血化瘀，从而达到改善症状的目的。

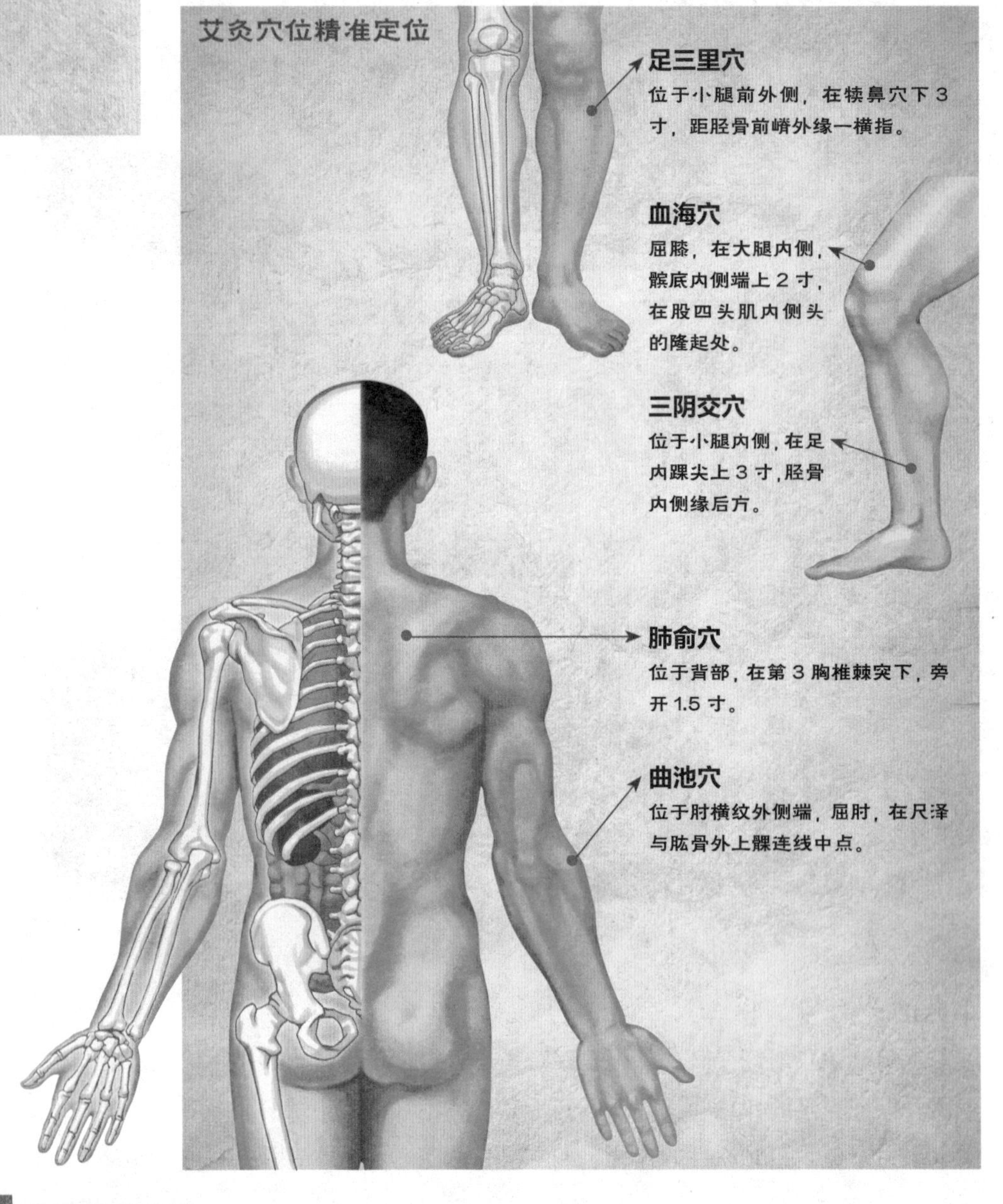

手把手教你艾灸

1 取肺俞、曲池、血海、足三里、三阴交等穴位，按照先灸腰背部穴位再灸胸腹部穴位、先灸上部穴位再灸下部穴位的顺序施灸。让患者取合适的体位，在要灸的穴位上涂抹凡士林，以黏附艾炷，防止其从皮肤上脱落。

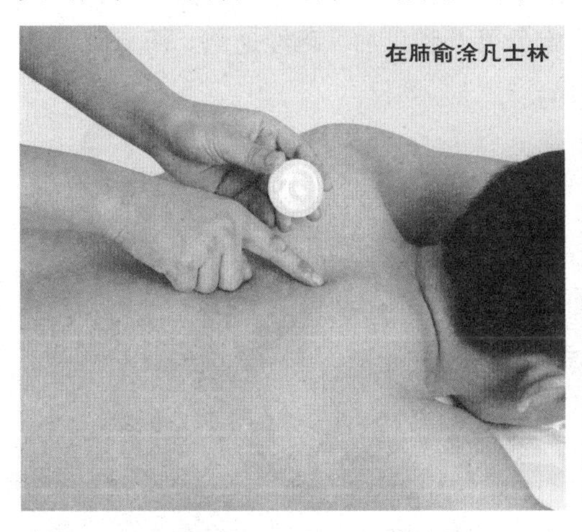
在肺俞涂凡士林

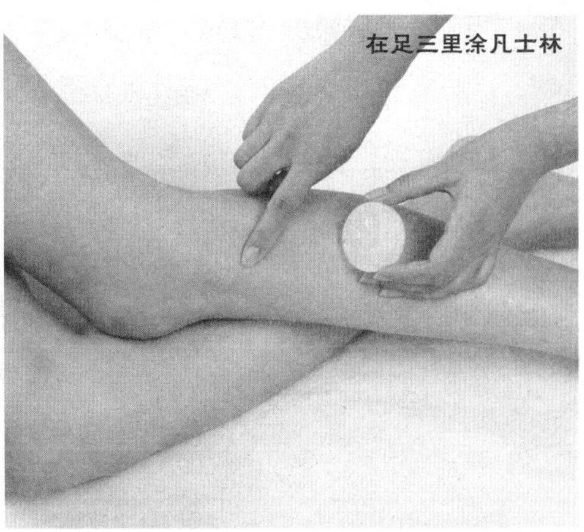
在足三里涂凡士林

2 把小艾炷放置在已涂抹凡士林的穴位上，点燃施灸。当患者感觉疼痛或艾炷燃近皮肤时，用镊子移去艾炷更换第 2 壮重新施灸。每穴灸 2~3 壮。若灸处皮肤呈黄褐色，可涂冰片油以防止起泡。

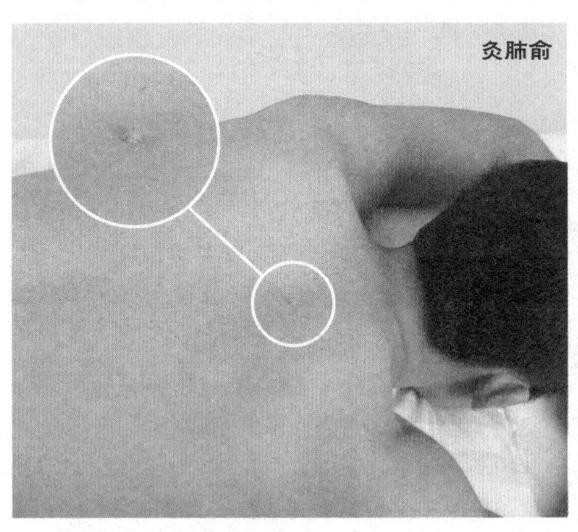
灸肺俞

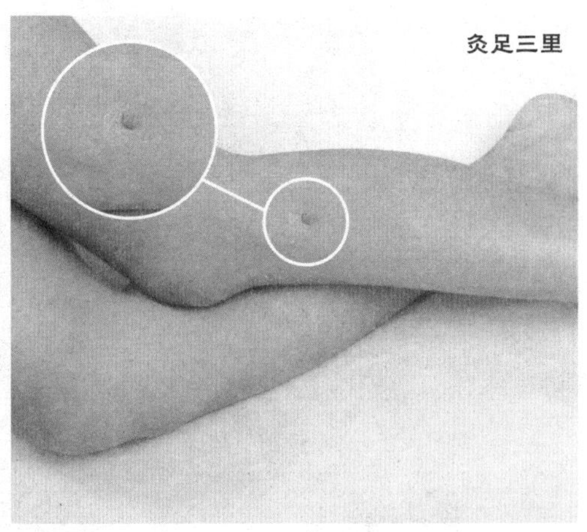
灸足三里

小贴士

长痤疮的人应避免吃辛辣刺激性食物，忌食腥发食物，少吃高脂、高糖食物以及补品，以免加重病情。多饮水，多吃水果、蔬菜。注意保持面部清洁，常用温水洗脸。不要用手挤压，以免引起化脓发炎，留下瘢痕。注意劳逸结合，不熬夜，不过度疲劳。保持心情愉快，减轻心理负担。

斑秃

斑秃俗称“鬼剃头”，是一种骤然发生的局限性斑片状的脱发性毛发病。其病变处头皮正常，无炎症及自觉症状。本病病程缓慢，可自行缓解和复发。可能与中枢神经系统功能紊乱及自身免疫性疾病有关。中医认为，此病是由肾气不足、气血亏虚、肺气虚损、血瘀络阻等原因引起的。在相关穴位施灸可调和气血、疏经通络、调节脏腑功能，从而达到改善症状的目的。

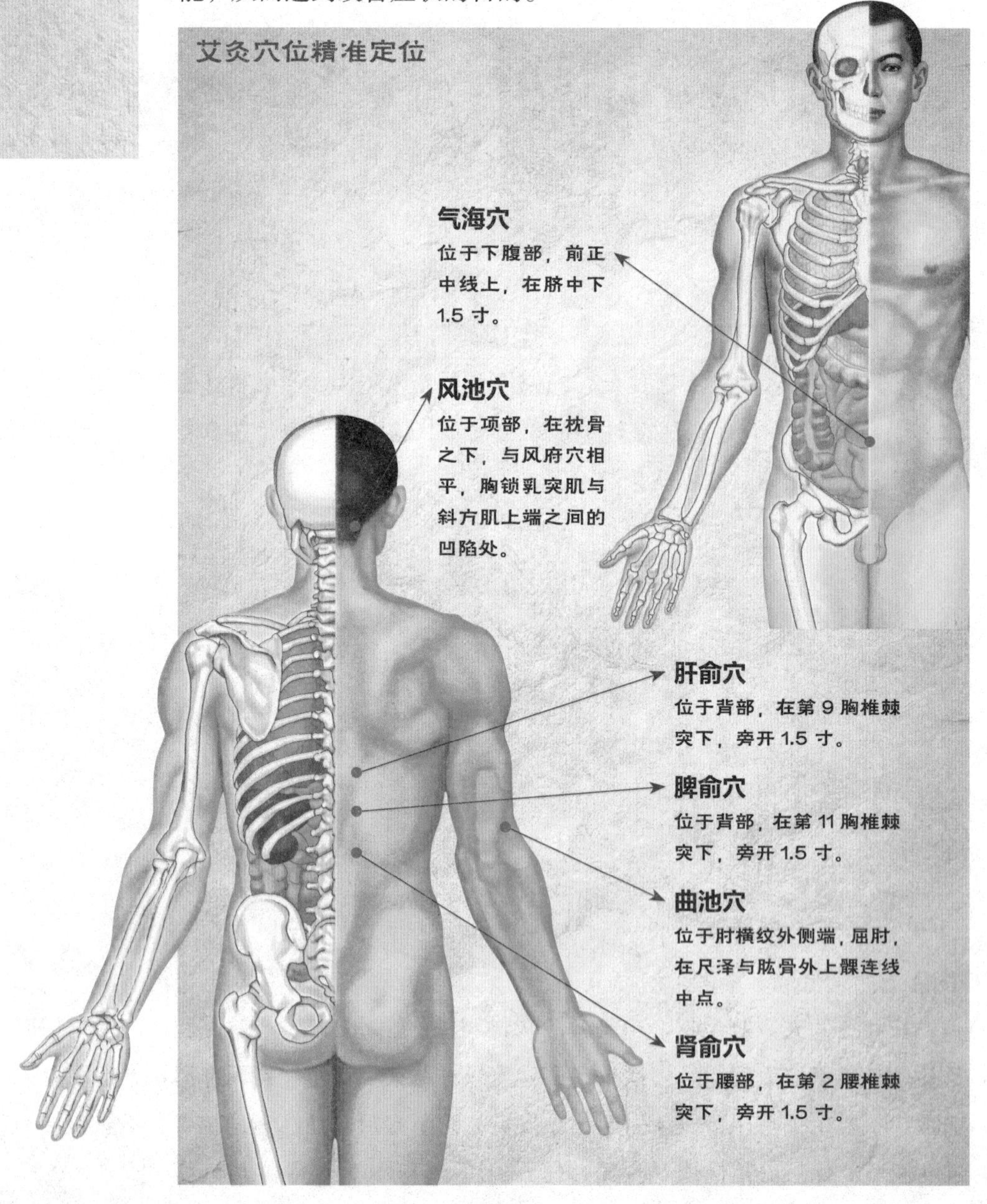

手把手教你艾灸

1 取风池、肝俞、脾俞、肾俞、曲池、气海、斑秃局部，按照先灸腰背部穴位再灸胸腹部穴位、先灸头面部穴位再灸四肢穴位的顺序施灸。先将新鲜的生姜切成厚约 0.3 厘米的薄片，用针在姜片上扎数个小孔，然后让患者取合适体位，把姜片放置在穴位上。

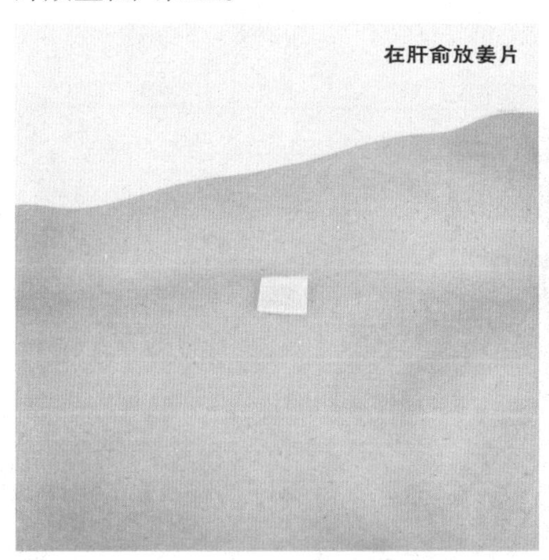
在肝俞放姜片

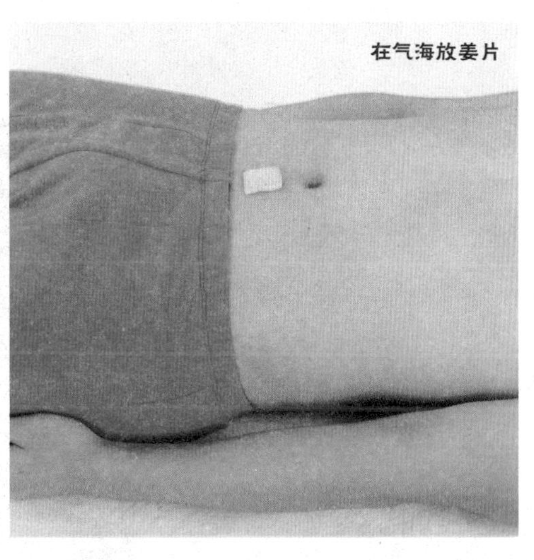
在气海放姜片

2 把中艾炷放置在姜片的中央，点燃施灸。灸治过程中若患者感觉疼痛，可把姜片略略抬起旋即放下，反复操作，以缓解疼痛。每穴灸 5~7 壮，每日 1~2 次，10 次为 1 个疗程。此灸法主治血热型斑秃，主要症状为头发脱落且头皮发痒，头皮油脂分泌物较多，伴心绪烦乱，口渴，便溏溲赤或纳差便溏，多见于青年人或肥胖者。

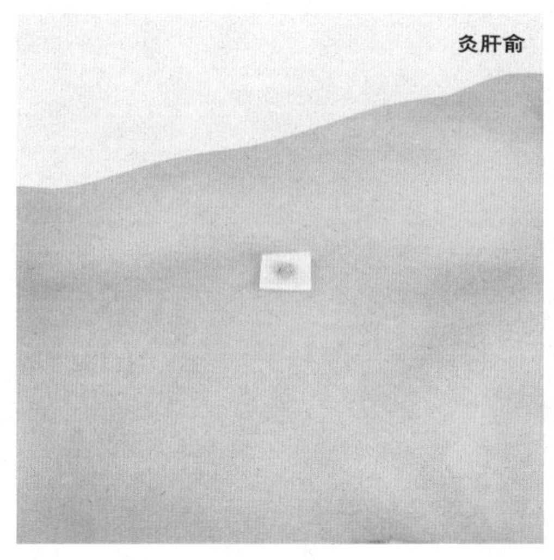
灸肝俞

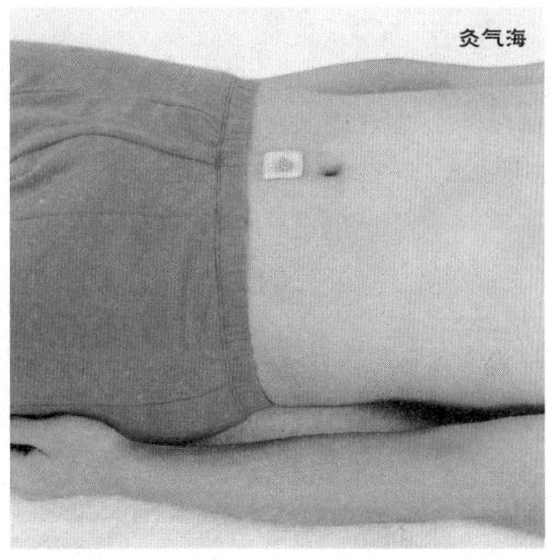
灸气海

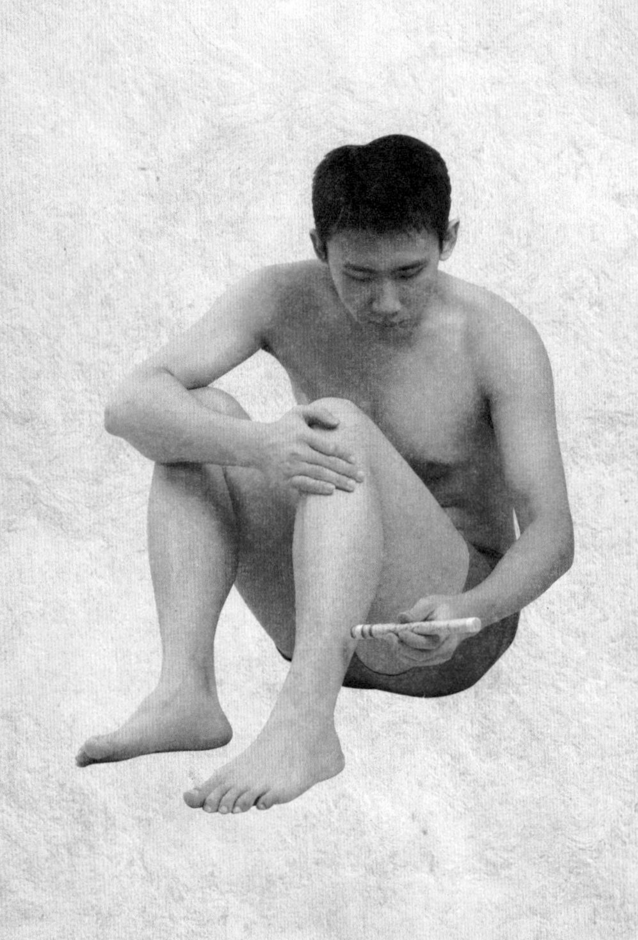

艾灸调理五官科常见疾病

当你出现耳鸣、耳聋、老年性白内障等疾病时，你会怎么办？通过手术治疗，费用高又痛苦，还很可能复发。不妨试试艾灸疗法，帮你灸除五官科常见病。

耳鸣

耳鸣是指在没有任何外界刺激条件下产生的异常声音感觉，常常是耳聋的先兆。耳鸣是一种症状而不是疾病，患者经常感觉到耳朵里有嗡嗡声或尖锐的声音，使人心烦意乱、坐卧不安。中医认为，耳鸣多是由暴怒、惶恐、肝胆风火上逆引起的。在相关穴位施灸可改善耳部血液循环，调整中枢神经，改善症状。

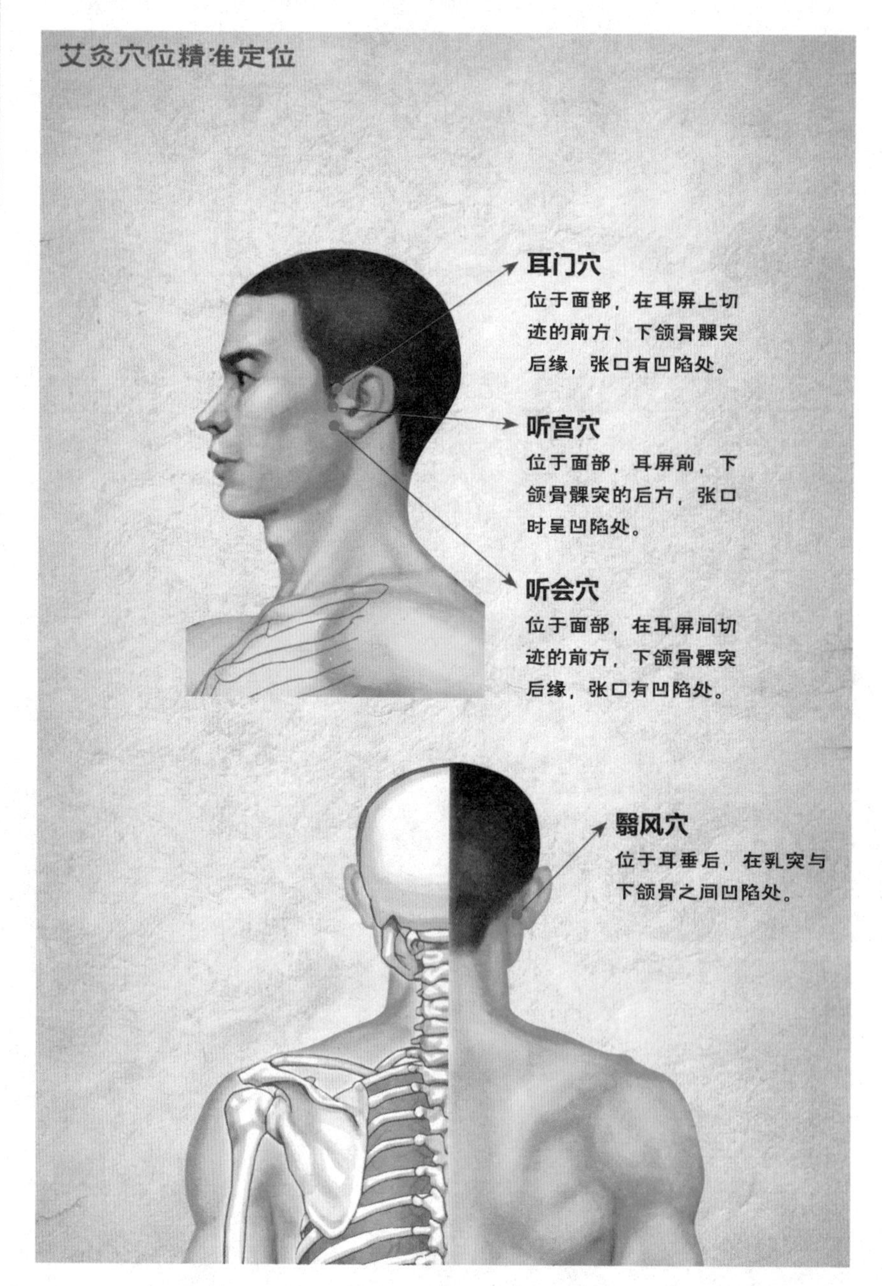

手把手教你艾灸

取耳门、听宫、听会、翳风等穴位，让患者取合适体位，施灸者立于患者身体一侧，将艾条的一端点燃，火头对准穴位，距离皮肤约 3 厘米处施灸，使患者穴位皮肤处有温热感但无疼痛感为宜。每穴灸 15~20 分钟。灸至患者感觉舒适、局部皮肤湿润发红为度。每日灸 1~2 次。施灸者注意力要集中，以免火头碰触皮肤或偏离穴位影响治疗效果。

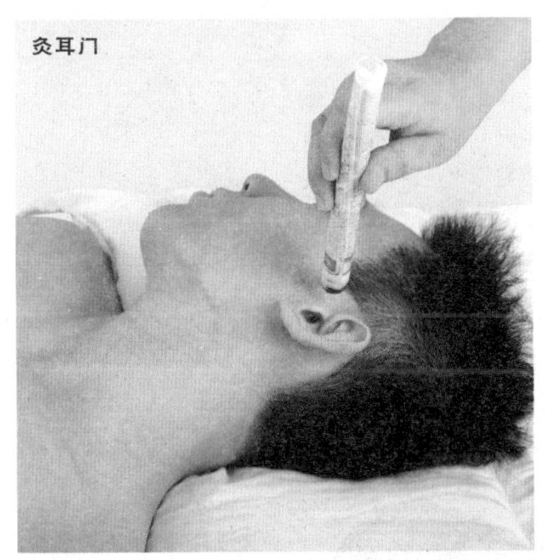
灸耳门

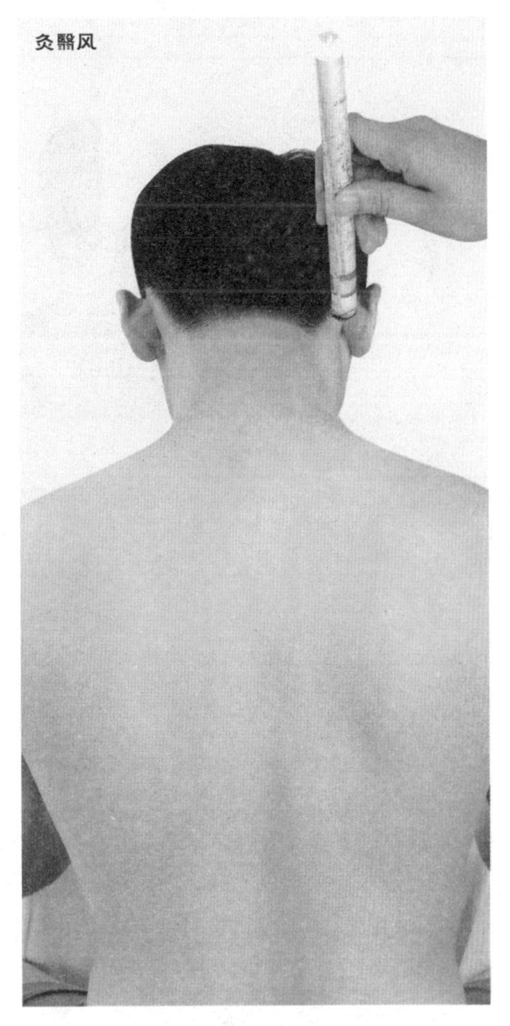
灸翳风

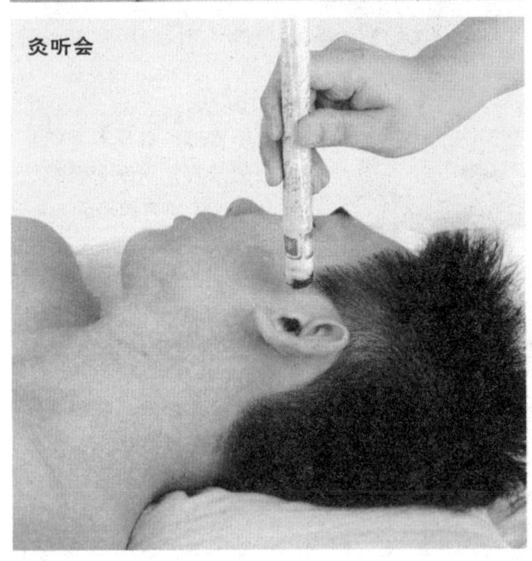
灸听会

小贴士

与耳鸣有关的因素很多，疾病、衰老、精神压力等都会导致耳鸣。经常辅助做一些自我按摩可有效缓解症状。按摩听宫穴、耳门穴、听会穴、风池穴、翳风穴能够刺激听觉神经，改善耳部血液循环，开窍聪耳，配合艾灸疗法效果显著。

耳聋

耳聋是一种听觉障碍，是听不到外界声响的一种表现。造成耳聋的原因很多，遗传、产伤、感染、药物应用不当、某些化学物质中毒等都能导致耳聋。中医认为，耳聋是由肝肾阴虚、心脾两虚、气血亏虚、痰浊中阻、肝胆湿热造成的，在相关穴位施灸可补益肝肾、改善脏腑功能、补足气血，从而改善症状。

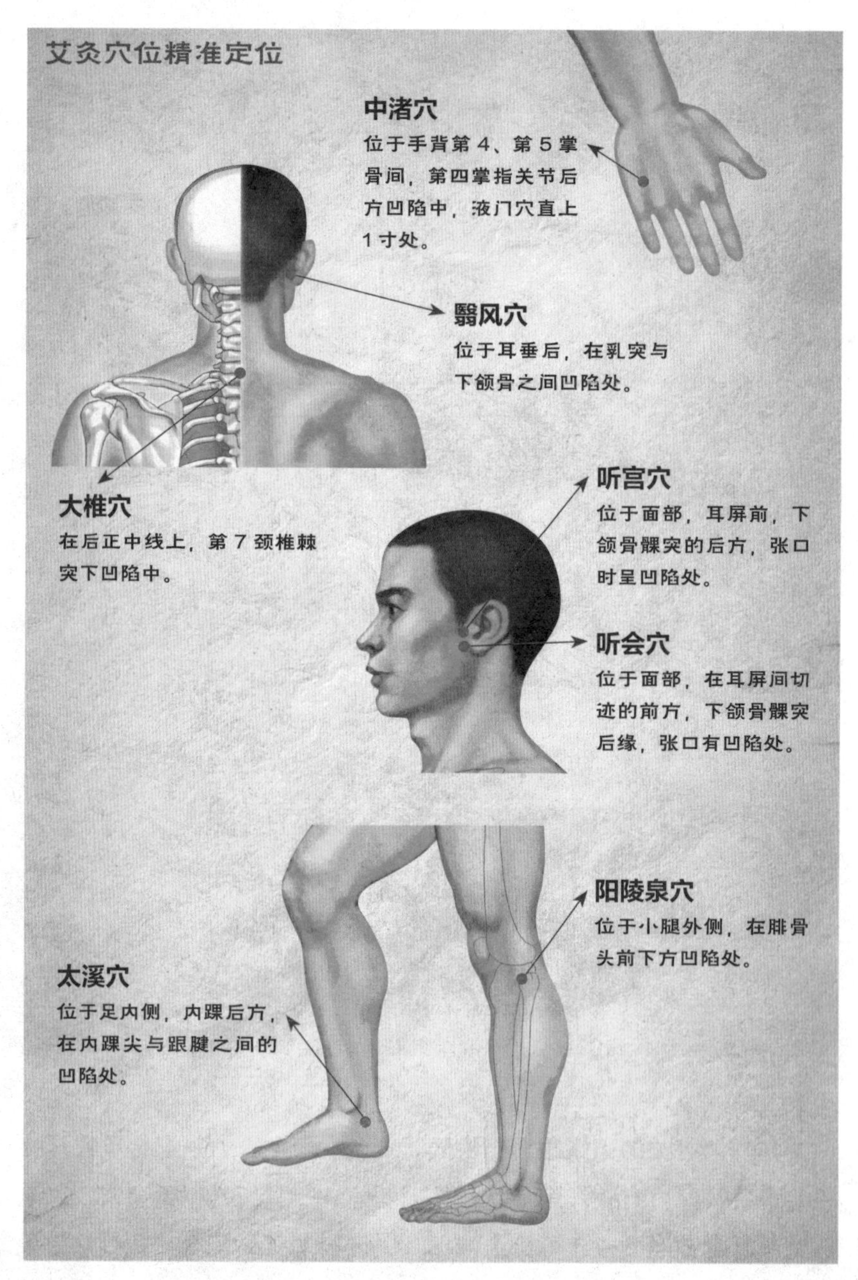

手把手教你艾灸

取听宫、听会、翳风、大椎、中渚、太溪、阳陵泉等穴位，按照先头部后四肢、先上部后下部的顺序施灸。让患者取合适的体位，施灸者点燃艾条的一端，置于施灸穴位上方约 3 厘米处，手持艾条做左右往返或者旋转移动，移动范围在 3 厘米左右。以皮肤有温热感而无灼痛感为宜。每穴灸 10~15 分钟。

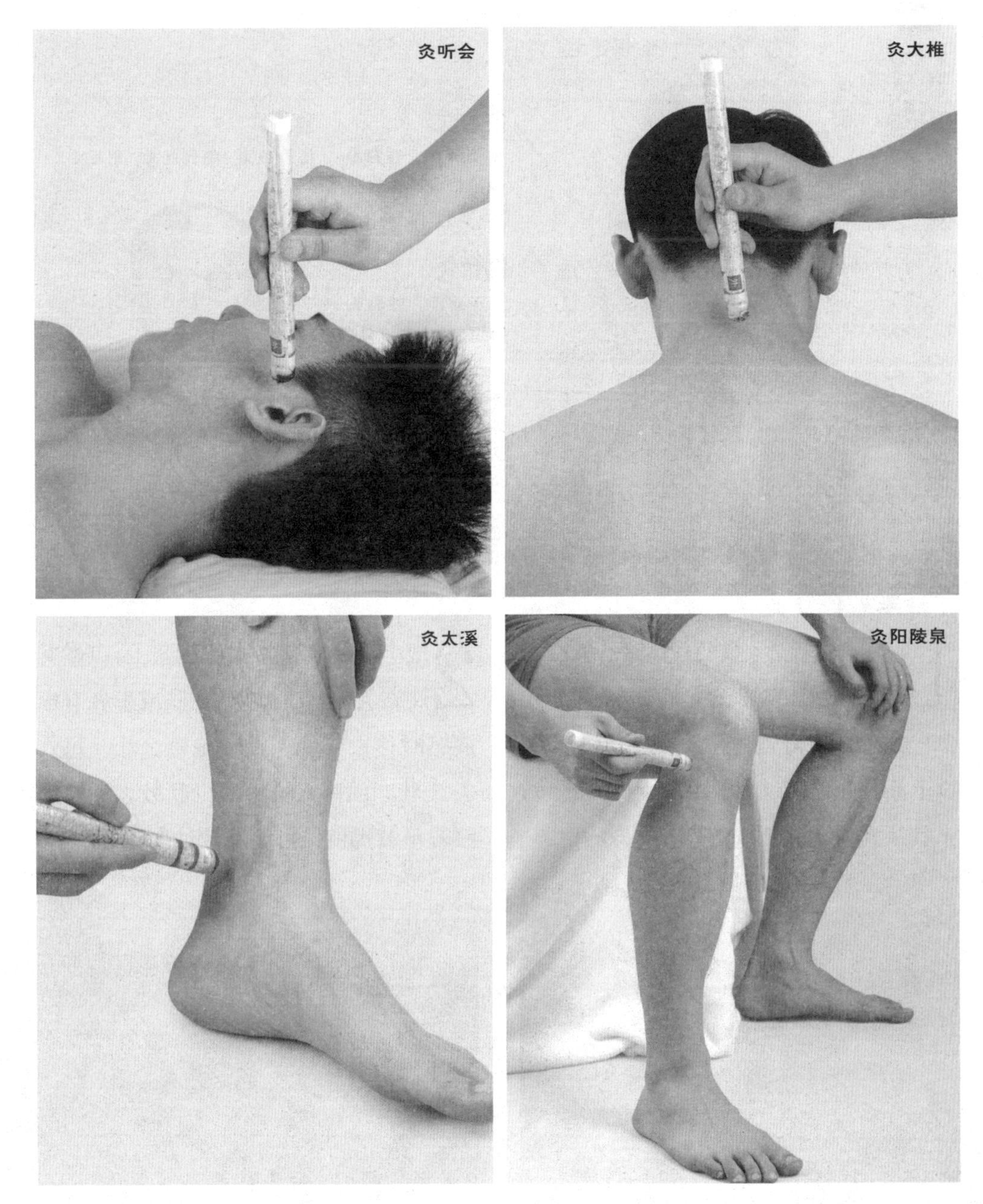

老年性白内障

老年性白内障是后天性白内障中最常见的一种，易发人群为40~50岁以上的中老年人。主要表现为视力减退、视物模糊，有怕光、看物体颜色变暗甚至重影等症状。中医认为，该病是由于年衰精弱、晶珠失养所致。在相关穴位施灸可益气养血、增强脏腑功能，从而改善症状。

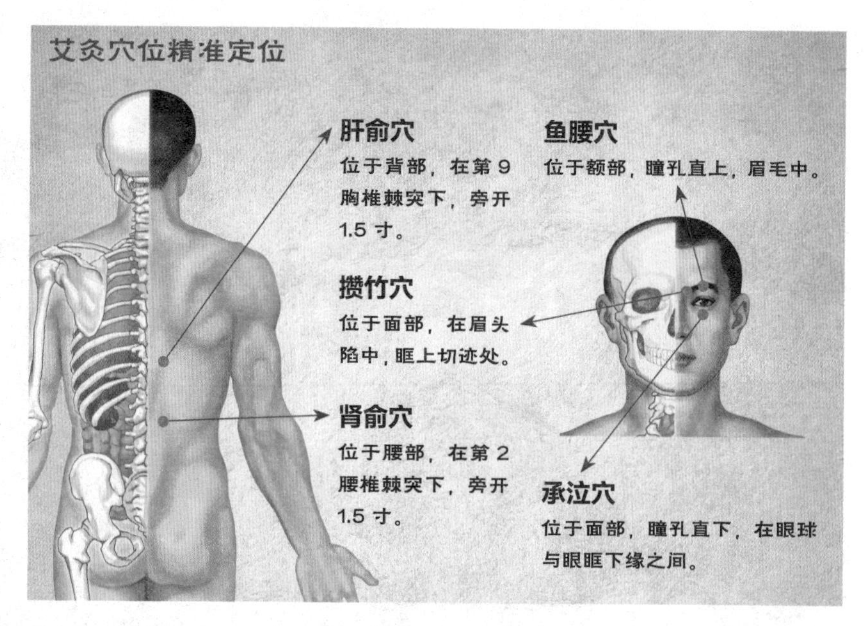

手把手教你艾灸

1 取肝俞、肾俞、攒竹、鱼腰、承泣等穴位，先灸头部穴位再灸腰背部穴位。让患者取舒适体位，在要施灸的穴位上涂抹一层凡士林，以黏附艾炷，防止其从穴位皮肤上脱落。

2 把小艾炷放置在穴位皮肤上，点燃艾炷施灸，当艾炷燃近皮肤或患者有疼痛感时移去艾炷，继续施第2壮。每穴灸3壮，面部穴位可减少壮数。灸处皮肤若呈黄褐色，可涂冰片油防止起泡。

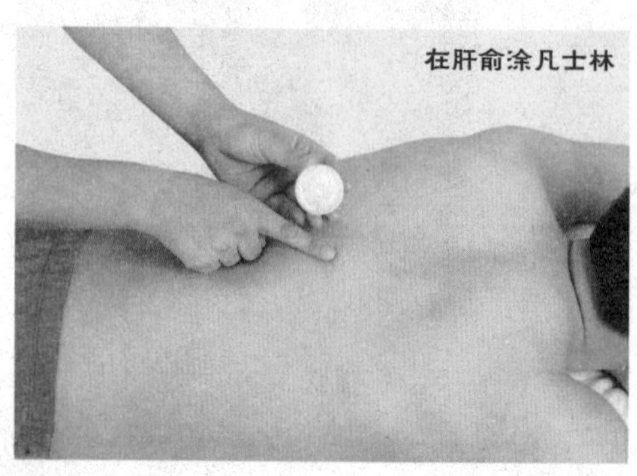
在肝俞涂凡士林

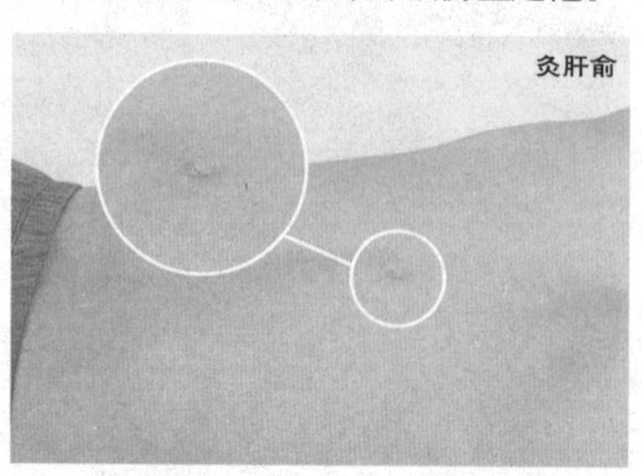
灸肝俞

牙痛

牙痛是牙齿因各种原因引起的疼痛，为口腔疾患中常见症状之一。龋齿、牙髓炎、根尖周围炎和牙本质过敏等都会引起牙痛，遇冷、热、酸、甜等刺激时牙痛会发作或加重。中医认为，牙痛多因外感风邪、胃火过盛、肾虚火旺、虫蚀牙齿引起。在相关穴位施灸有祛风散邪、滋阴降火等功效，可有效缓解牙痛。

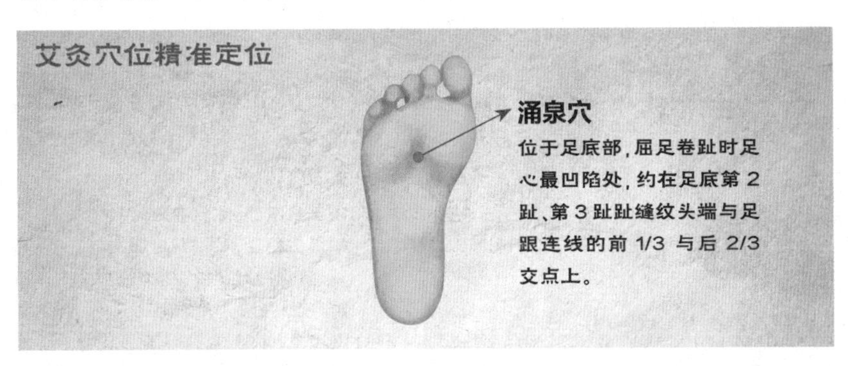

手把手教你艾灸

1 取涌泉穴施灸。把一瓣大蒜切成厚约 0.3 厘米的薄片，用针在其上扎数个小孔。然后让患者取俯卧位，露出脚底，把蒜片放在穴位皮肤上。

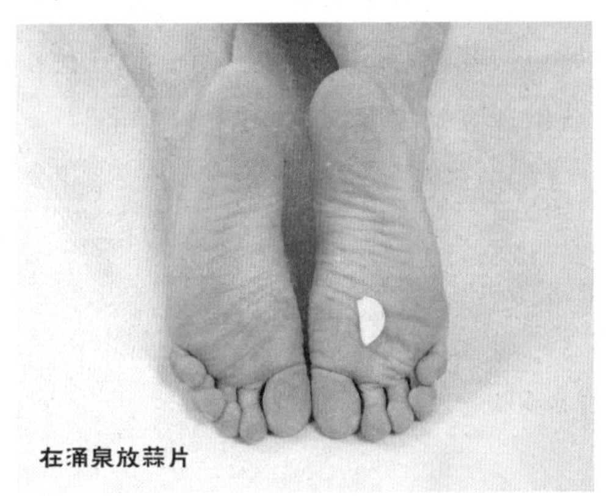
在涌泉放蒜片

2 把中艾炷放置在蒜片中央，点燃施灸。当患者感觉疼痛或艾炷快要燃尽时更换第 2 壮重新施灸。当灸完 4~5 壮后要更换蒜片继续施灸。共灸 7 壮，以穴位处皮肤潮红为度。

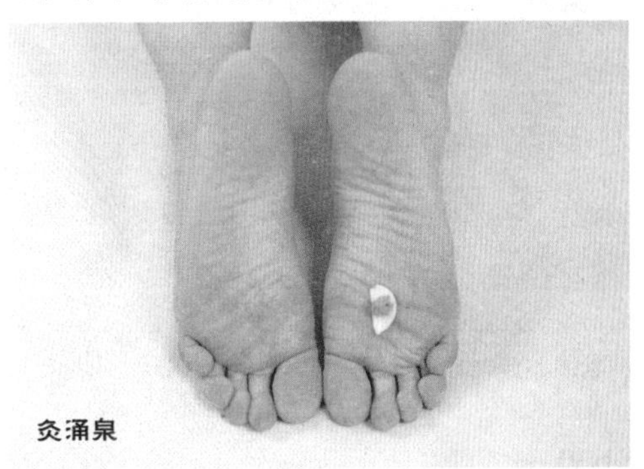
灸涌泉

小贴士

患者要注意口腔卫生，养成早晚刷牙、饭后漱口的好习惯。宜多吃清胃火及清肝火的食物，如南瓜、西瓜、荸荠、芹菜、萝卜等。忌酒及热性动火食品。勿吃过硬食物，少吃过酸、过冷、过热食物，减少或控制食物中的糖分。若出现牙齿疾病应及时治疗，以免延误病情。

口腔溃疡

口腔溃疡是一种以周期性反复发作为特点的口腔黏膜局限性溃疡损伤，可自愈，可发生在口腔黏膜的任何部位。口腔溃疡的诱因可能是局部创伤、精神紧张、食物、药物、激素水平改变及维生素或微量元素缺乏。西医认为口腔溃疡多由病毒所致。中医认为，其多由心脾积热、阴虚火旺引起。在相关穴位施灸能够改善心脾功能，驱除积热，从而达到治疗的目的。

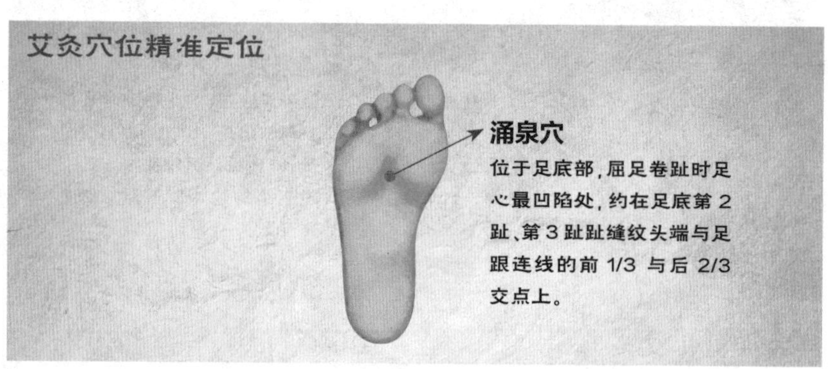

手把手教你艾灸

1 取涌泉穴。把大蒜横切成厚约0.3厘米的薄片，用针在蒜片上扎数个小孔。然后让患者取合适体位，露出脚底，把蒜片放置在穴位上。

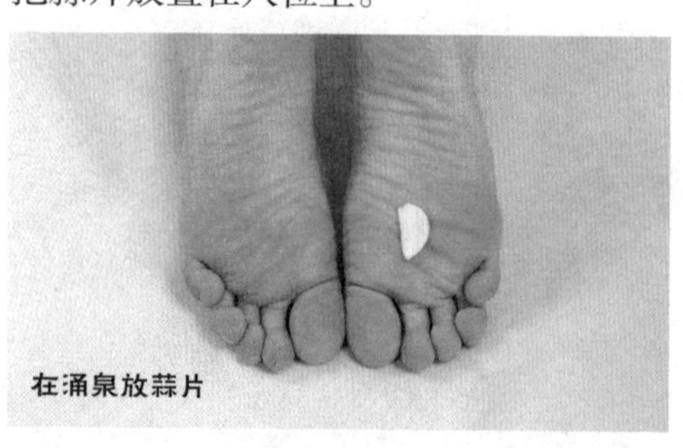
在涌泉放蒜片

2 把中艾炷放置在蒜片中央，点燃艾炷施灸。当艾炷快要燃尽或患者感觉疼痛时更换第2壮艾炷，施灸4~5壮后更换蒜片。此穴共灸7壮，以穴位皮肤出现红晕为度。

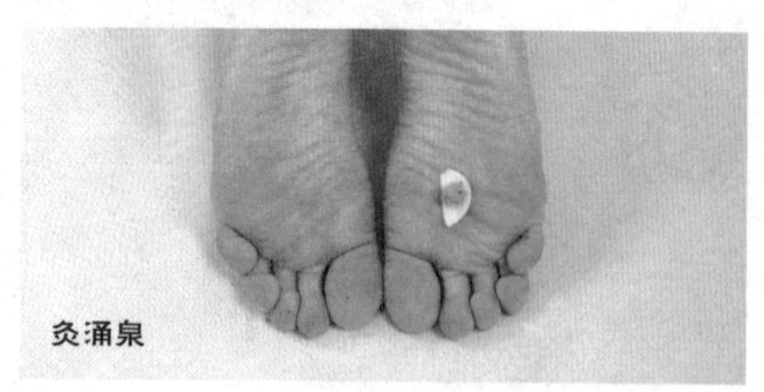
灸涌泉

小贴士

口腔溃疡患者平时应注意口腔卫生，常用淡盐水漱口，经常湿润口腔，避免口腔干燥，多喝水，多吃含锌食物，比如动物肝脏、瘦肉、蛋类、花生、核桃等，以促进创面愈合。多吃富含维生素 B_1、维生素 B_2、维生素C的食物，有利于溃疡愈合。故应多吃新鲜蔬菜和水果，如番茄、茄子、胡萝卜、白萝卜等。忌食辛辣、上火、温热的食物，如辣椒、羊肉、狗肉等。忌用烟、酒、咖啡及刺激性饮料。

慢性鼻炎

慢性鼻炎是鼻腔黏膜和黏膜下层的慢性炎症，表现为鼻黏膜的慢性充血肿胀，主要症状为鼻塞、流涕、嗅觉障碍。中医认为本病多因素体肺脾气虚，卫外不固，加之调摄不慎，反复感受风寒或风热之邪，内外相合而成。病久疾病深入于里，脉络不通，气滞血瘀，鼻窍窒塞，顽固难愈。在相关穴位施灸可强健脏腑、驱除风邪、疏通经脉、活血化瘀，从而改善症状。

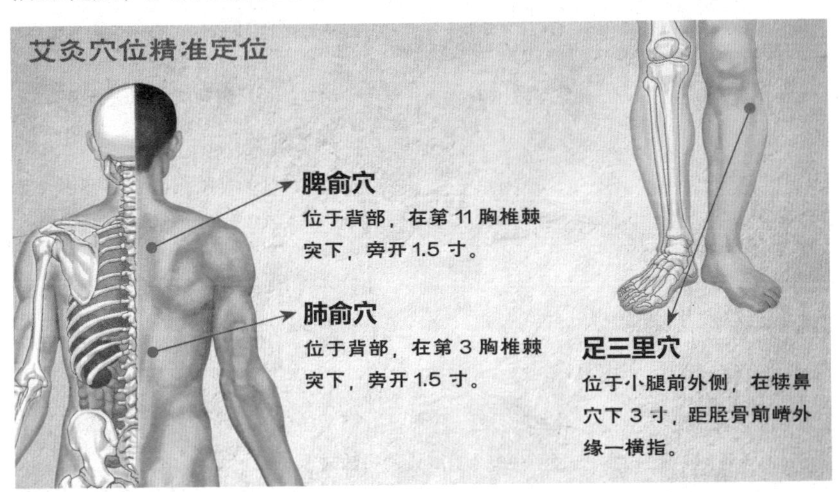

手把手教你艾灸

1 取肺俞、脾俞、足三里等穴位，按照先灸上部穴位再灸下部穴位的顺序施灸。将新鲜的生姜切成厚约 0.3 厘米的薄片，用针在上面扎数个小孔。然后让患者取合适体位，把姜片放置在要施灸的穴位上。

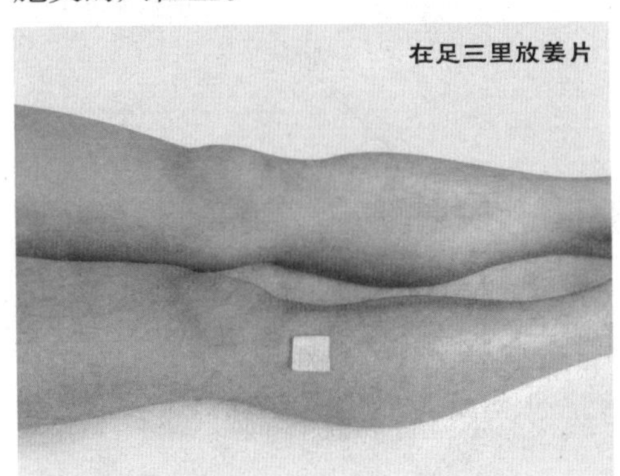

2 把中艾炷放置在姜片的中央，点燃艾炷施灸。在施灸过程中若患者感觉疼痛可将姜片略略抬起旋即放下，反复操作，以缓解患者的灼痛感。每穴灸 5~7 壮，以穴位处皮肤潮红为度。每日灸 1~2 次。

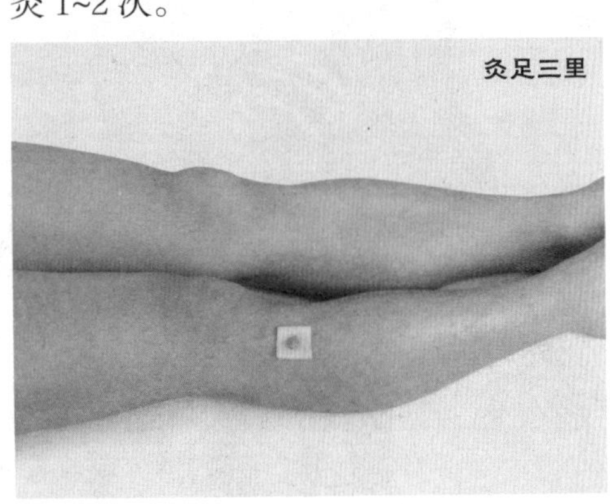

过敏性鼻炎

过敏性鼻炎又称变应性鼻炎，是鼻腔黏膜的变态反应性疾病，并可引起多种并发症。其主要症状为鼻痒、打喷嚏、流鼻涕、鼻塞等。本病的发病呈季节性变化，尤其在春秋季节较为常见。中医认为，过敏性鼻炎与机体免疫力有关，另外肾虚、风寒都会引发过敏性鼻炎。在相关穴位施灸能够驱除风寒、增强机体抵抗力，改善症状。

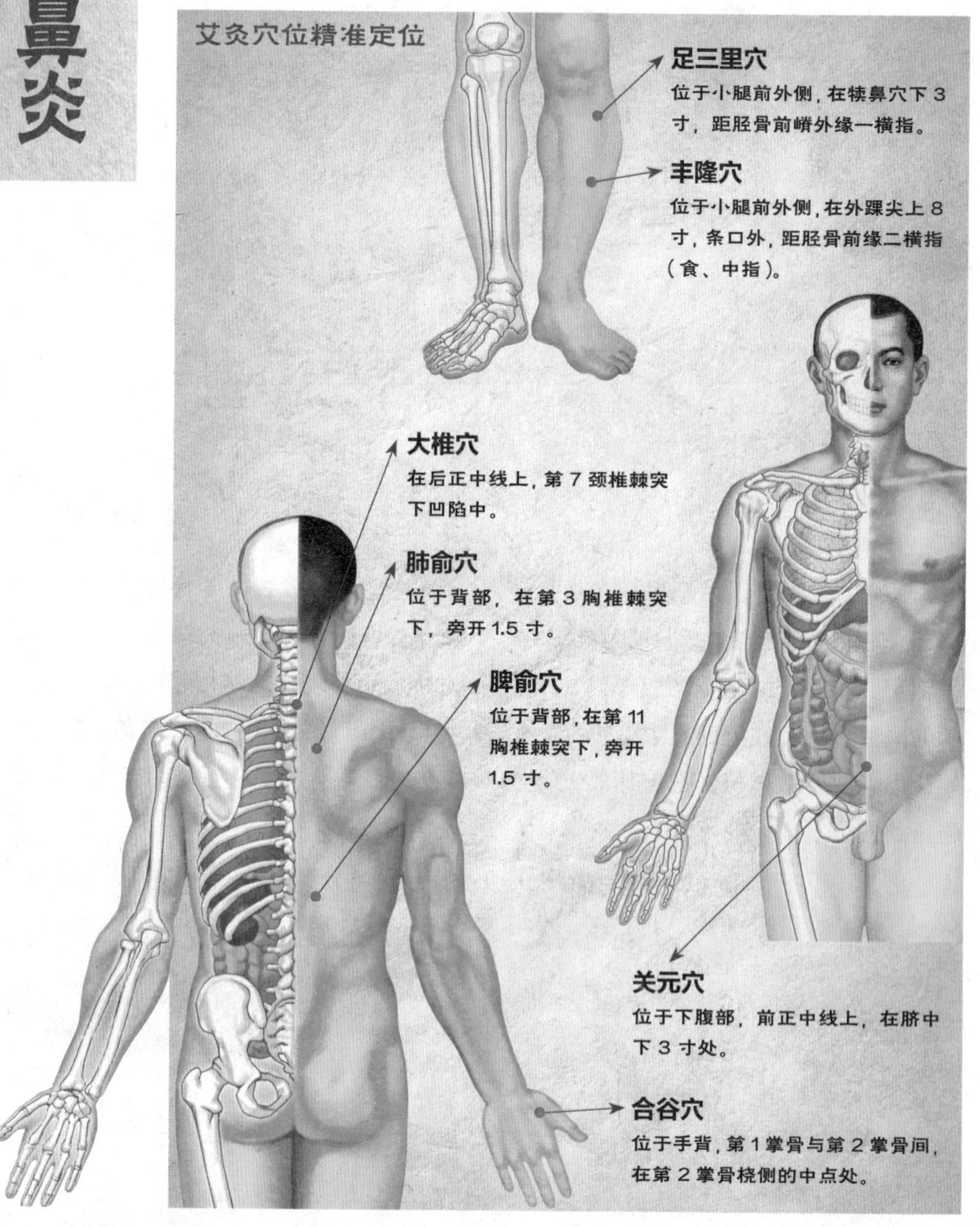

手把手教你艾灸

1 取肺俞、脾俞、合谷、丰隆、关元、足三里、大椎等穴位，按照先灸腰背部穴位再灸胸腹部穴位，先灸上部穴位再灸下部穴位的顺序施灸。先将新鲜的生姜切成厚约 0.3 厘米的薄片，并在姜片上扎数个小孔，然后把姜片放置在要施灸的穴位上。

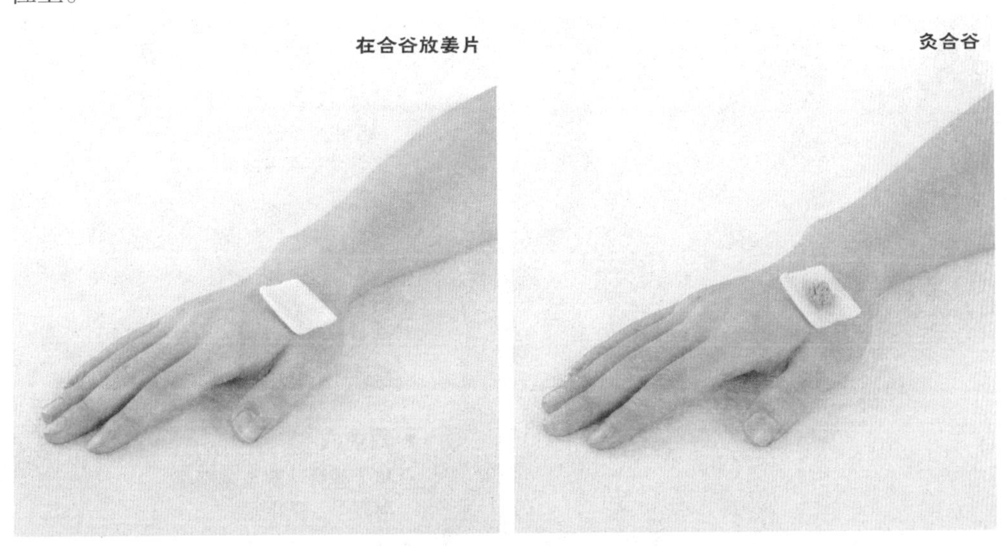

2 把中艾炷放置在姜片的中央，点燃艾炷施灸。当患者感觉疼痛时可将姜片略略抬起旋即放下，反复操作，以缓解患者的灼痛感。灸完第 1 壮再灸第 2 壮，每个穴位灸 5~7 壮，以局部皮肤潮红为度。每日 1 次，10 次为 1 个疗程，每个疗程间隔 2~3 天。3 个疗程后观察效果，然后可每月施灸 1 次，坚持 1 年。

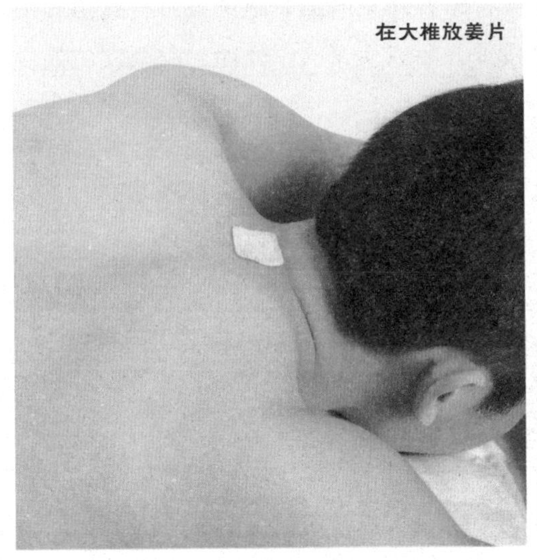

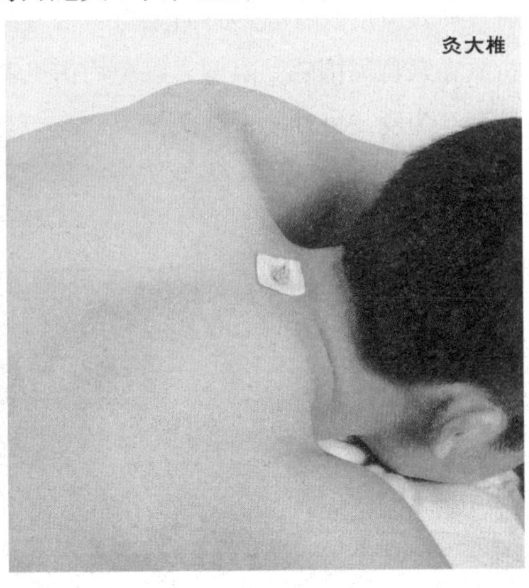

假性近视

假性近视是由于用眼过度致使睫状肌持续收缩痉挛，晶状体厚度增加，视物模糊不清。假性近视若不及时缓解，眼球长期受到紧张的眼外肌的压迫，终究会导致眼轴变大而成为真性近视。中医认为，近视是全身气血脏腑失调，用眼用脑过度所致。在身体相关穴位施灸可健脾生血、补肝养血、滋阴明目，从而达到改善症状的目的。

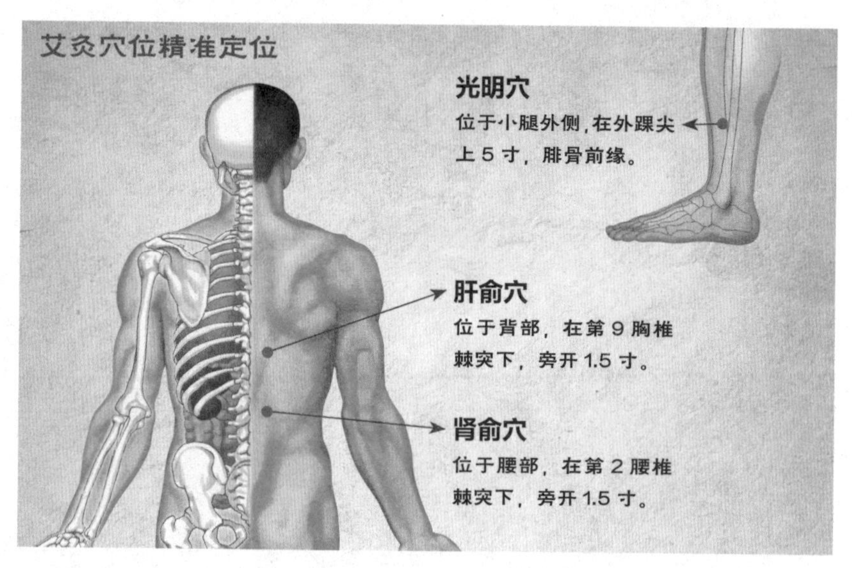

手把手教你艾灸

取肝俞、肾俞、光明等穴位，按照先灸上部穴位再灸下部穴位的顺序施灸，让患者取合适体位，施灸者将艾条的一端点燃，火头对准穴位，距离皮肤约3厘米施灸。使穴位皮肤有温热感而无灼痛感为宜。若患者知觉减退，施灸者可将食指和中指放在穴位周围感受温度，以免灼伤患者皮肤。每穴灸5~10分钟，灸至穴位处皮肤潮红为度。每日灸1~2次。

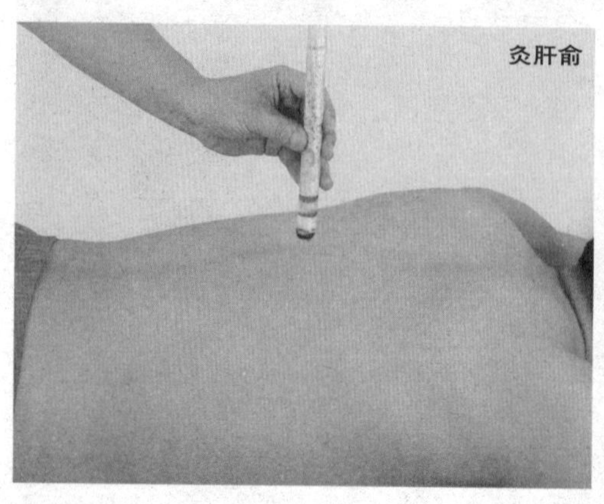

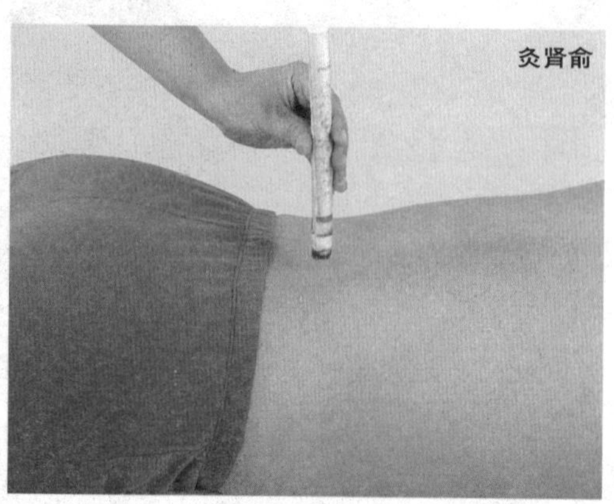

鼻出血

鼻出血是指由于鼻黏膜的毛细血管脆弱，血管受到破坏后，血液从鼻孔里流出的一种病症。鼻出血多为单侧，亦可为双侧；可间歇反复出血，亦可持续出血；出血量多少不一，轻者仅鼻涕中带血，重者可引起失血性休克；反复出血则可导致贫血。多数出血可自止。中医认为，鼻出血是由气血上逆或肺气较热等导致的，在相关穴位施灸可清热润燥、引血下行，从而达到治疗疾病的目的。

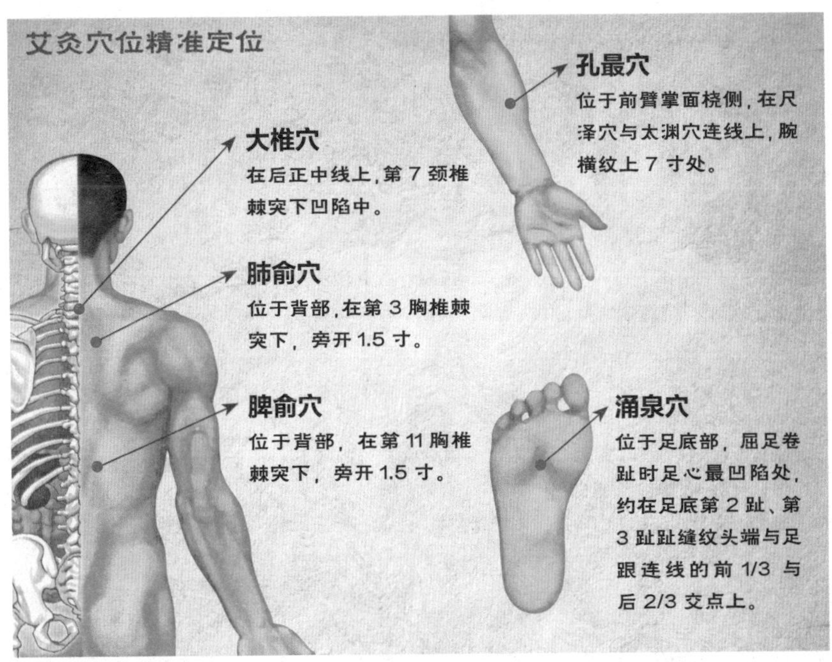

手把手教你艾灸

取大椎、肺俞、脾俞、涌泉、孔最等穴位，按照先灸上部穴位再灸下部穴位的顺序施灸。让患者取舒适的体位，施灸者点燃艾条的一端，手持艾条，让火头对准穴位施灸，与皮肤的距离保持 3~5 厘米。使患者局部有温热感而无灼痛感为宜。每穴灸 15~20 分钟，以局部皮肤潮红为度，每日灸 1~2 次。施灸过程中，施灸者注意力要集中，以免艾灰掉落，灼伤皮肤。

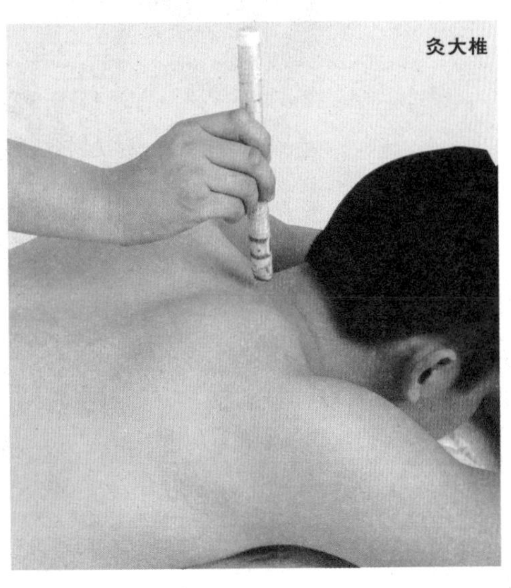

鼻窦炎

鼻窦炎是鼻旁窦黏膜的非特异性炎症，为一种鼻科常见多发病。可分为急性和慢性两类，急性化脓性鼻窦炎多继发于急性鼻炎，以鼻塞、多脓涕、头痛为主要特征；慢性化脓性鼻窦炎常继发于急性化脓性鼻窦炎，以多脓涕为主要表现，可伴有轻重不一的鼻塞、头痛及嗅觉障碍。中医认为，鼻窦炎多由气虚不固，外邪侵袭，邪入化热，灼腐生脓而致，在相关穴位施灸可补中益气，驱赶外邪，改善症状。

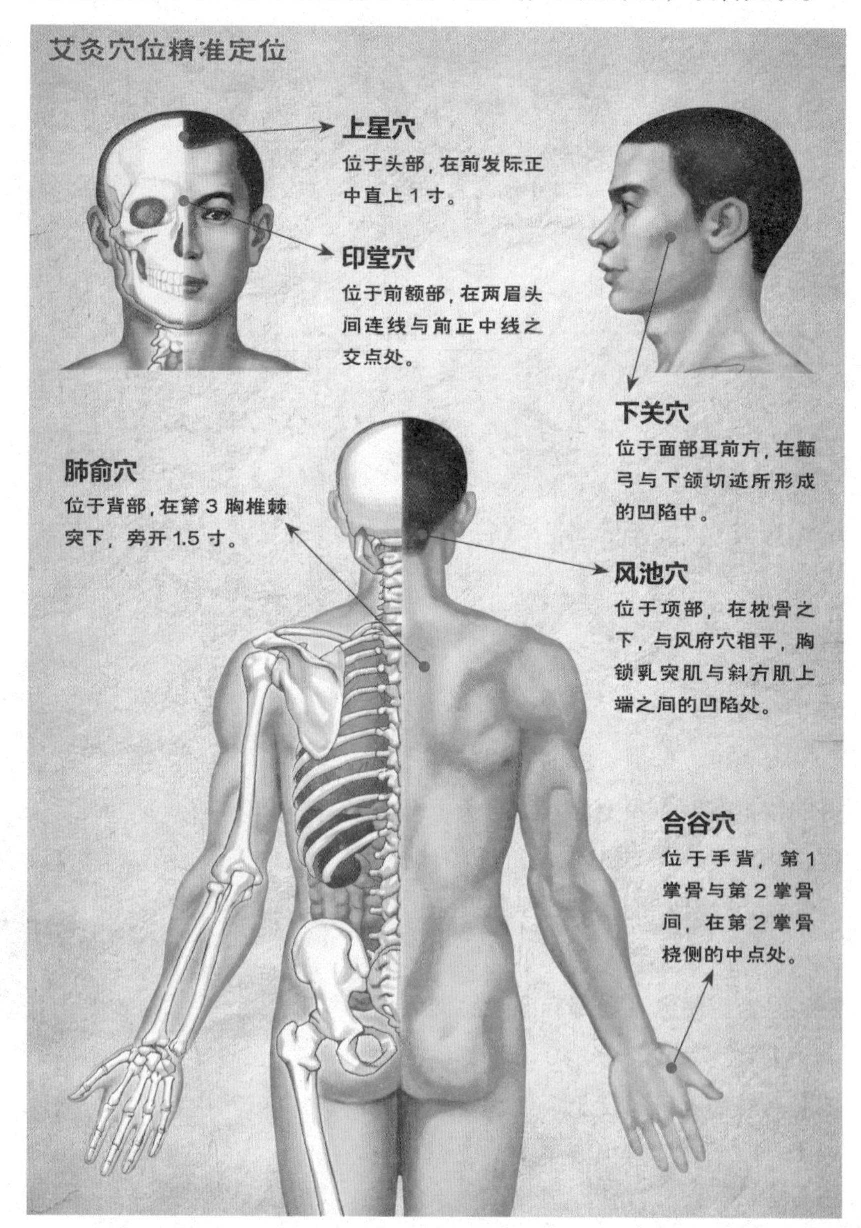

手把手教你艾灸

取上星、印堂、肺俞、风池、下关、合谷等穴位，按照先灸头部穴位再灸四肢穴位、先灸上部穴位再灸下部穴位的顺序施灸。让患者取舒适的体位，施灸者点燃艾条的一端，火头对准穴位皮肤，距离皮肤 3 厘米左右，然后施灸者手持艾条在皮肤上方左右移动或旋转移动，使皮肤有温热感但无灼痛感为宜。移动时速度不可过快，防止艾灰掉落灼伤皮肤或点燃衣物。移动范围维持在 3 厘米左右。每穴灸 10~15 分钟。

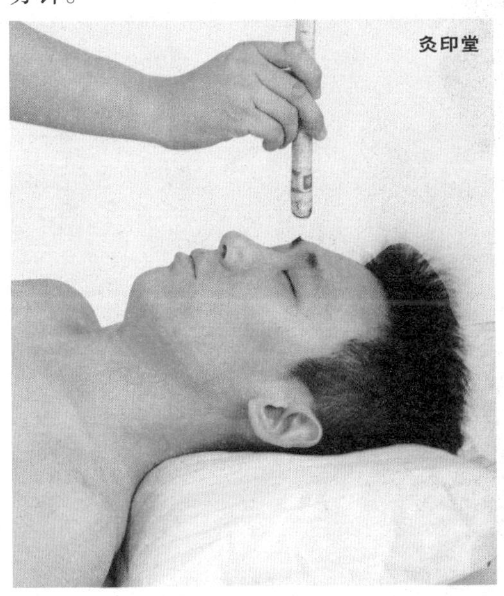

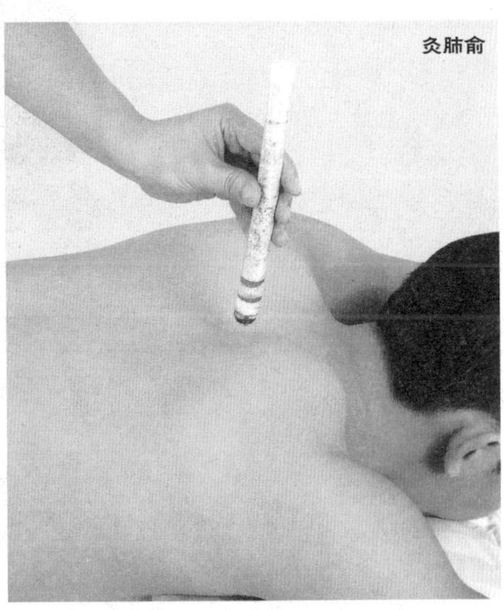

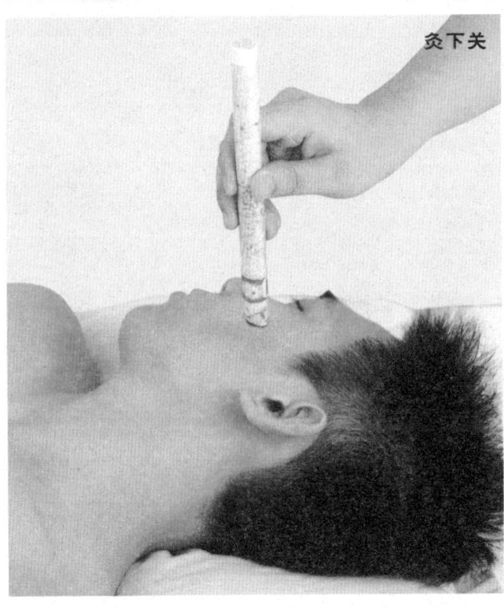

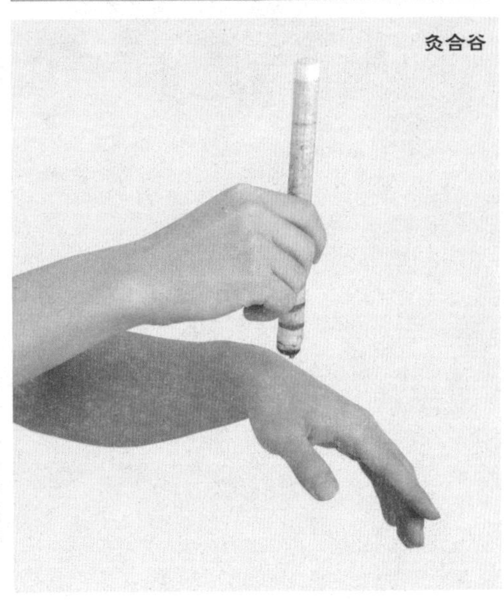

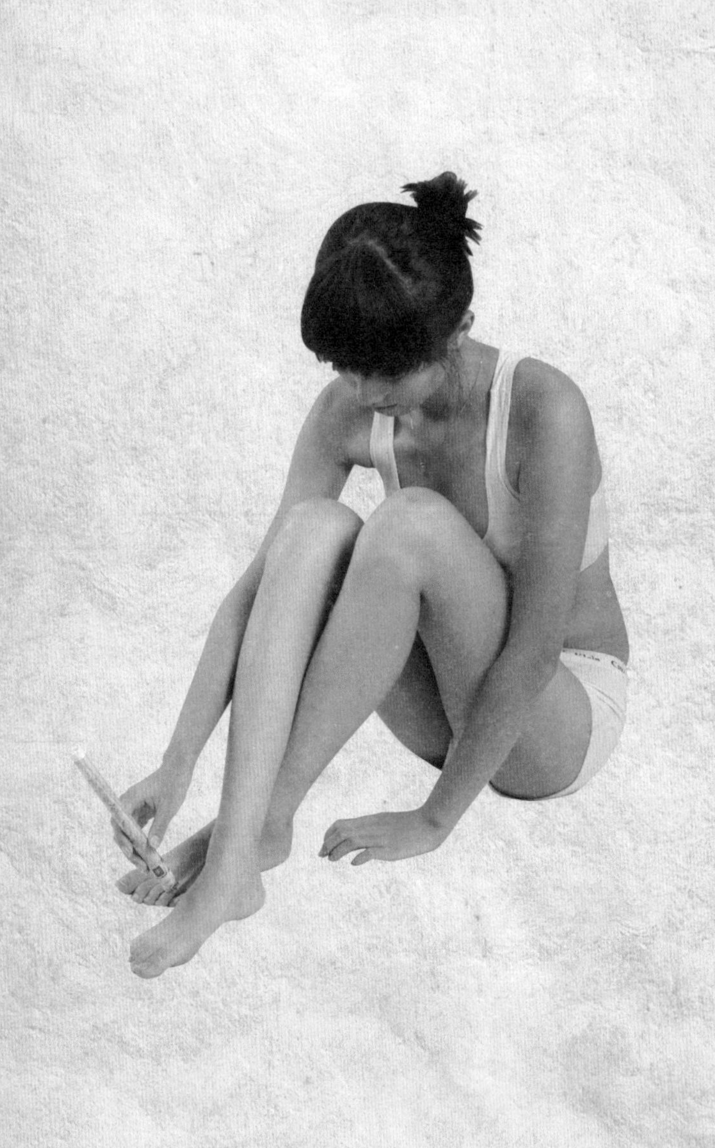

艾灸调理女性常见病

女性很容易出现气血不足，气血凝滞不畅，从而引发一系列妇科疾病。用艾灸疗法，可以有效赶走体内寒湿邪气，重新绽放女性魅力。

带下病

白带的量明显增多，色、质、气味发生异常，或伴全身、局部症状者，称为“带下病”，又称“下白物”“流秽物”，多由阴道炎、宫颈炎、盆腔炎、妇科肿瘤等疾病引起。中医认为，此病是由脾肾虚弱、脾胃损伤、脾虚湿盛、肾虚不固等原因引起的。在相关穴位施灸可健脾益肾、升阳祛湿，从而达到治疗疾病的目的。

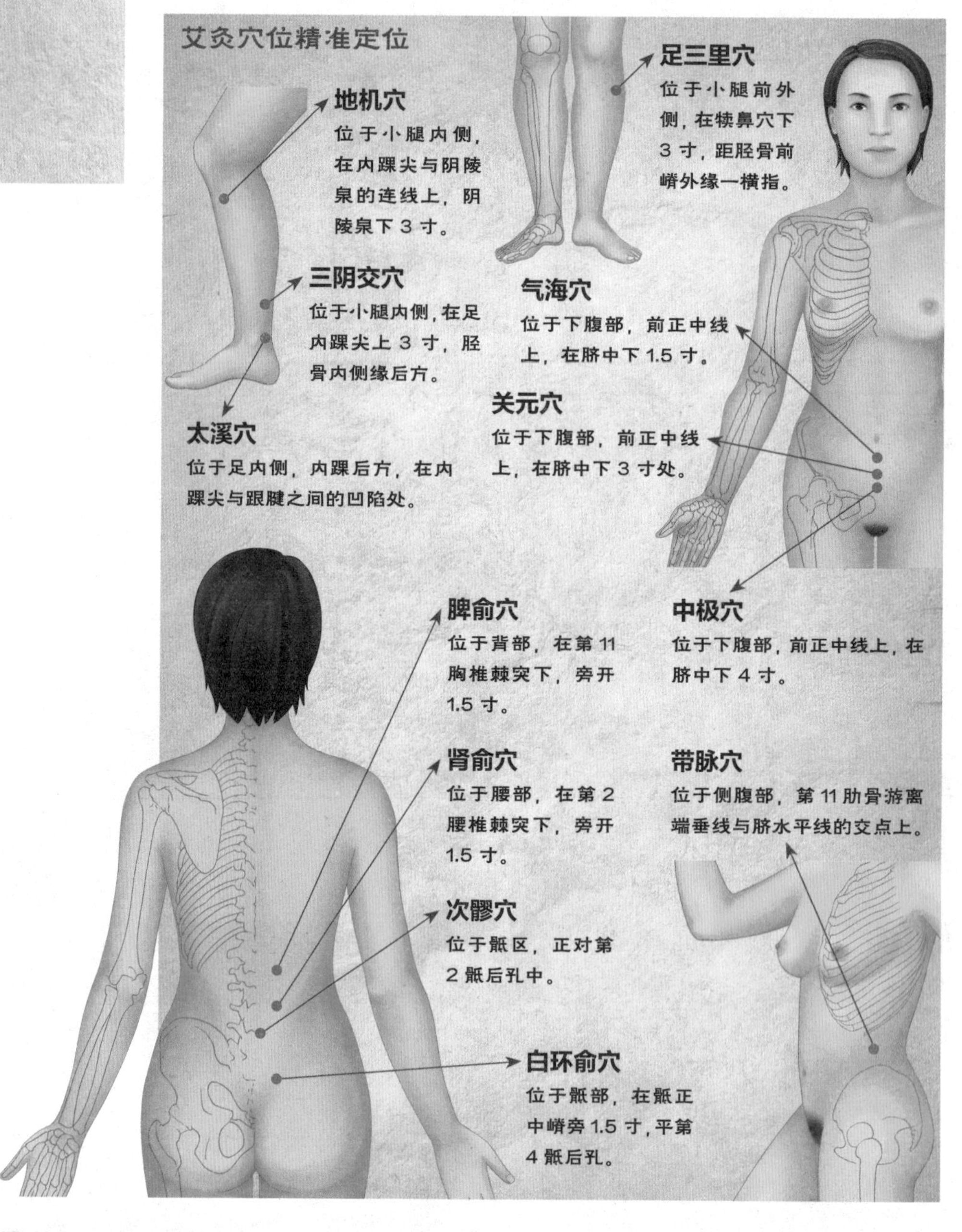

手把手教你艾灸

1 取脾俞、肾俞、白环俞、次髎、气海、关元、带脉、足三里、三阴交、地机、中极、太溪等穴位，按照先灸腰背部穴位再灸胸腹部穴位、先灸上部穴位再灸下部穴位的顺序施灸。先在要灸的穴位上涂抹一层凡士林，以黏附艾炷，防止其从皮肤上脱落。

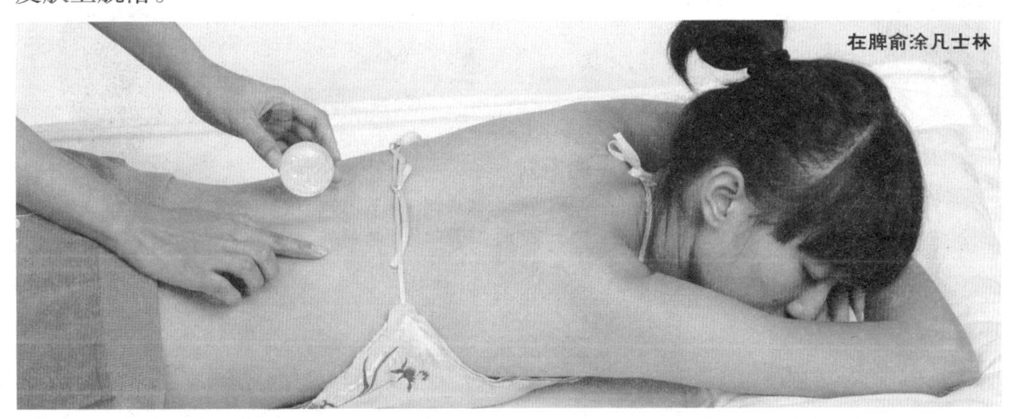
在脾俞涂凡士林

2 把小艾炷放置在涂抹凡士林的穴位上，点燃施灸，当艾炷快要燃尽或患者感觉疼痛时，用镊子移去艾炷，更换第 2 壮重新施灸。每穴灸 3~5 壮，以局部皮肤潮红为度。每日 1 次，10 次为 1 个疗程。此灸法最适用于治疗脾肾阳虚，带下清稀，或肾阴虚火旺，带下赤白，黏稠无臭秽症状者。

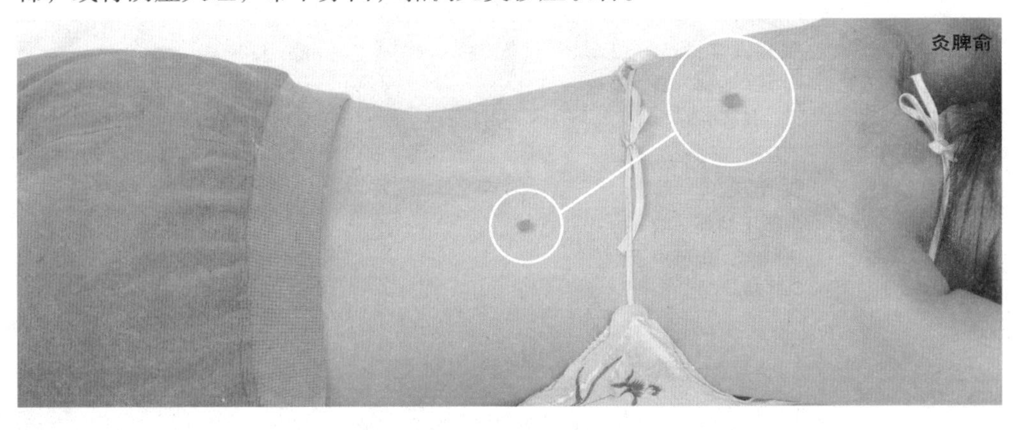
灸脾俞

小贴士

患有带下病的女性要注意保持阴部卫生，坚持每天用温水清洗，在月经要来之前更要注意。节制房事，性生活不要过于频繁，在治疗期间更要禁止性生活。饮食应清淡，忌吃辛辣刺激性食物，多吃水果蔬菜，补充营养素。注意劳逸结合，避免劳累过度。适度锻炼身体，增强抵抗疾病的能力。

月经不调

月经不调是妇科常见病，表现为月经周期或出血量的异常，或是月经前、经期时的腹痛及全身症状。病因可能是器质性病变或是功能失常。中医认为，月经不调是由气血虚弱、肝肾亏损或气血运行不畅造成的。在相关穴位施灸能够调和气血、补益肝肾、祛寒除湿，从而达到改善症状的目的。

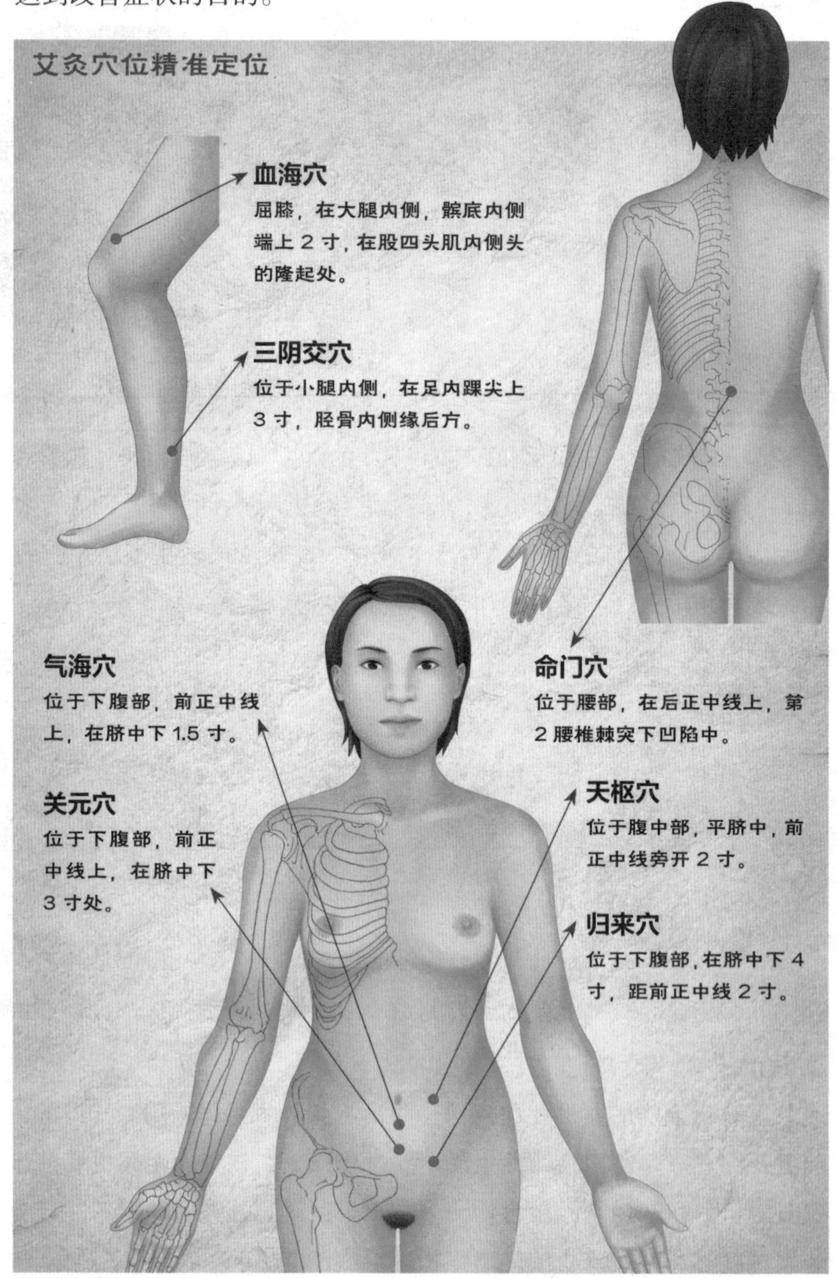

手把手教你艾灸

1 取气海、血海、三阴交、天枢、归来、命门、关元等穴位，按照先灸腰背部穴位再灸胸腹部穴位，先灸上部穴位再灸下部穴位的顺序施灸。让患者取合适的体位，在要施灸的穴位上涂抹一层凡士林，以便于黏附艾炷，防止其脱落。

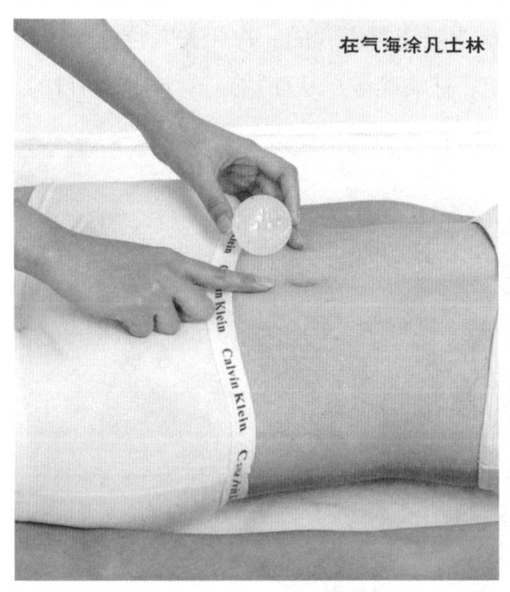

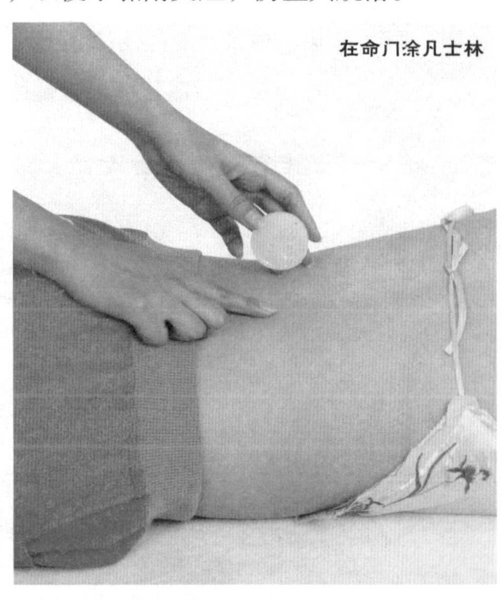

2 把小艾炷放置在涂抹凡士林的穴位上，点燃施灸。当艾炷燃近皮肤或患者感觉疼痛时，用镊子把艾炷夹去重新施第 2 壮。每穴灸 3~5 壮，每日 1 次。此灸法适用于经行后期，有量少色暗淡、质稀薄、小腹冷痛、喜温喜按、形寒肢冷症状者。

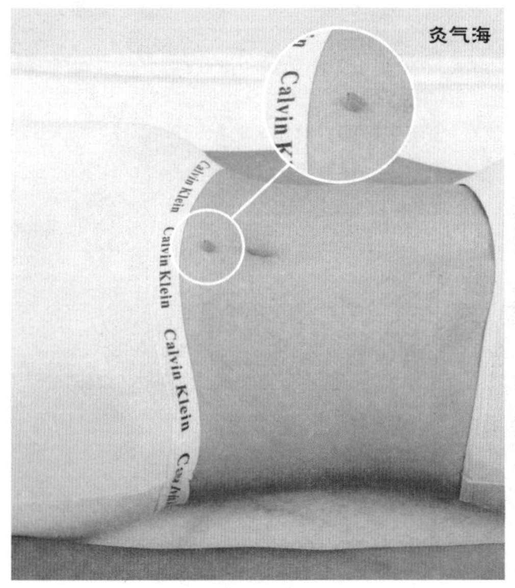

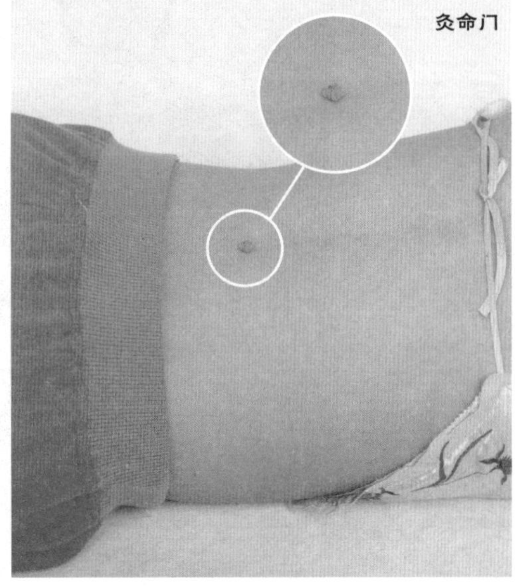

闭经

闭经是指女子超过 18 周岁，月经尚未来潮，或者已经建立正常的月经周期后突然非生理性中断 3 个月以上的疾病。闭经与全身疾病、内分泌失调、精神失常等诸多因素有关，如严重贫血、结核病、肾脏病、心脏病等疾病均会引起闭经。中医认为，闭经通常是由肾虚、脾虚、血虚、气滞血瘀、寒凝血瘀、痰湿阻滞等引起的。在相关穴位施灸可培补元气、活血化瘀、强健脏腑、祛痰除湿，从而达到治疗疾病的目的。

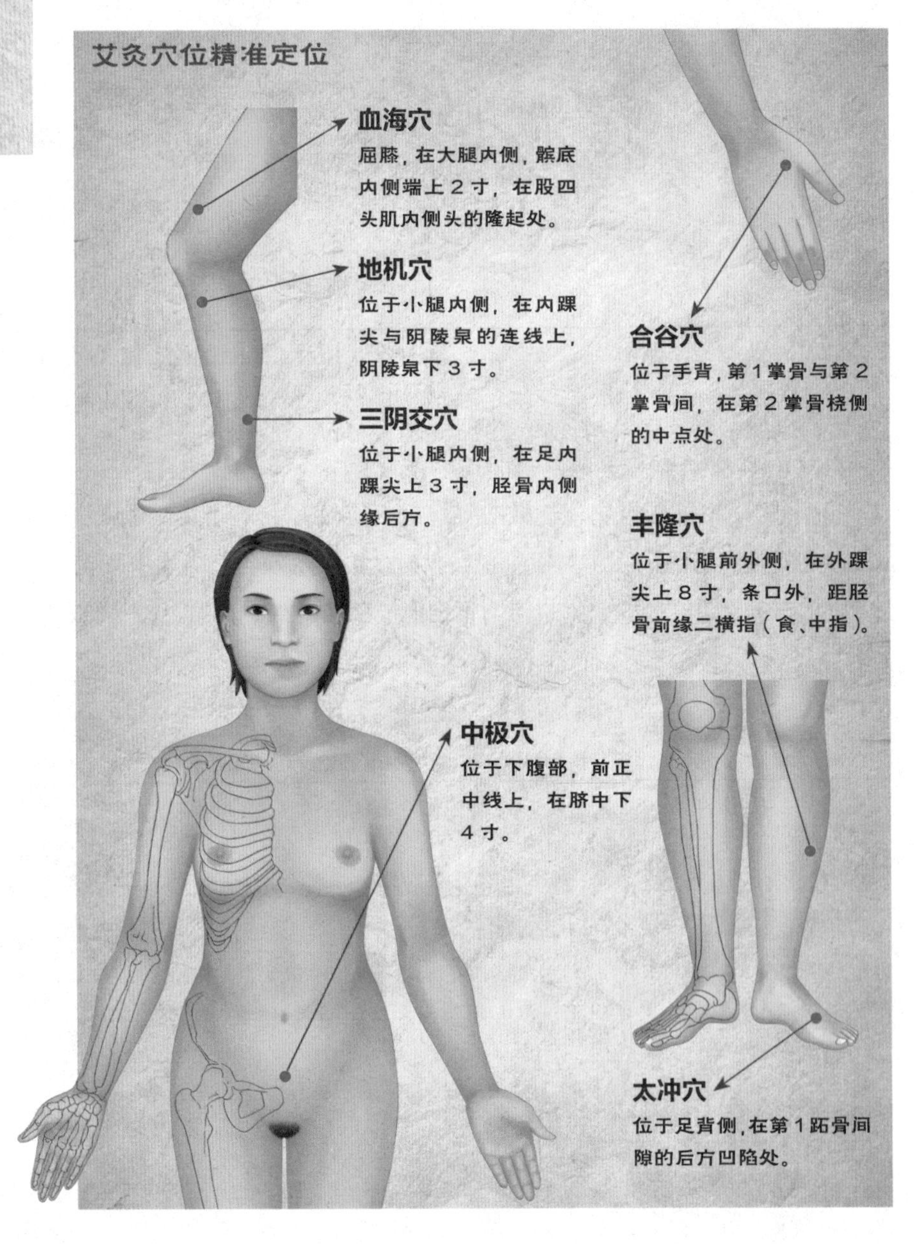

手把手教你艾灸

1 取中极、合谷、血海、丰隆、三阴交、地机、太冲等穴位，按照先灸上部穴位再灸下部穴位的顺序施灸。先把新鲜的生姜切成厚约 0.3 厘米的薄片，在姜片上扎数个小孔，然后把姜片放置在要灸的穴位上。

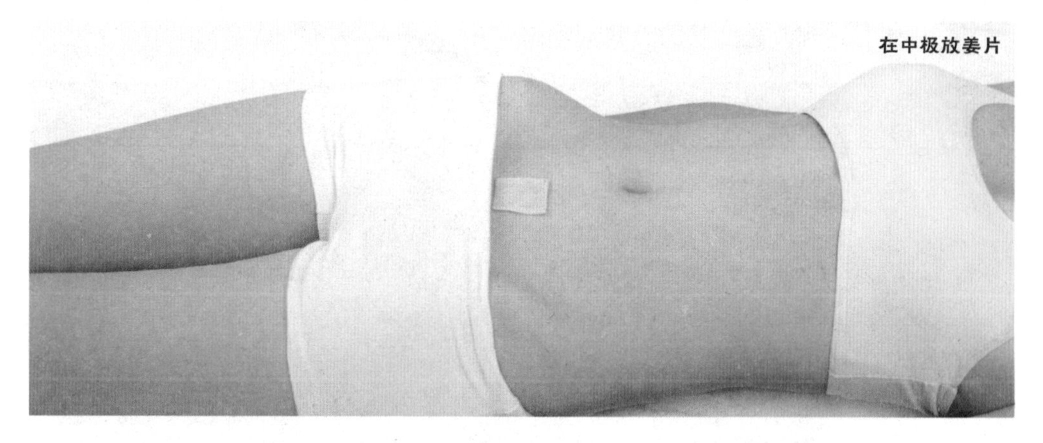
在中极放姜片

2 把中艾炷放置在姜片的中央，点燃施灸。若施灸过程中患者感觉疼痛，可略略抬起姜片，旋即放下，反复操作以缓解疼痛。当艾炷燃尽时更换第 2 壮，每穴共灸 3~5 壮。每日 1 次。此灸法适用于血瘀经闭的患者。

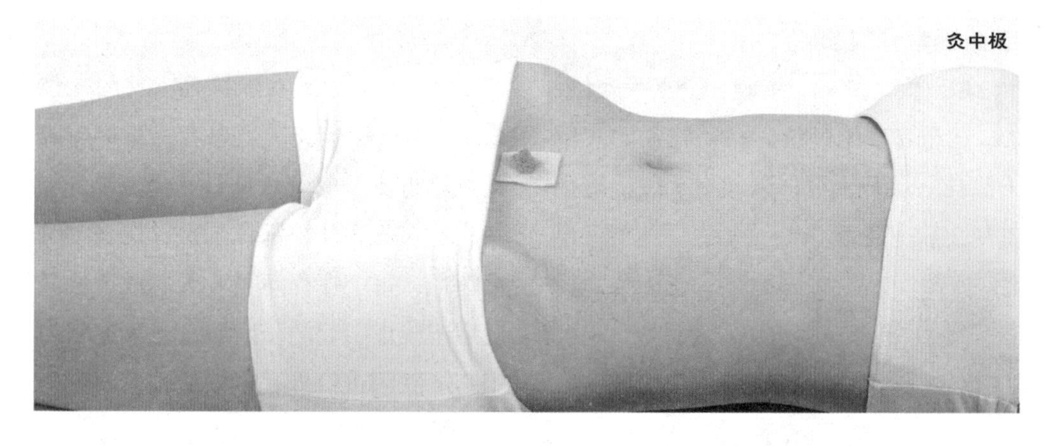
灸中极

小贴士

引起闭经的原因很多，除查明原因给予必要的治疗外，饮食也应遵循一定的原则。体质虚弱者应多食用些具有营养滋补和补血活血通络作用的食物，如鸡蛋、牛奶、大枣、桂圆、核桃、羊肉等；对气滞血瘀引起的闭经，可多食些具有行血化瘀功效的食物，如生姜、大枣、红糖等，可将红糖煎水代茶饮。患者不仅营养要全面，还要适当锻炼身体，增强体质，增强治疗疾病的信心。

子宫脱垂

子宫脱垂是指支撑子宫的组织受损伤或薄弱，致使子宫从正常位置沿阴道下降，子宫颈外口达坐骨棘水平以下，甚至子宫全部脱出阴道口外的一种病症。中医认为，本病是由体力虚弱、中气下降、冲任不固、湿热下注所致。在相关穴位施灸可调理气机、滋养肾脏，从而达到改善症状的目的。

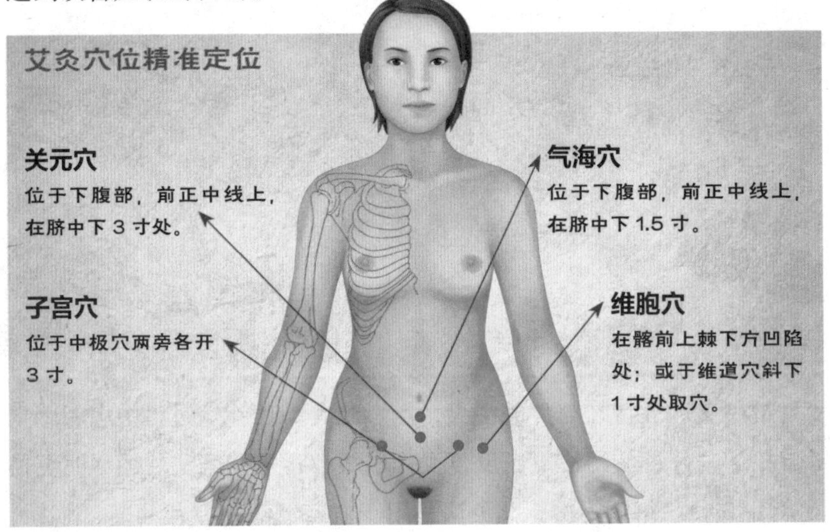

手把手教你艾灸

1 取气海、关元、维胞、子宫等穴位，让患者取俯卧位，在要施灸的穴位上涂抹一层凡士林，以黏附艾炷，防止其从皮肤上脱落。

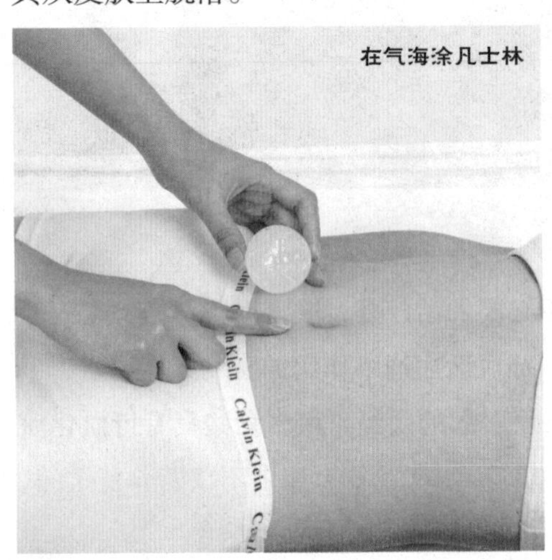

2 把小艾炷放置在涂抹凡士林的穴位上，点燃施灸。当患者感觉疼痛或艾炷燃近皮肤时移去艾炷，重新施第2壮。每穴灸5壮，每日1次，10次为1个疗程，每个疗程间隔5天。此灸法最适用于脾虚引起的子宫脱垂，其症状为子宫下脱阴道口外，劳则加剧，面色苍白，神疲懒言，带下量多。

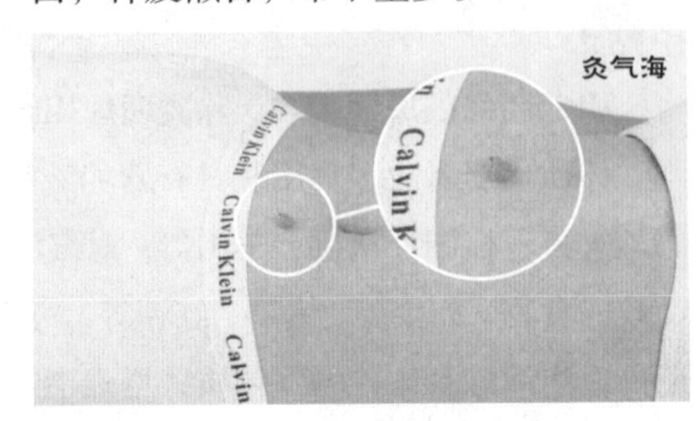

痛经

痛经是妇科常见病，是指妇女在经期及其前后，出现小腹或腰部疼痛，甚至痛及腰骶的病症。每随月经周期而发，严重者可伴恶心呕吐、冷汗淋漓、手足厥冷，甚至昏厥，影响工作及生活。中医认为，痛经是由气滞血瘀、寒湿凝滞、身体虚弱、肝肾亏虚引起的，在相关穴位施灸可调和气血、祛除湿寒、补益肝肾，从而改善痛经的症状。

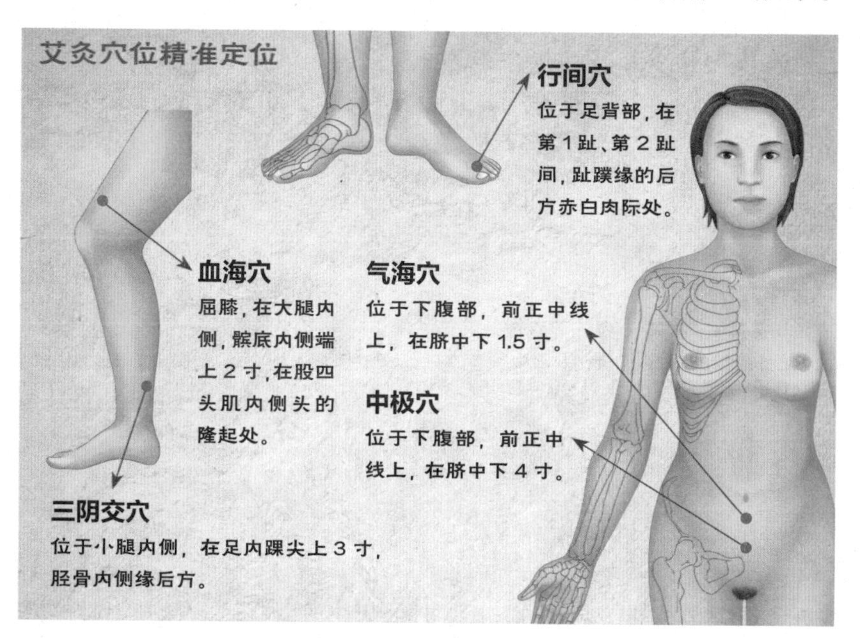

手把手教你艾灸

取气海、中极、血海、三阴交、行间等穴位，按照先灸上部穴位再灸下部穴位的顺序施灸。让患者取合适体位，施灸者站立在患者身侧，点燃艾条的一端，火头对准穴位，距离皮肤约3厘米施灸，以患者感觉有温热感而无疼痛感为宜。每穴灸10~15分钟，以灸处皮肤潮红为度。此方法要在两次月经之间进行，最适用于气滞血瘀型痛经。

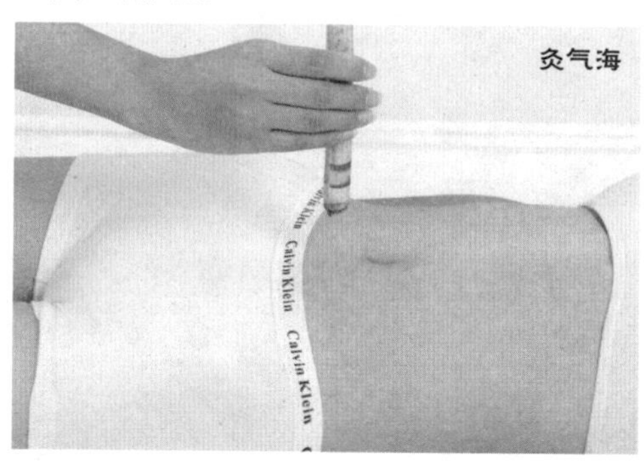
灸气海

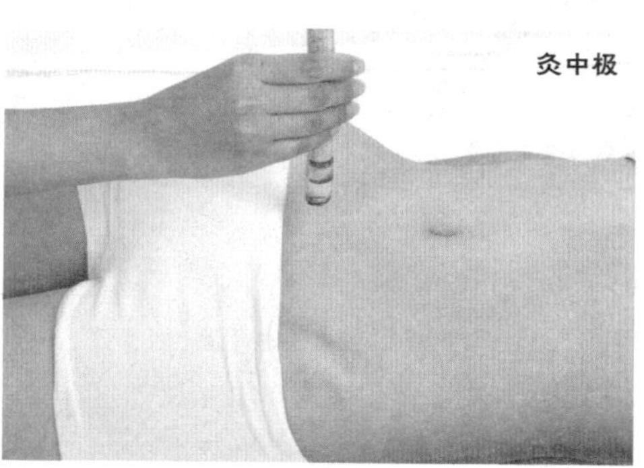
灸中极

子宫肌瘤

子宫肌瘤又称子宫平滑肌瘤，是女性生殖器最常见的一种良性肿瘤。其主要症状为月经周期缩短、经期延长、经量增多、白带增多、不规则阴道出血、小腹部触之有肿块等。中医认为，子宫肌瘤是由七情内伤、脏腑功能失调、气滞血瘀导致的。在相关穴位施灸可调节脏腑功能，活血化瘀，增强机体抵抗力，从而改善症状。

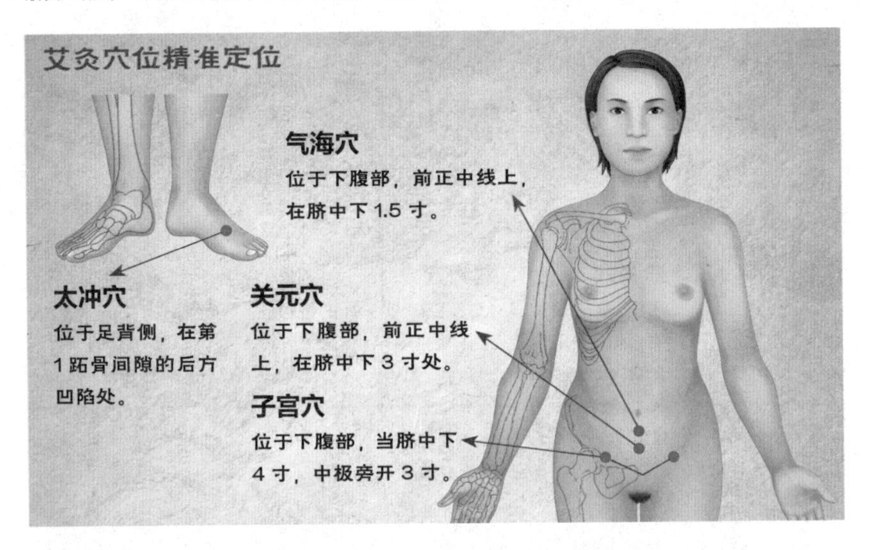

手把手教你艾灸

1 取气海、关元、子宫、太冲、阿是穴等穴位，按照先灸上部穴位再灸下部穴位的顺序施灸。让患者取合适的体位，在要施灸的穴位上涂抹一层凡士林，以黏附艾炷，防止其从皮肤上脱落。

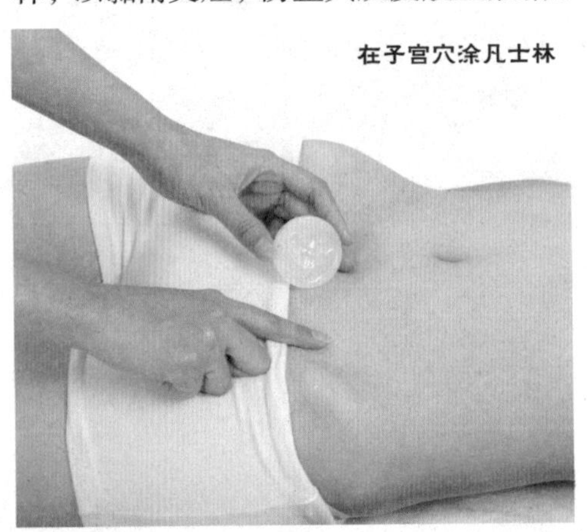
在子宫穴涂凡士林

2 把小艾炷放置在已涂抹凡士林的穴位上，点燃施灸。当艾炷燃近皮肤或患者感觉灼痛时更换第2壮重新施灸。每穴灸5壮，每日1次，10次为1个疗程。此灸法最适用于气滞型子宫肌瘤患者，其症状为小腹胀满、痛无定处、情志抑郁。

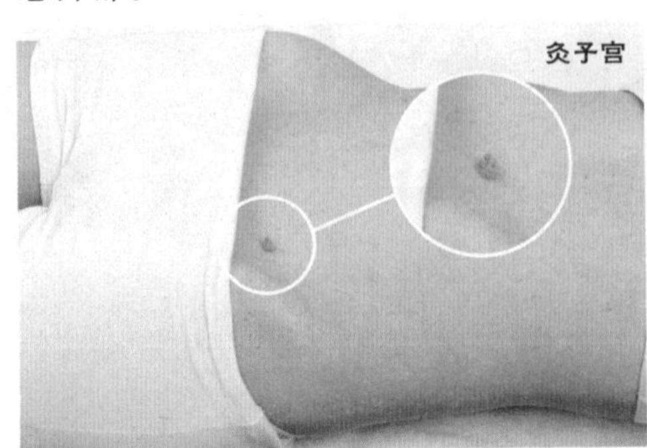
灸子宫

产后腹痛

产妇在产褥期发生的与分娩或产褥有关的小腹疼痛称为产后腹痛。轻者不需治疗，腹痛可逐渐消失，少数疼痛剧烈或疼痛时间较长者要及时治疗。中医认为，此病为产后气血运行不畅、瘀滞不通或产后失血过多、气血虚弱，或起居不慎、情志不舒等所致。在相关穴位施灸可促进气血运行、增强体质、疏肝解郁，从而有效改善症状。

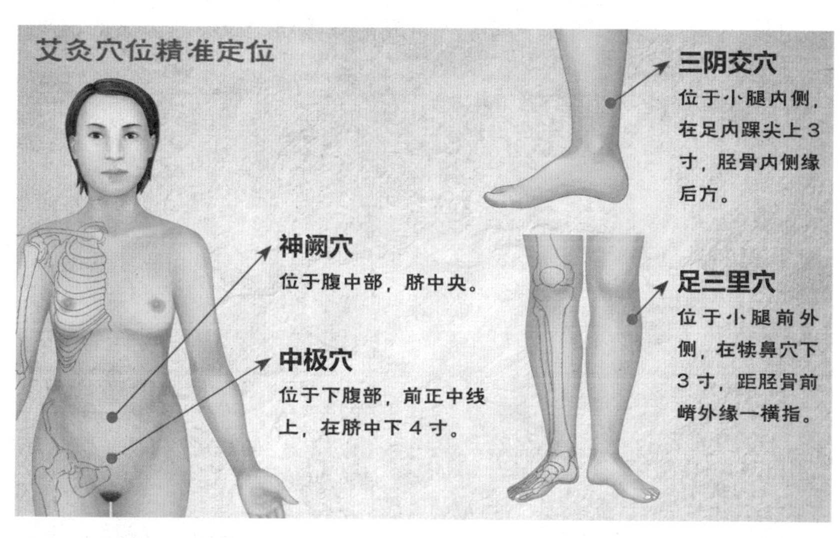

手把手教你艾灸

1 取神阙、中极、足三里、三阴交等穴位，按照先灸上部穴位再灸下部穴位的顺序施灸。先把新鲜的生姜切成厚约0.3厘米的薄片，用针在其上扎数个小孔，然后让患者取合适的体位，把姜片放置在要灸的穴位上。

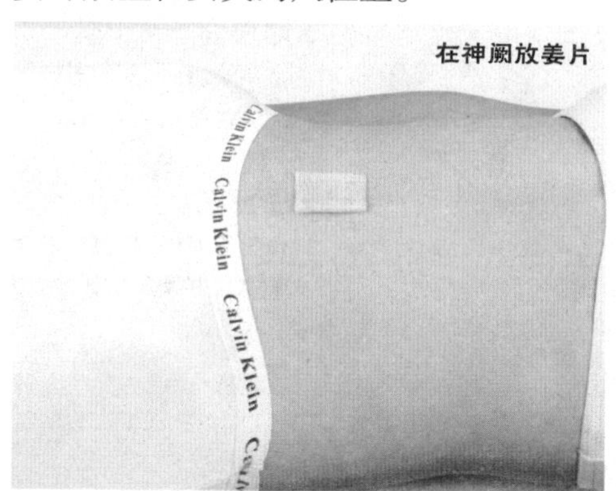

2 把中艾炷放置在姜片的中央，点燃施灸。施灸过程中，若患者感觉灼痛，可把姜片略略抬起，旋即放下，以缓解患者疼痛感。当艾炷燃尽时更换第2壮重新施灸。每穴灸5~7壮，以患者感觉舒适、灸处皮肤潮红为度。每日灸1~2次。

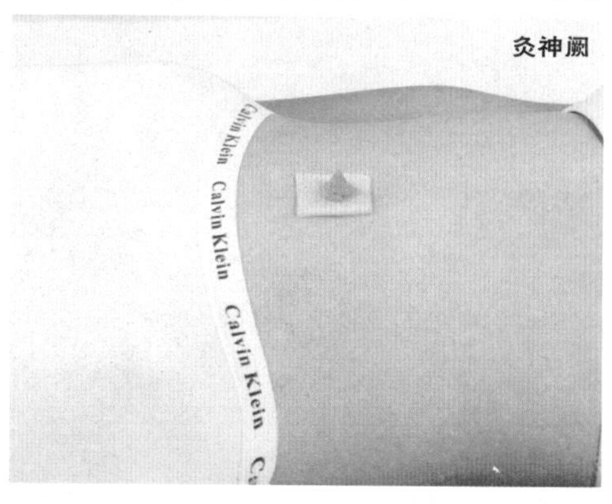

女性不孕症

夫妻同居 1 年以上，有正常性生活，配偶生殖功能正常，未采取避孕措施而未受孕者，可诊断为不孕症。女性不孕症的原因很多，一类为不能排卵的不孕症，一类为精卵不能结合的不孕症，二者都可能是可逆的，也可能是不可逆的。中医认为，女子不孕与先天之本肾和后天之本脾有关，与人体的元气精血不足有关。在相关穴位施灸可调补元阳、健脾益肾、调和气血，从而改善身体状况，增加怀孕的概率。

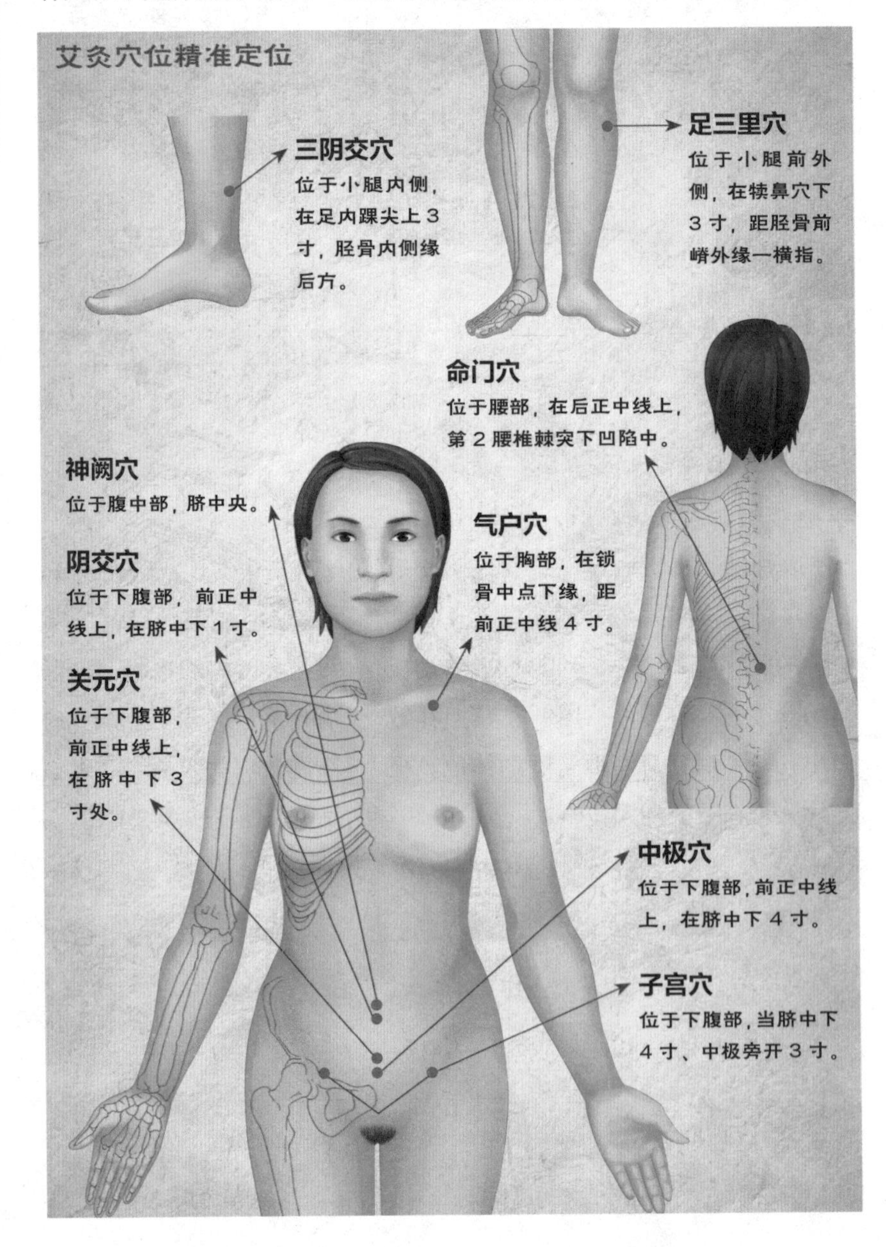

手把手教你艾灸

取命门、气户、神阙、阴交、关元、中极、子宫、足三里、三阴交等穴位，按照先灸腰背部穴位再灸胸腹部穴位，先灸上部穴位再灸下部穴位的顺序施灸。让患者取合适体位，露出要灸的穴位皮肤。施灸者点燃艾条的一端，火头对准穴位施灸，距离皮肤约 3 厘米高度，以患者感觉温热而无疼痛感为宜。每穴灸 15~20 分钟，灸至皮肤潮红为度。每日 1 次，10 次为 1 个疗程。此灸法最适用于肾精亏虚、血虚宫寒的不孕症患者。

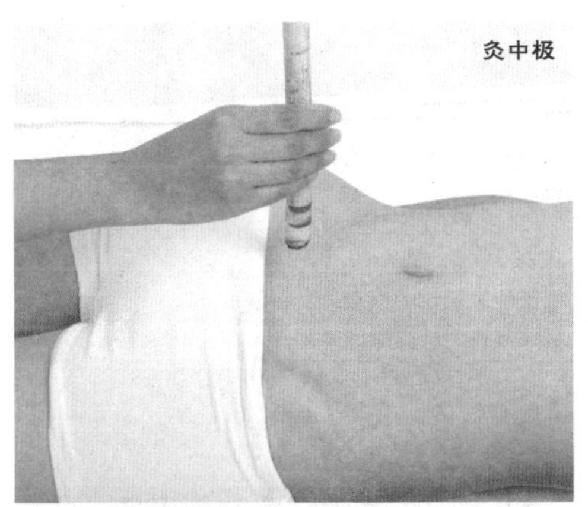
灸中极

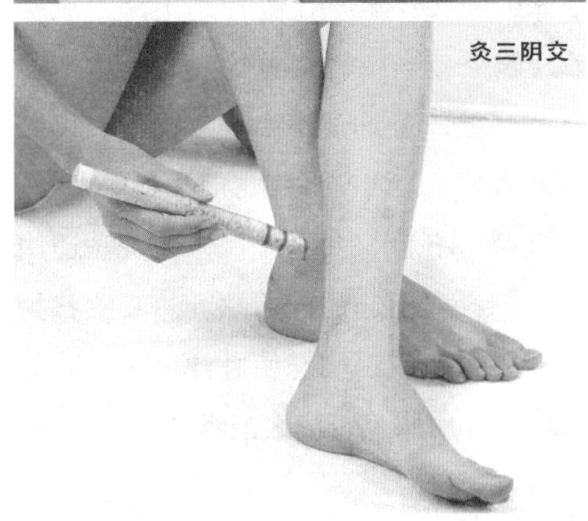
灸三阴交

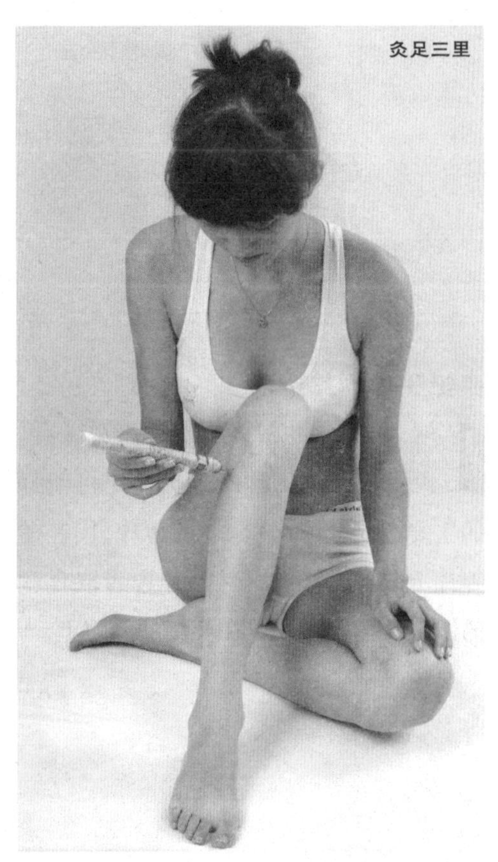
灸足三里

小贴士

引起女性不孕的原因有很多，生殖系统病变、反复人流、各种妇科疾病都会造成女性的不孕。但大部分的不孕症是可以预防的，要及时调治影响妊娠的各种妇科病，如月经病、带下病等，尤其是妇科炎症以及痛经、闭经、崩漏和月经不调。避免反复人流和药流，以防造成继发不孕症或习惯性流产。要正确对待不孕症，减少心理压力，保持情绪愉快，只有这样才能提高受孕的机会。

产后缺乳

产妇在哺乳时乳汁甚少或全无，不足够甚至不能喂养婴儿的症状，称为产后缺乳。缺乳的程度和情况各不相同：有的开始哺乳时缺乏，以后稍多但仍不充足；有的全无乳汁，完全不能喂乳；有的正常哺乳，突然在高热或七情过极后，乳汁骤少，不足以喂养婴儿。中医认为，本病是由气血虚弱、乳汁化源不足或肝气郁结、气滞血凝、乳汁不行所致。在相关穴位施灸，可调和气血、疏肝理气、活血化瘀，从而改善症状。

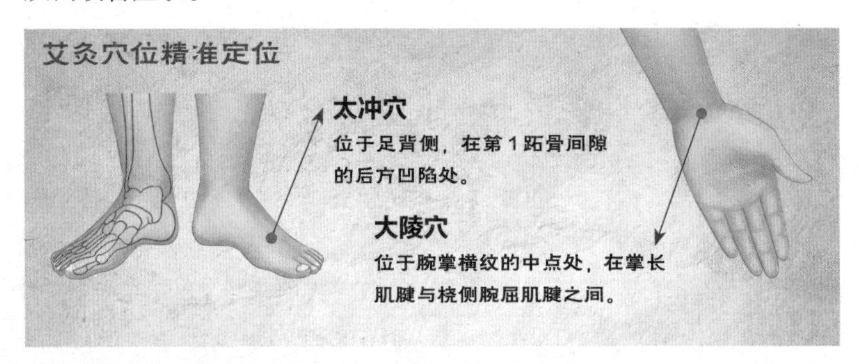

手把手教你艾灸

1 取大陵、太冲，按照先灸上部穴位再灸下部穴位的顺序施灸。先将新鲜的生姜切成厚约0.3厘米的薄片，用针在姜片上扎数个小孔，然后让患者取合适的体位，把姜片放置在要灸的穴位上。

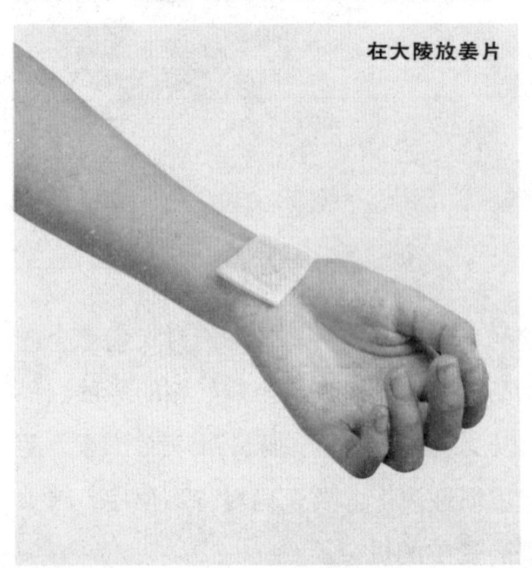
在大陵放姜片

2 把中艾炷放置在姜片的中央，点燃施灸。当患者感觉灼痛时，可把姜片略略抬起旋即放下，反复操作，以缓解患者疼痛。当艾炷燃尽时更换第2壮。每穴灸3~5壮。每日1次。此灸法适用于肝郁气滞引起的产后缺乳。其症状为产后乳少，或因恼怒使乳汁全无，胸胁胀满，乳房胀痛，按之饱满，烦躁易怒。

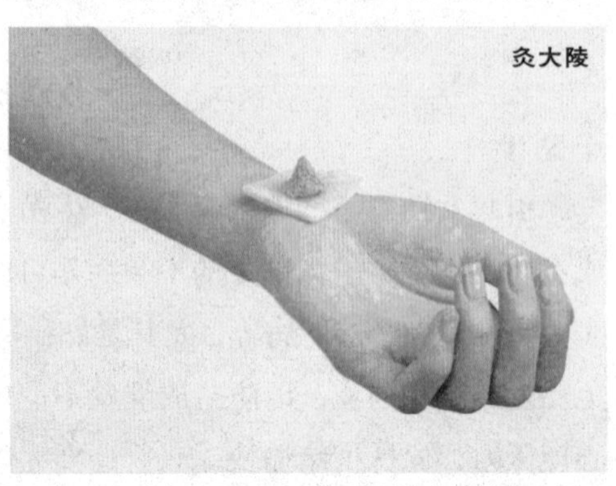
灸大陵

产后便秘

产妇产后饮食如常，但大便数日不行或排便时干燥疼痛，难以解出者，称为产后便秘，是最常见的产后病之一。其主要是由产褥期胃肠功能减弱、排便力量减弱、产后身体虚弱造成的。中医认为，此病是由血虚肠燥、阴虚火旺、气血两虚引起的，在相关穴位施灸可升提人体阳气、调和气血、调节肠胃功能，改善症状。

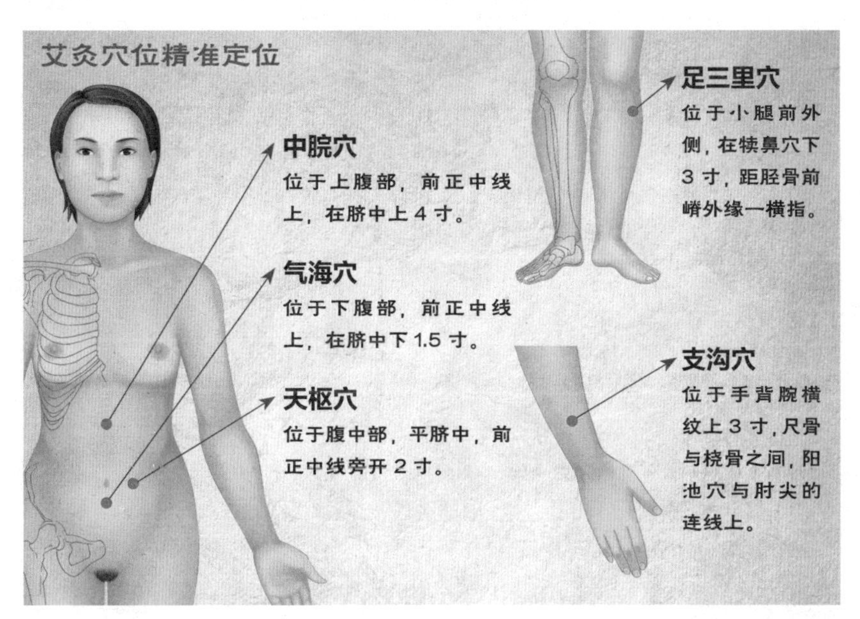

手把手教你艾灸

取中脘、天枢、气海、支沟、足三里等穴位，按照先灸上部穴位再灸下部穴位的顺序施灸。让患者取合适的体位，取长度在1.5寸以上的毫针刺入穴位，得气后留针，在留针过程中，将艾绒搓团捻裹于针柄上点燃，通过针体将热力传入穴位。每次燃烧1~3团艾绒。待艾绒燃完后除去灰烬，将针取出。此灸法必须由专业人士操作，以免误伤患者。

灸气海

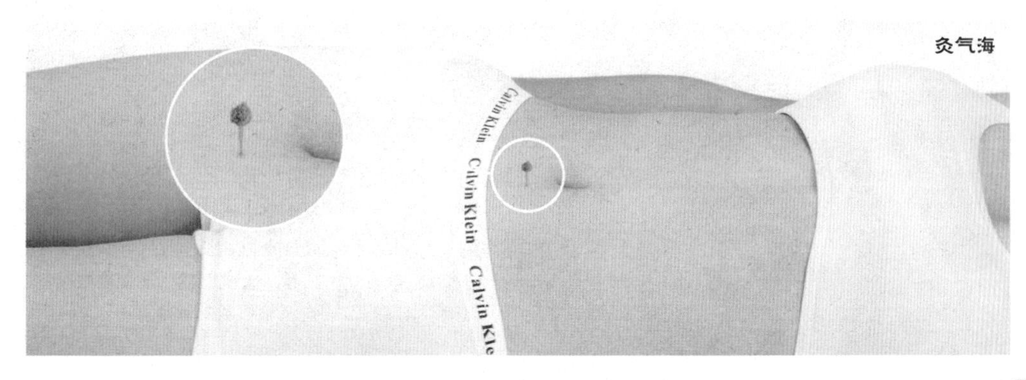

外阴瘙痒

外阴瘙痒是指外阴各种不同病变引起的一种自觉症状，也可发生于外阴完全正常者。瘙痒处多位于阴蒂、小阴唇，也可波及大阴唇、会阴甚至肛周等皮损区。常为阵发性发作，也可为持续性的，一般在夜间加剧。中医认为，此症状一般由生活不洁或肝肾亏虚，精气耗损，化燥生风，阴部失于濡养而发病。在相关穴位施灸可驱邪除湿、滋补肝肾，改善症状。

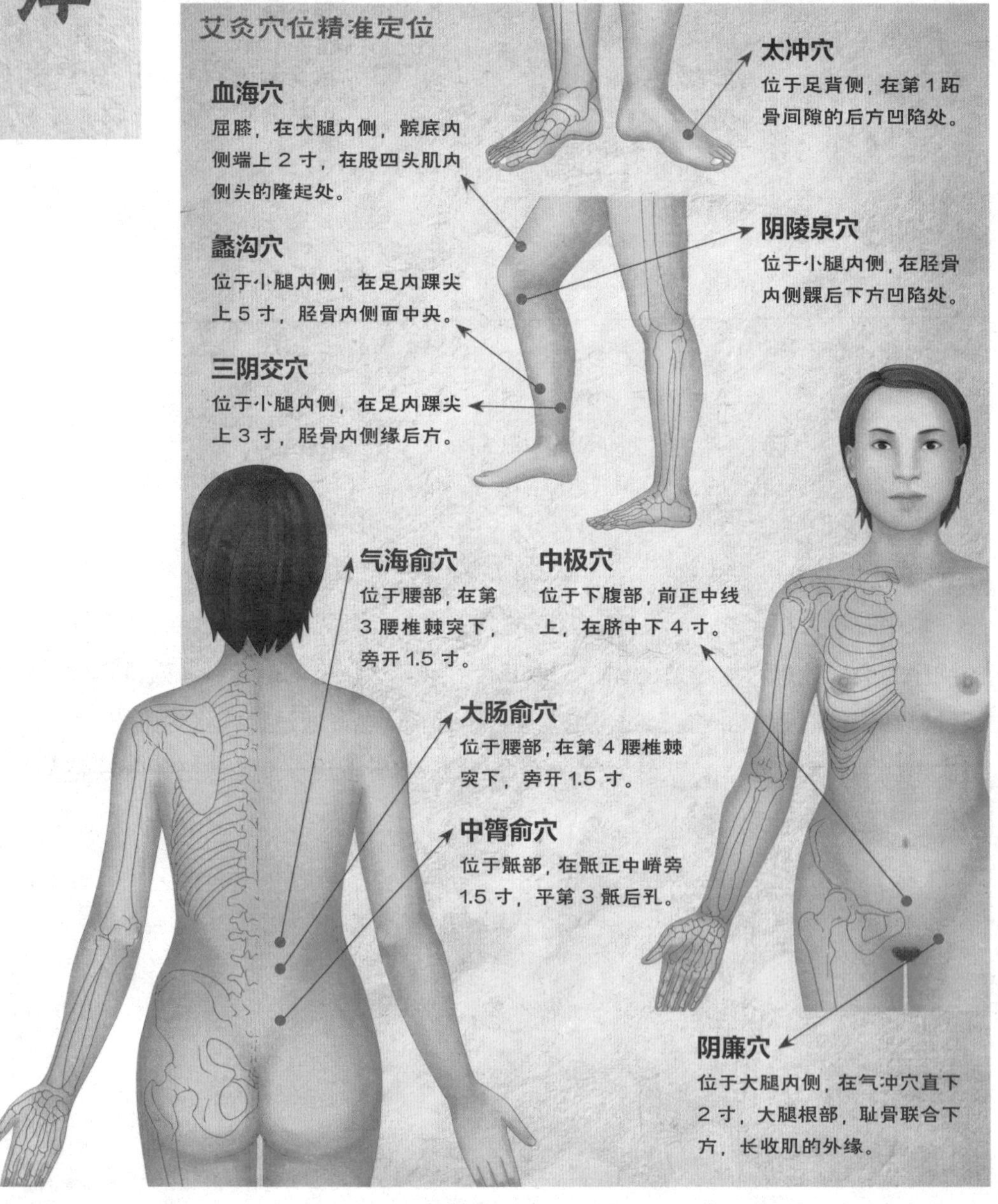

手把手教你艾灸

1 取气海俞、中膂俞、大肠俞、中极、阴廉、血海、三阴交、阴陵泉、蠡沟、太冲等穴位。按照先灸腰背部穴位再灸胸腹部穴位、先灸上部穴位再灸下部穴位的顺序施灸。先把新鲜的生姜切成厚约 0.3 厘米的薄片，用针在薄片上扎数个小孔，然后让患者取合适体位，把姜片放置在要施灸的穴位上。

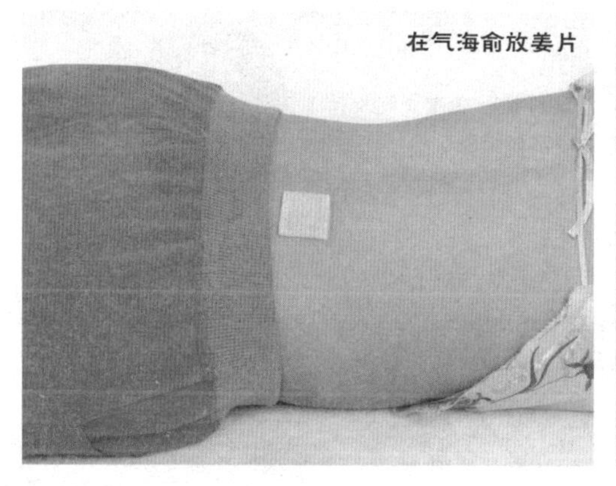
在气海俞放姜片

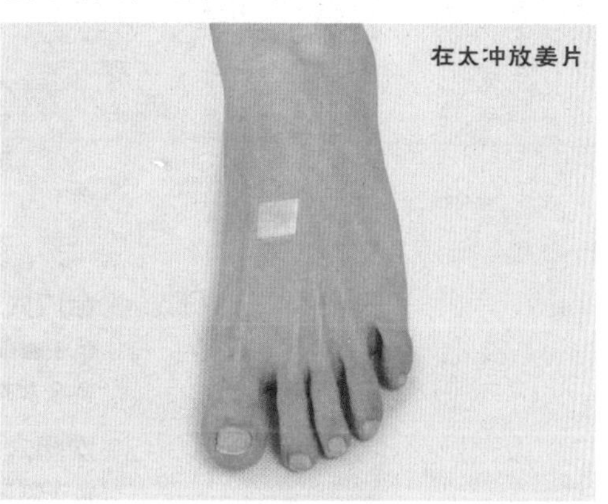
在太冲放姜片

2 把中艾炷放置在姜片的中央，点燃施灸。施灸过程中，若患者感觉疼痛，可将姜片略略抬起旋即放下，反复操作，以缓解患者疼痛。当艾炷燃尽时更换第 2 壮重新施灸，每穴灸 3~5 壮，隔日 1 次，15 次为 1 个疗程。此灸法适用于肝经湿热引起的外阴瘙痒。

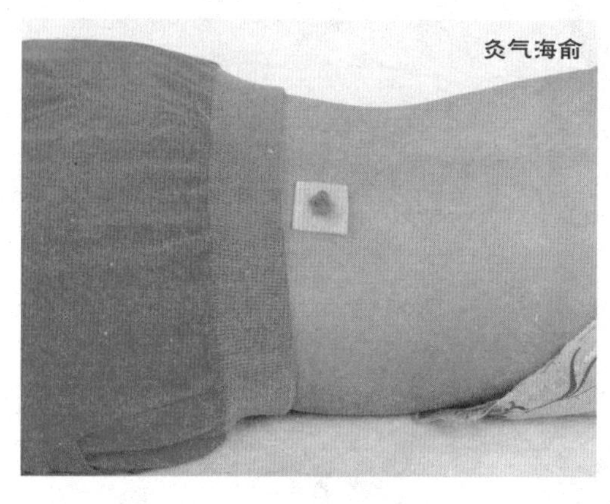
灸气海俞

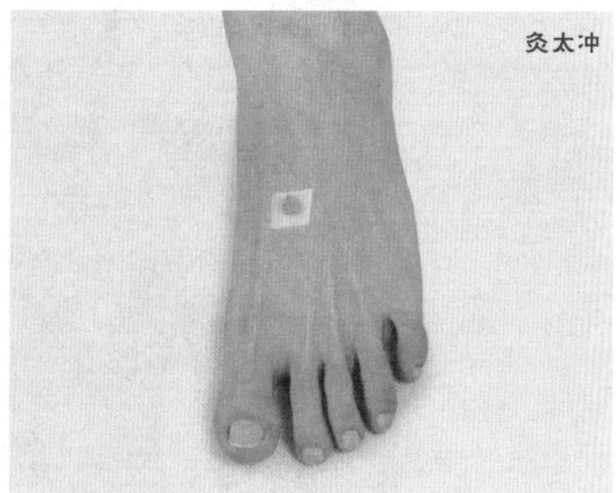
灸太冲

小贴士

防治外阴瘙痒要注意饮食调节，以清淡、富含维生素的新鲜蔬菜和豆制品为佳。忌酒、咖啡、浓茶、辣椒等刺激性食品。保持大便通畅，防止便秘。内衣和内裤要保持清洁，做到每天更换内裤，清洗阴部。发生瘙痒时不要用手抓挠，以防越挠越痒，形成恶性循环。保持心情愉快，增强治疗疾病的信心。

性冷淡

性冷淡是指性欲缺乏，通俗地讲是对性生活无兴趣，患者以女性居多。性冷淡是由生理和心理原因引起的。中医认为，性冷淡的病位在心、肝、脾、肾，病因是气郁、痰阻、精亏、气血不足等。在相关穴位施灸可疏肝理气、行气活血、滋肾养阴，可有效改善性冷淡。

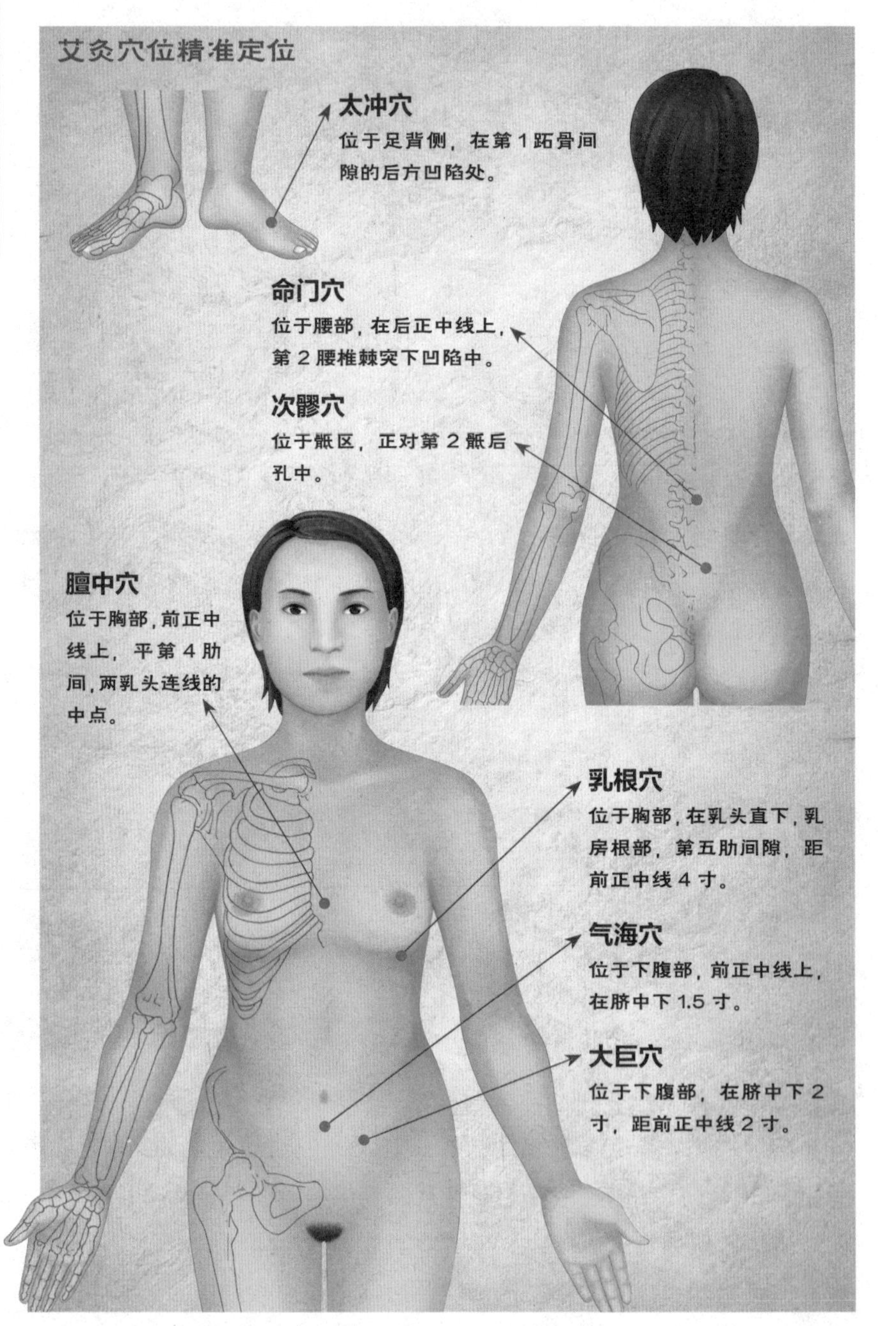

手把手教你艾灸

1 取大巨、膻中、乳根、气海、次髎、命门、太冲等穴位，按照先灸腰背部穴位再灸胸腹部穴位、先灸上部穴位再灸下部穴位的顺序施灸。让患者取合适的体位，在要灸的穴位上涂抹一层凡士林，以黏附艾炷，防止其从皮肤上脱落。

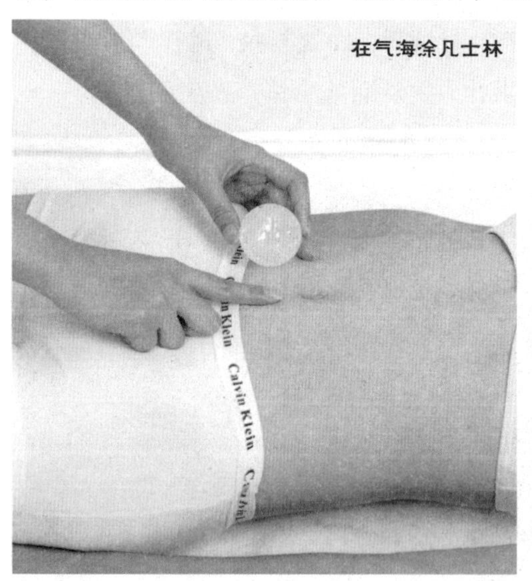

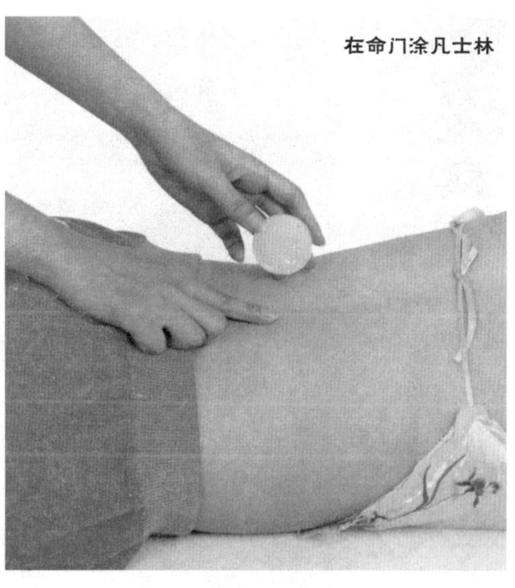

2 把小艾炷放置在已涂抹凡士林的穴位上，点燃施灸。当艾炷燃近皮肤或患者感觉疼痛时移去艾炷，更换第 2 壮重新施灸。每穴灸 3~5 壮，以穴位处皮肤潮红为度。每日 1 次，10 次为 1 个疗程。此灸法最适用于肝气郁结引起的性冷淡，主要症状为性欲淡漠，厌恶性事，伴有郁闷不乐、胸胁胀满、月经不调。

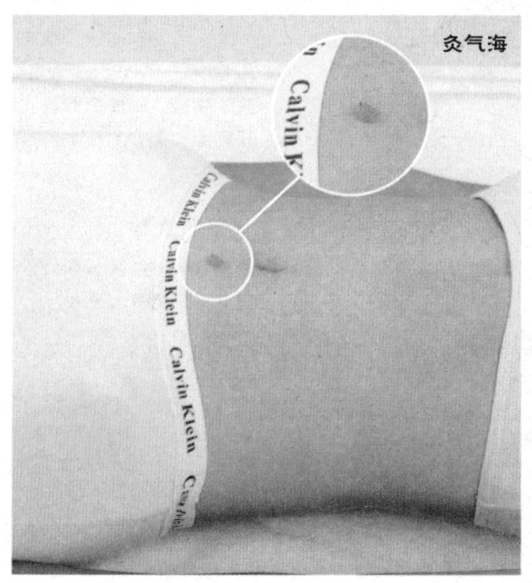

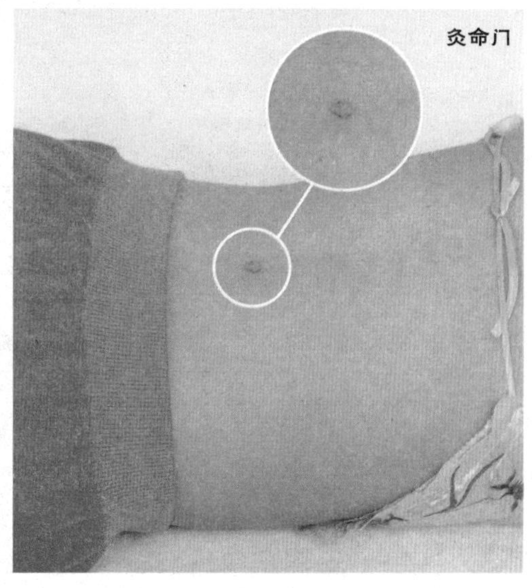

习惯性流产

凡妊娠不到20周，胎儿体重不足500克而中止者，称流产。习惯性流产是指流产连续发生3次以上者。其临床症状以阴道出血、阵发性腹痛为主。习惯性流产多与生殖器官发育不良、免疫失调、内分泌紊乱、子宫内膜的各种感染有关。中医认为，本病多由肾气不足，冲任不固所致，宜在未孕之前补肾健脾，固气养血，进行调治。在相关穴位施灸可健脾补肾、滋阴养血，从而减少流产发生的概率。

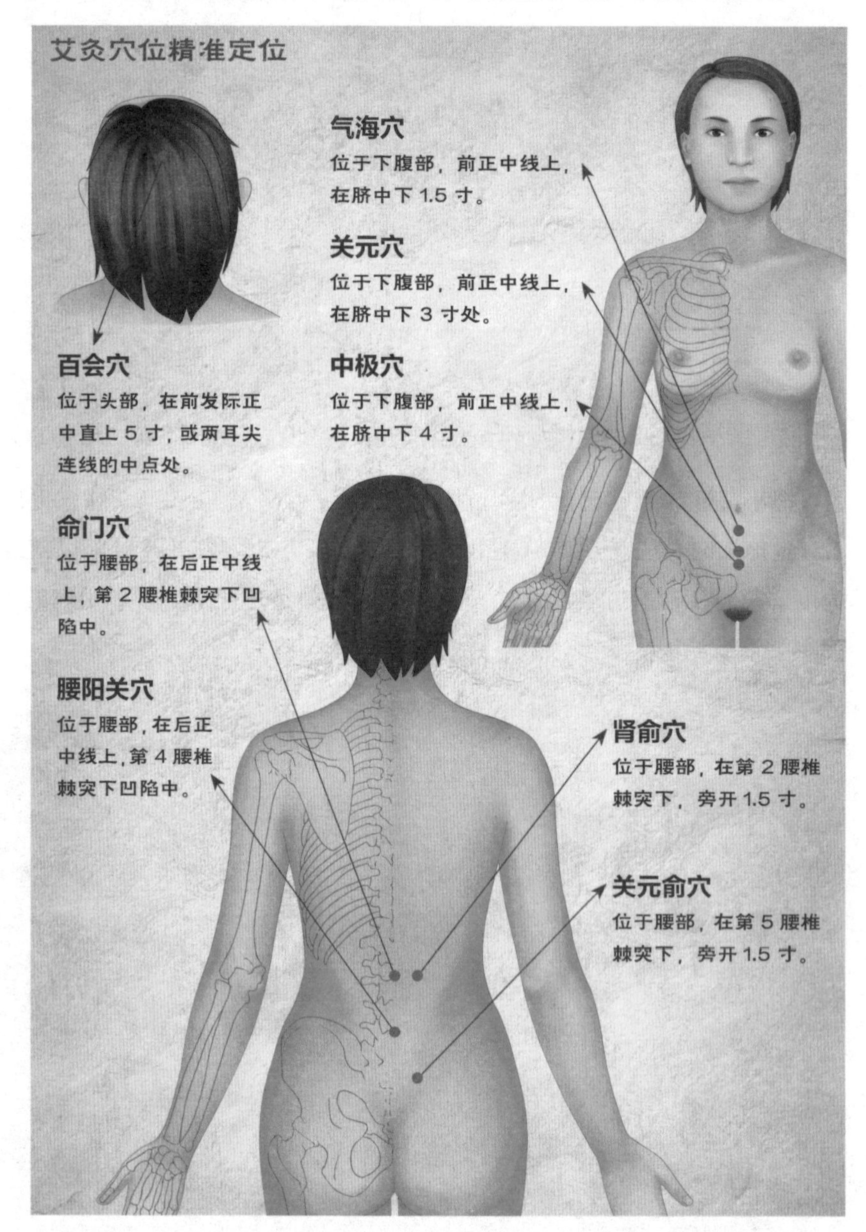

手把手教你艾灸

1 取气海、关元、中极、肾俞、命门、腰阳关、关元俞、百会等穴位，按照先灸腰背部穴位再灸胸腹部穴位，先灸上部穴位再灸下部穴位的顺序施灸。先将新鲜的生姜切成厚约 0.3 厘米的薄片，用针在姜片上扎数个小孔，然后让患者取舒适的体位，把姜片放置在要灸的穴位上。

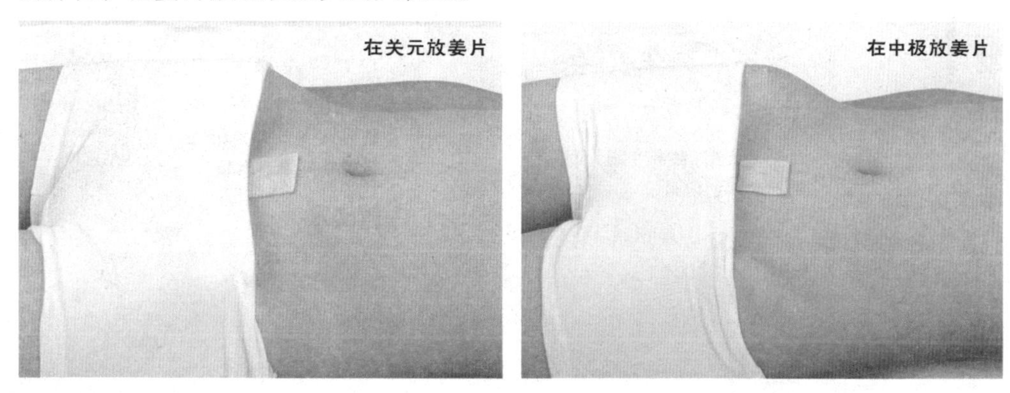
在关元放姜片　在中极放姜片

2 把中艾炷放置在姜片的中央，点燃施灸。施灸过程中若患者感觉灼痛，可把姜片略抬起旋即放下，反复操作，以缓解疼痛。每穴灸 3~5 壮，隔日 1 次，10 次为一个疗程。此灸法最适用于肾阴亏虚的女性。

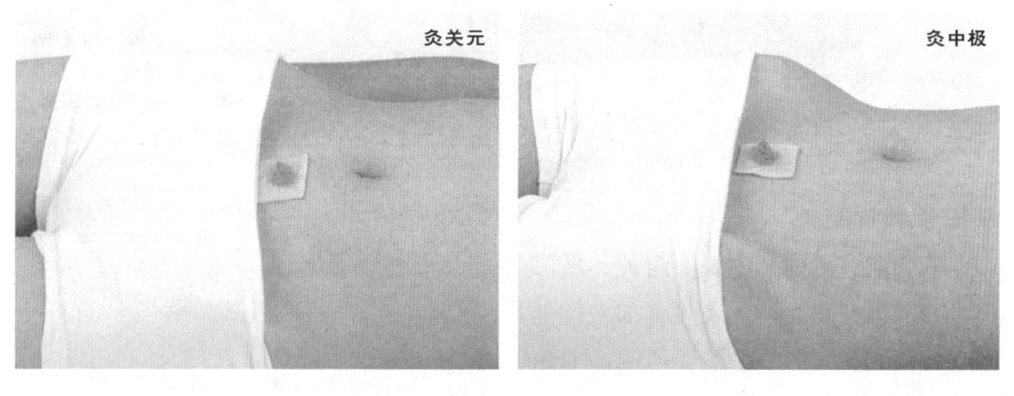
灸关元　灸中极

小贴士

孕妇一定要养成良好的生活习惯，作息要有规律，最好保证每日睡够 8 小时，并适当活动。要养成定时排便的习惯，还要适当多吃富含纤维素的食物，以保持大便通畅。孕妇应勤洗澡、勤换内衣，要特别注意阴部清洁，可每晚用洁净温水清洗外阴部，以防止病菌感染。孕妇要注意调节自己的情绪，保持心情舒畅，避免各种不良刺激，消除紧张、烦闷、恐惧心理，尤其不能大喜、大悲、大怒、大忧，否则对胎儿的生长发育是非常不利的。

妊娠呕吐

妊娠呕吐是指受孕后 2~3 个月之间，反复出现的以恶心、呕吐、厌食或食入即吐为主要症状的孕期病症，一般在妊娠 12 周左右会自行消失，对生活和工作影响不大，不需特殊治疗。中医认为，妊娠呕吐主要由胎气不和、素体脾胃虚弱、胃气失和所致。在相关穴位施灸可培补元气、调节脏腑功能、健脾和胃，从而可有效减少呕吐的次数。

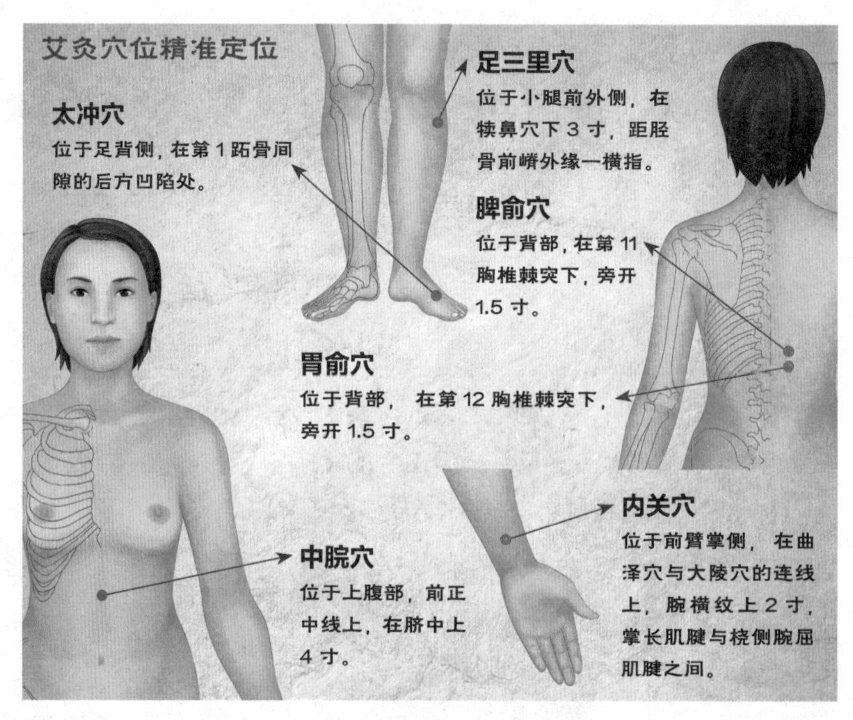

手把手教你艾灸

取脾俞、胃俞、中脘、内关、足三里、太冲等穴位，按照先灸腰背部穴位再灸胸腹部穴位，先灸上部穴位再灸下部穴位的顺序施灸。让患者取合适的体位，施灸者将艾条的一端点燃，火头对准要灸的穴位，距离皮肤约 3 厘米施灸，以患者灸部有温热感而无灼痛感为宜。每穴灸 10~15 分钟。每天灸 1 次，5 天为 1 个疗程，若症状未得到改善，隔 2 天可继续下一疗程。

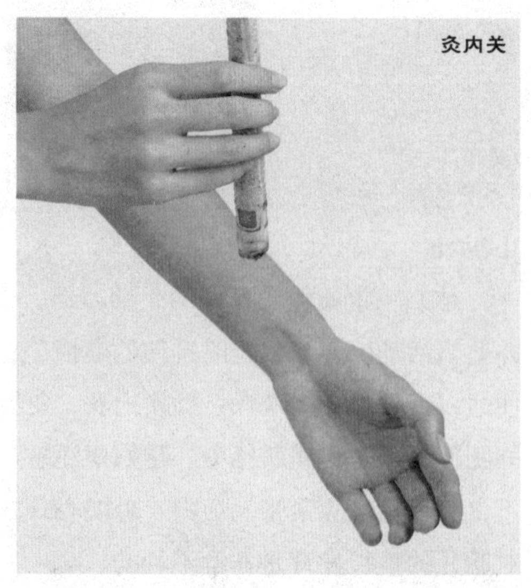

乳腺增生

乳腺增生是女性最常见的乳房疾病，是由于人体内分泌紊乱而引起乳腺结构异常的一种疾病。其症状以乳房周期性疼痛为特征，每次月经前疼痛加剧，行经后疼痛减轻或消失，严重者经前经后均呈持续性疼痛。中医认为，此病是由郁怒伤肝、思虑伤脾、气滞血瘀、痰凝成核所致。在相关穴位施灸可调节脏腑功能、调和气血、祛痰除湿，从而达到改善症状的目的。

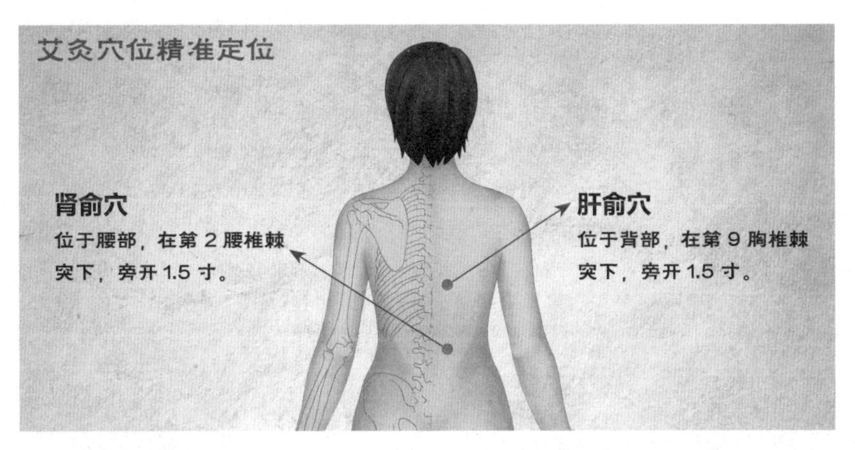

手把手教你艾灸

取肝俞、肾俞，让患者取俯卧位，施灸者点燃艾条的一端，火头对准要灸的穴位，距离皮肤约 3 厘米高度施灸，以患者感觉灸处有温热感而无灼痛感为宜。每穴灸 15~20 分钟，灸至皮肤潮红为度。每日灸 1~2 次。灸治过程中，施灸者注意力要集中，以免艾灰掉落在皮肤上，烫伤患者。

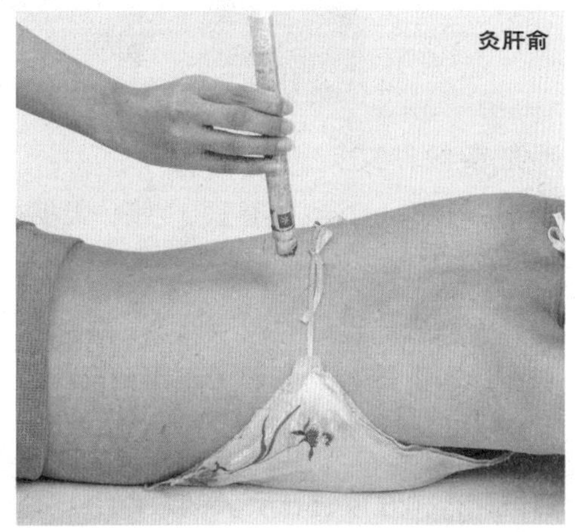

小贴士

要做好乳腺增生的防治，必须改变饮食习惯和生活习惯。少吃油炸食品、动物脂肪、甜食及过多进补食品，多吃蔬菜和水果类、粗粮、豆类、核桃、黑芝麻、黑木耳、蘑菇等。要注意劳逸结合，保持性生活和谐，以调节内分泌。保持正常的作息规律，保持大便通畅。禁止滥用避孕药，避免人流手术。适度锻炼身体，增强抵御疾病的能力。

急性乳腺炎

急性乳腺炎是由细菌感染所致的急性乳房炎症，常在短期内形成脓肿，多由金黄色葡萄球菌或链球菌沿淋巴管入侵所致。多见于产后2~6周哺乳妇女，尤其是初产妇。此病在哺乳期的任何时间都可发生，而在哺乳的开始最为常见。中医认为，乳腺炎是由肝郁气滞、胃热壅滞、乳汁瘀滞等原因造成的。在相关穴位施灸，可行气通乳、疏肝理气、调和脾肾，从而治疗乳腺炎。

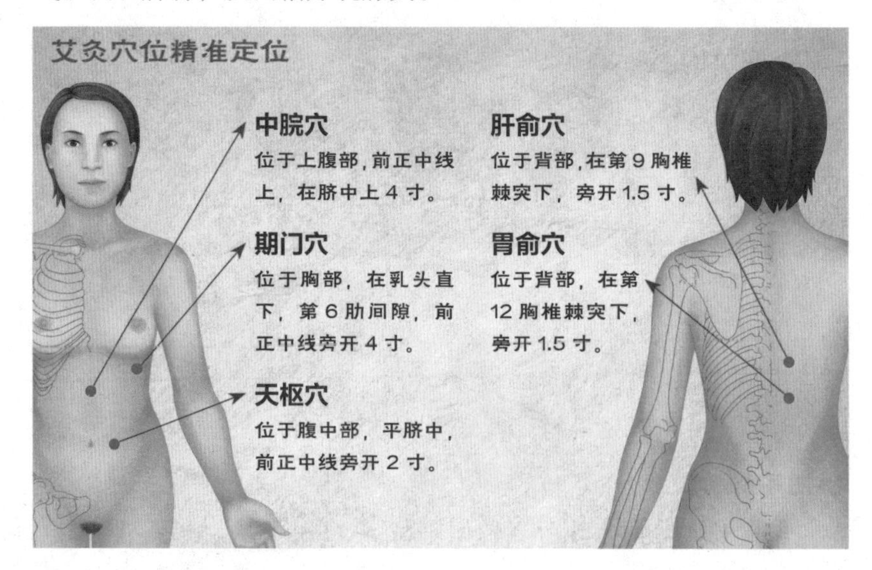

手把手教你艾灸

1 取肝俞、胃俞、期门、中脘、天枢、阿是穴等穴位，按照先灸腰背部穴位再灸胸腹部穴位的顺序施灸。先将大蒜横切成厚约0.3厘米的薄片，用针在蒜片上扎数个小孔，然后让患者取合适体位，把蒜片放置在要灸的穴位上。

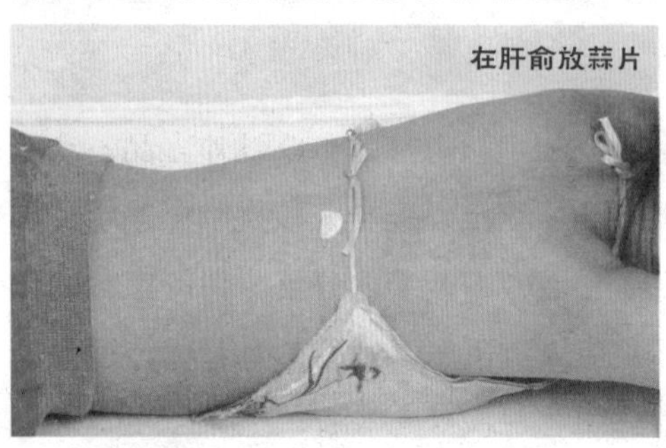
在肝俞放蒜片

2 把中艾炷放置在蒜片的中心，点燃施灸。当艾炷燃尽时更换第2壮，灸完4~5壮后，更换蒜片继续施灸。每穴灸7壮，以灸处皮肤潮红为度。灸治过程中小心操作，避免烫伤患者皮肤。

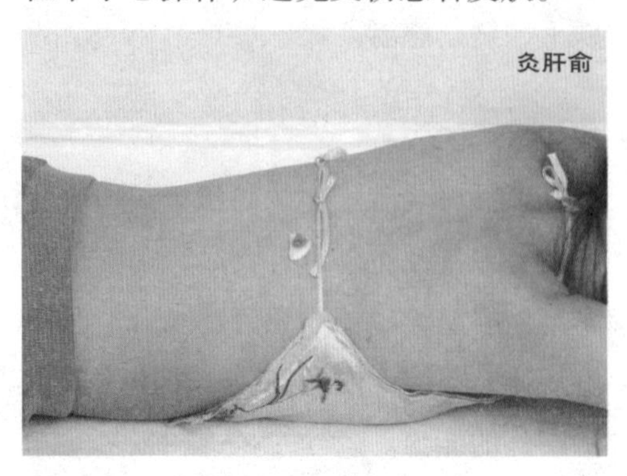
灸肝俞

慢性盆腔炎

慢性盆腔炎是指女性内生殖器及其周围结缔组织、盆腔腹膜的慢性炎症。其主要临床表现为月经紊乱、白带增多、腰腹疼痛及不孕等，如已形成慢性附件炎，则可触及肿块。中医认为盆腔炎通常是由外感邪毒、气血不足、劳倦内伤、情志不舒所致，在相关穴位施灸，可祛除湿邪、调和气血、培补元气、疏经通络，从而达到改善症状的目的。

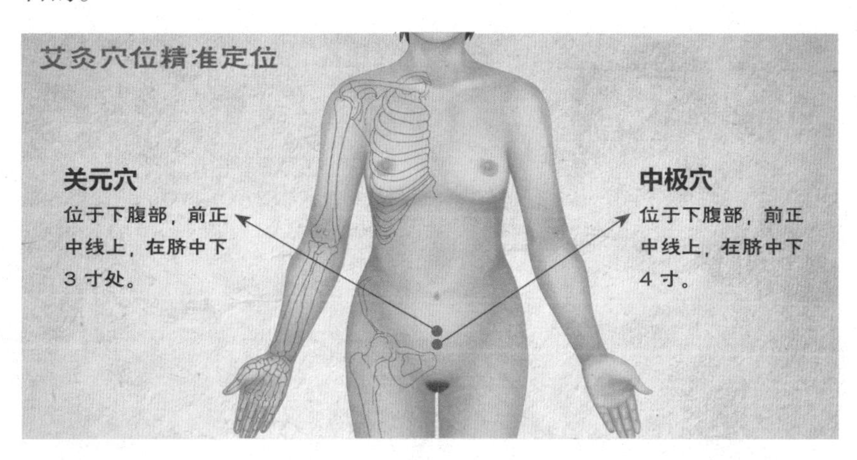

手把手教你艾灸

1 取关元、中极施灸。先把新鲜的生姜切成厚约0.3厘米的薄片，用针在姜片上扎数个小孔，然后让患者取仰卧位，把姜片放置在要施灸的穴位上。

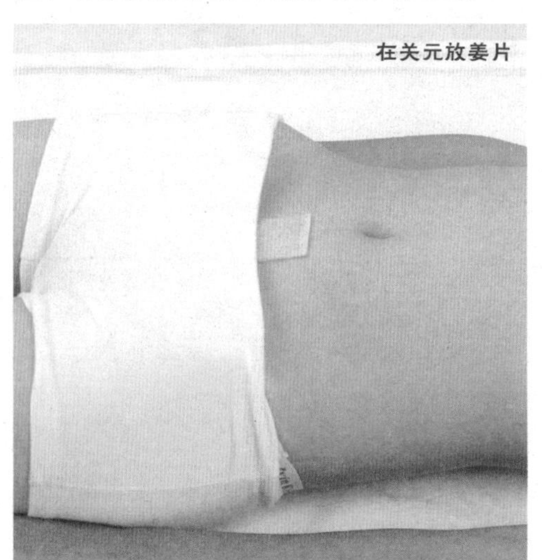

2 把中艾炷放置在姜片的中央，点燃施灸，施灸过程中若患者感觉疼痛，可把姜片略略抬起再放下，反复操作以缓解疼痛，每穴灸5~7壮，以穴位处皮肤潮红为度。每日灸1~2次。

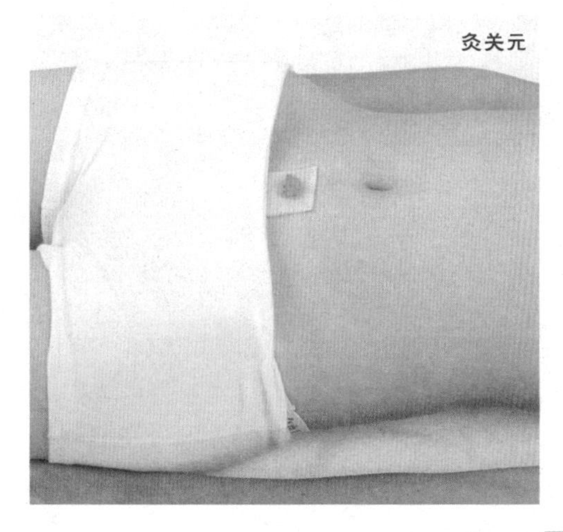

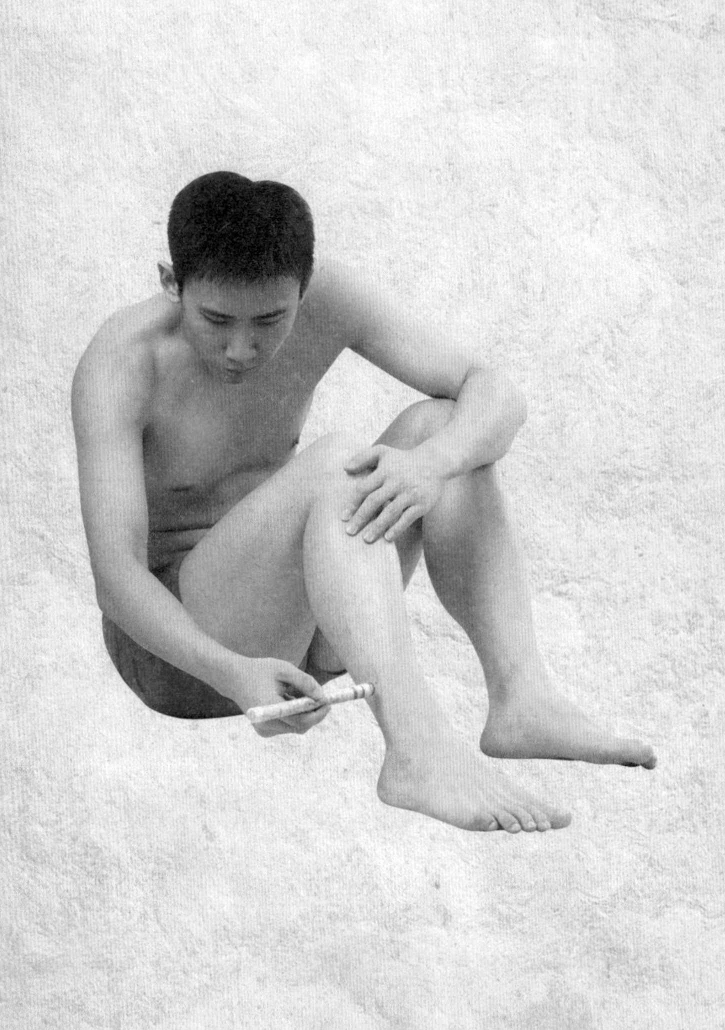

艾灸调理男性常见病

男人生病多与阳气不足有关，艾灸能补充身体阳气，驱邪扶正。男性艾灸，能摆脱疾病困扰，尽显男性阳刚之气。

前列腺炎

前列腺炎是一种男性常见病，是指前列腺特异性或非特异性感染所致的急慢性炎症引起的全身或局部症状。常见症状有尿急、尿频、排尿时有烧灼感，或有恶寒、发热、全身乏力等症状。中医认为，前列腺炎是由肾虚、湿热下注所导致的，与脾和肾的关系最为密切。在相关穴位施灸可健脾补肾、祛除湿热，从而达到治疗疾病的目的。

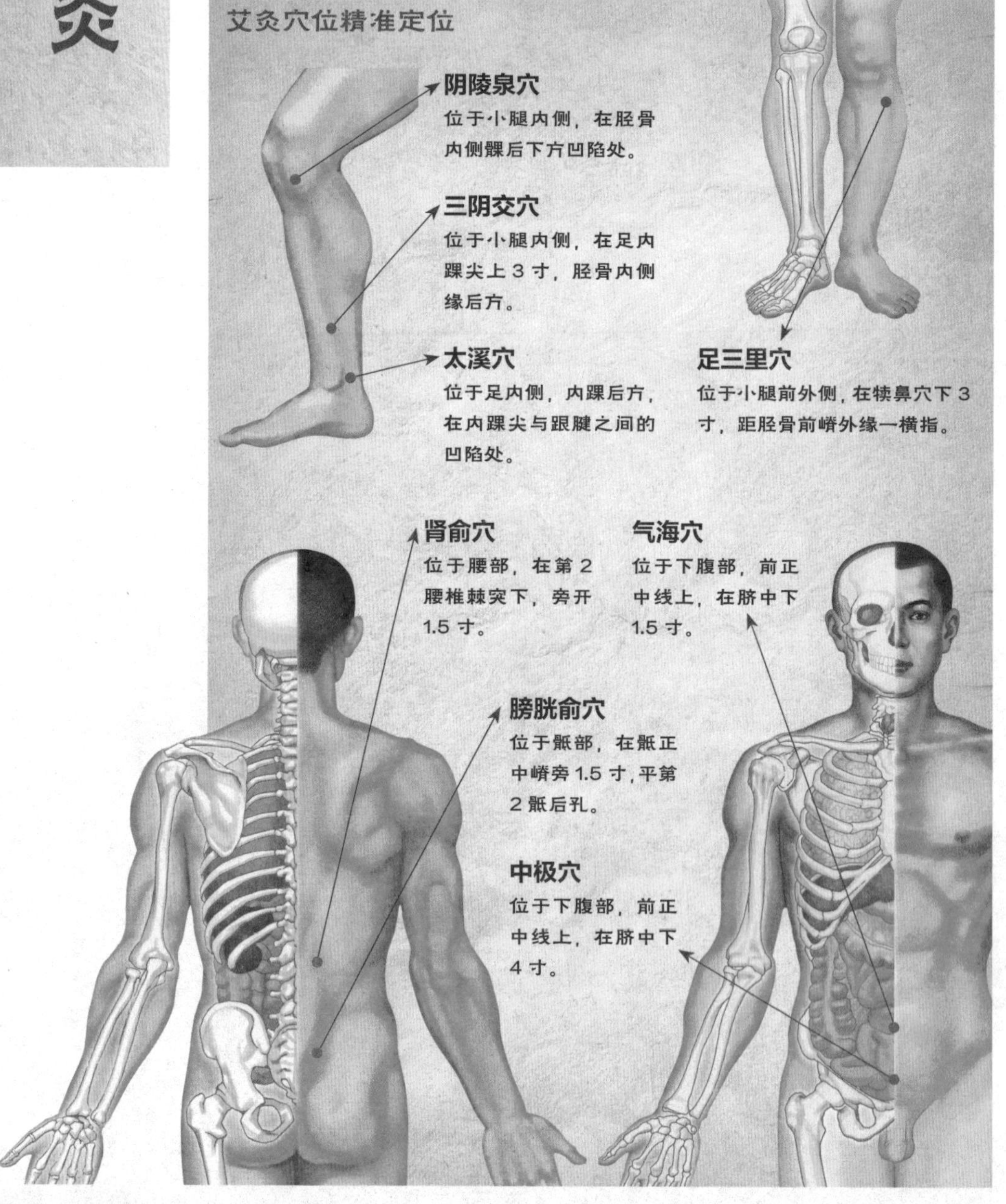

手把手教你艾灸

1 取阴陵泉、三阴交、气海、中极、太溪、膀胱俞、肾俞、足三里等穴位，按照先灸腰背部穴位再灸胸腹部穴位、先灸上部穴位再灸下部穴位的顺序施灸。让患者取合适的体位，在要灸的穴位上涂抹一层凡士林，以黏附艾炷，防止其从皮肤上脱落。

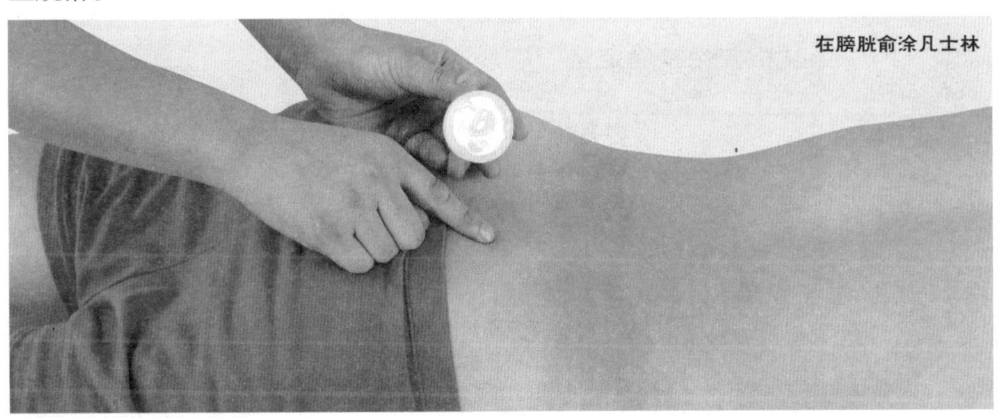
在膀胱俞涂凡士林

2 把小艾炷放置在皮肤上，点燃施灸。当艾炷燃近皮肤或患者感觉疼痛时。用镊子夹去艾炷更换第 2 壮重新施灸。每穴灸 3~5 壮，隔日 1 次。此灸法适用于肾虚引起的前列腺炎，其主要症状为尿浊、烦热、舌红脉细，部分患者可见遗精、腰冷、神疲。

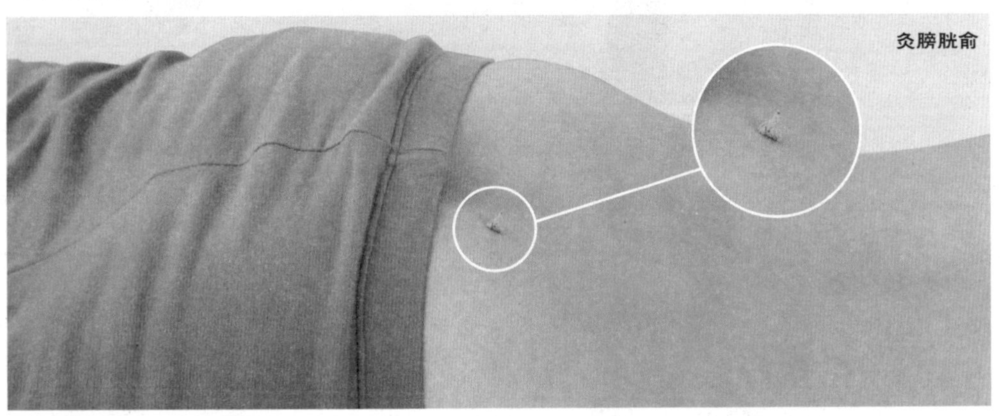
灸膀胱俞

小贴士

前列腺炎患者要多喝水、多排尿。慎用药物，因为有些药物会加重排尿困难。避免久坐，放松身体和心情，不过度劳累，保持有规律的性生活。防止身体受寒，因为受寒会导致病情加重。保持胯下干爽透气卫生，减少病毒、细菌的滋生，选择透气散热好的棉质内裤。

阳痿

阳痿是指在有性欲要求时阴茎不能勃起或勃起不坚，或者虽然有勃起且有一定的硬度，但不能保持性交的足够时间，因而妨碍性交或不能完成性交。中医认为，此病主要是由思虑过度、湿热下注、心肾不交、气血不足、心脾受损引起的，在相关穴位施灸能够滋养肾脏、调理气血、祛除湿热、补心健脾，从而达到改善症状的目的。

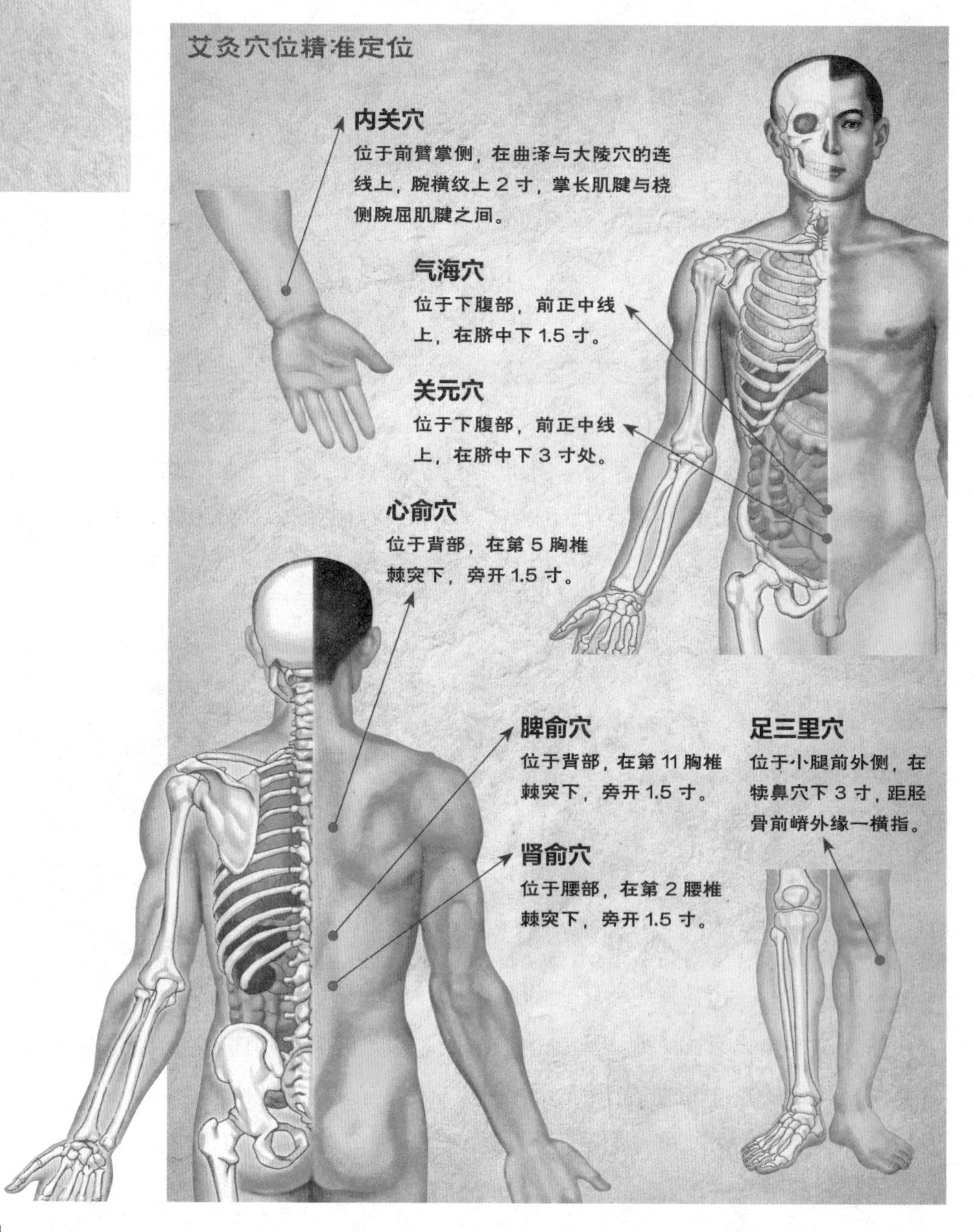

手把手教你艾灸

1 取心俞、脾俞、肾俞、气海、关元、内关、足三里等穴位，按照先灸腰背部穴位再灸胸腹部穴位、先灸上部穴位再灸下部穴位的顺序施灸。先将新鲜的生姜切成厚约 0.3 厘米的薄片，用针在上面扎数个小孔，然后让患者取合适的体位，把姜片放置在要施灸的穴位上。

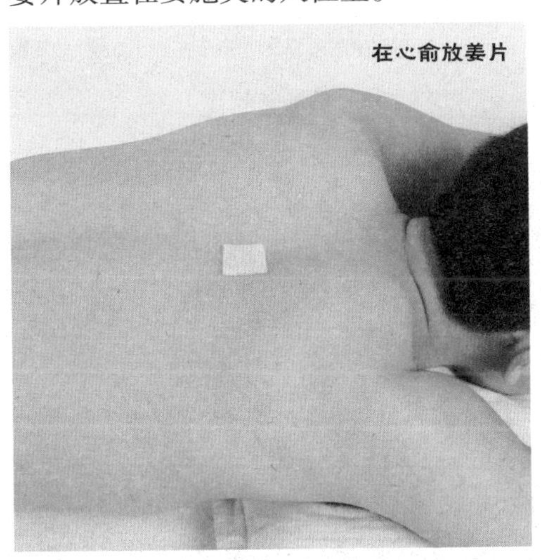
在心俞放姜片

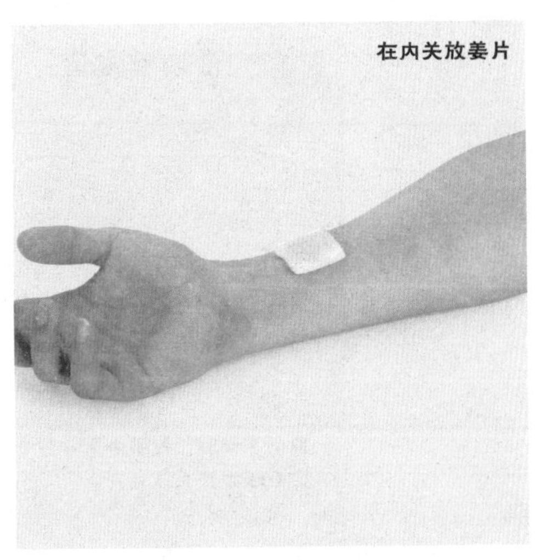
在内关放姜片

2 把中艾炷放置在要灸的穴位上，点燃施灸。灸治过程中，若患者感觉疼痛，可把姜片略略抬起再放下，反复操作，以缓解疼痛。当艾炷燃尽时更换第 2 壮重新施灸。每穴灸 5~10 壮，隔日 1 次，10 次为 1 个疗程。此灸法最适用于心脾受损引起的阳痿，主要症状为阳事不举，夜寐多梦不安，心烦神疲，饮食不香，面色无华。

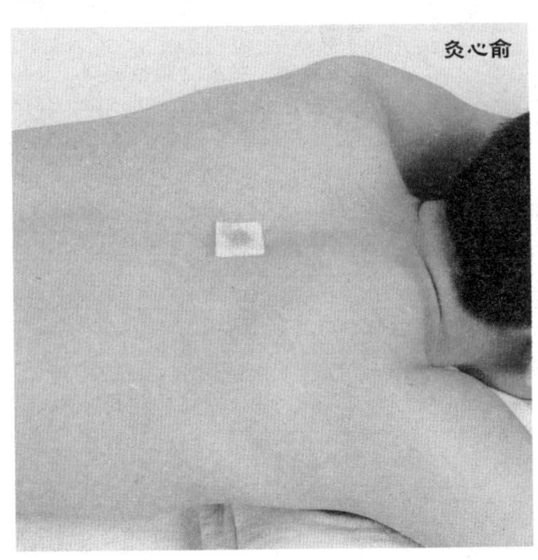
灸心俞

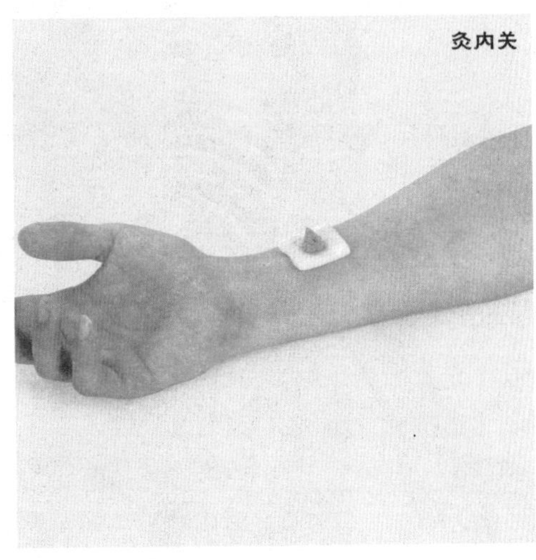
灸内关

早泄

早泄是指射精发生在阴茎进入阴道之前，或进入阴道中时间较短，在女性尚未达到性高潮时提早射精而出现的性交障碍。导致早泄的原因主要有生理和心理两个方面，出现早泄时应及时治疗。中医认为，早泄是因肝肾亏虚、命门火衰、思虑过度等原因导致的，在相关穴位施灸可补肝肾、强健身体，改善症状。

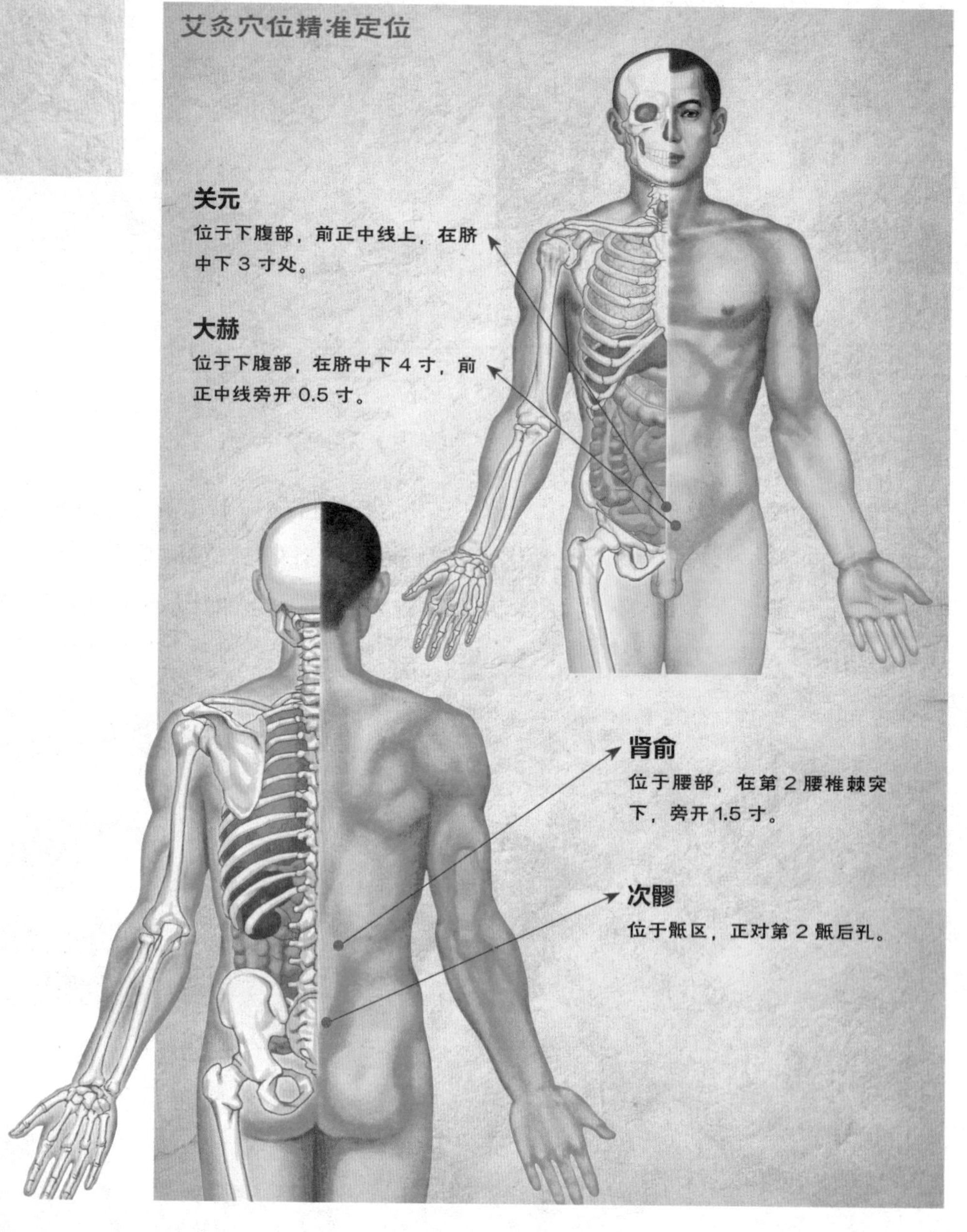

手把手教你艾灸

1 取肾俞、次髎、关元、大赫等穴位，按照先灸腰背部穴位再灸胸腹部穴位的顺序施灸。先将新鲜的生姜切成厚约 0.3 厘米的薄片，用针在上面扎数个小孔。然后让患者取合适的体位，把姜片放置在要灸的穴位上。

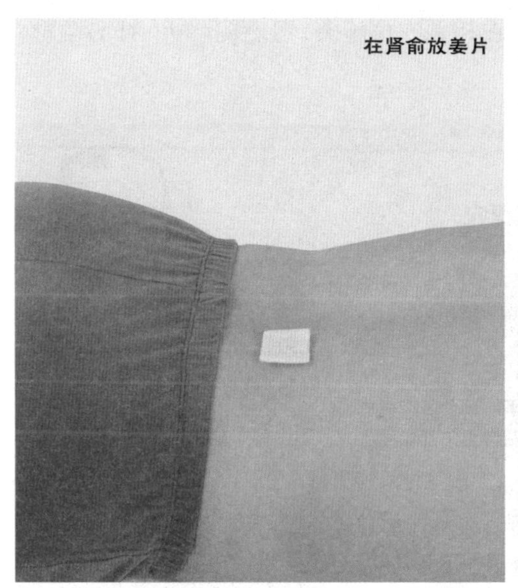
在肾俞放姜片

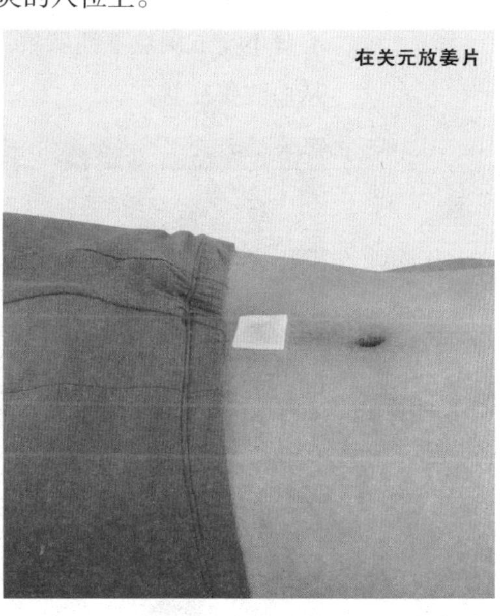
在关元放姜片

2 把中艾炷放置在姜片的中央，点燃施灸。若灸治过程中，患者感觉疼痛，可把姜片略略抬起旋即放下，反复操作，以缓解疼痛。当艾炷燃尽时更换第 2 壮重新施灸。每穴灸 5~7 壮，每日灸 1~2 次。

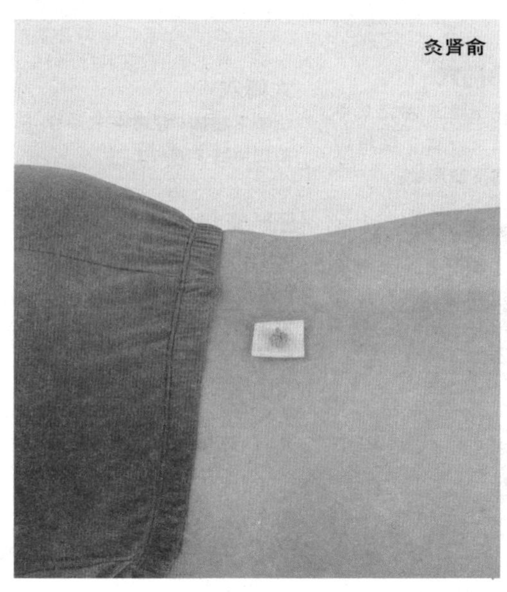
灸肾俞

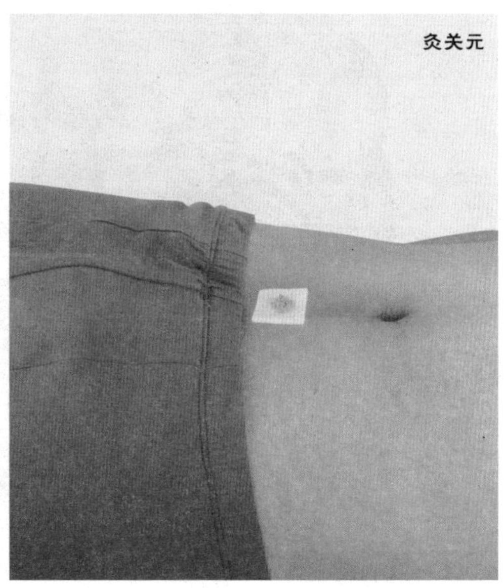
灸关元

遗精

遗精是一种不因性交而精液自行排出的生理现象。在梦境中的遗精称梦遗，无梦而自遗者名滑精。遗精的频率可以从 1~2 周一次到 4~5 周一次不等，均属正常，若一周内有几次或一夜几次遗精就属于一种病理现象，应及时治疗。中医认为，此现象多由肾虚精关不固、心肾不交或湿热下注所致。在相关穴位施灸，可滋阴降火、补心益肾，从而改善症状。

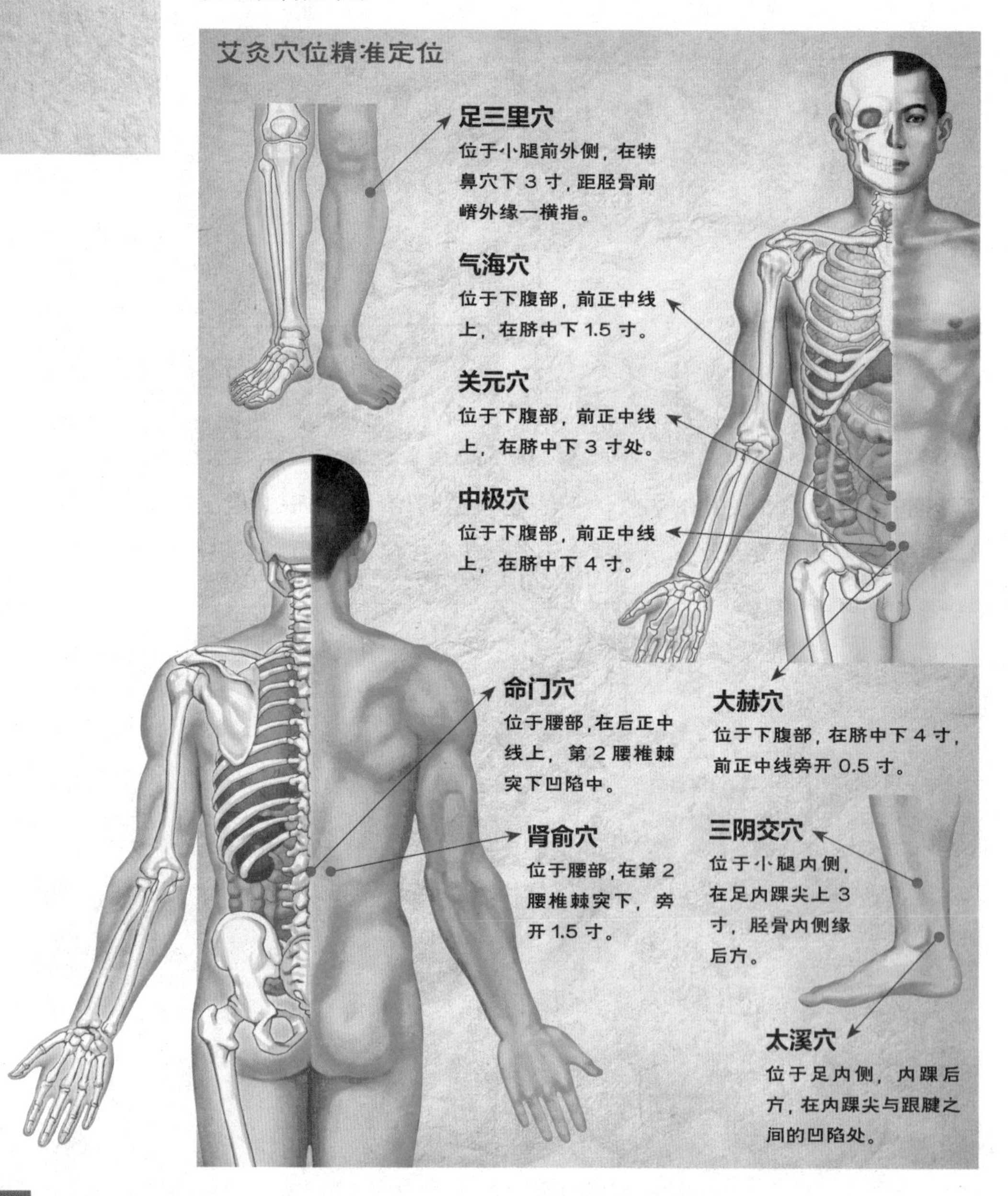

手把手教你艾灸

1 取肾俞、命门、气海、关元、大赫、中极、足三里、太溪、三阴交等穴位，按照先灸腰背部穴位再灸胸腹部穴位，先灸上部穴位再灸下部穴位的顺序施灸。先把新鲜的生姜切成厚约 0.3 厘米的薄片，用针在姜片上扎数个小孔，然后让患者取合适体位，把姜片放置在要灸的穴位上。

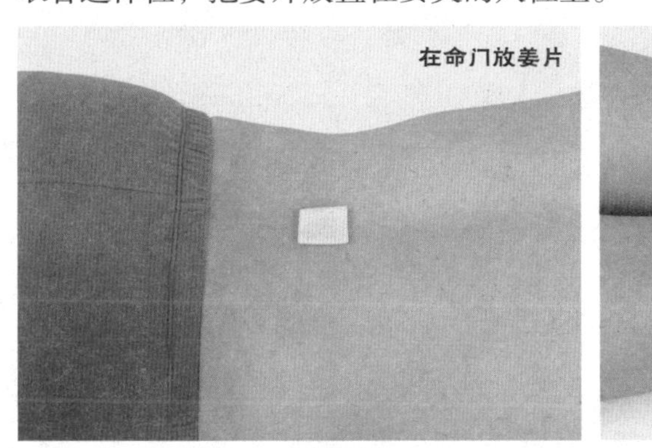
在命门放姜片

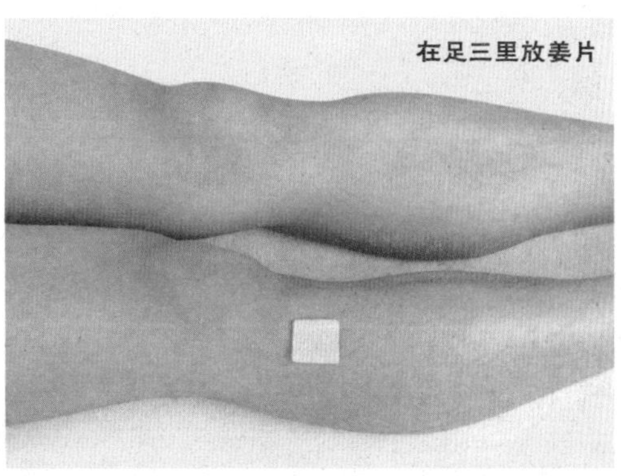
在足三里放姜片

2 把中艾炷放置在姜片的中央，点燃施灸。若灸治过程中患者感觉疼痛，可把姜片略略抬起旋即放下，反复操作，以缓解疼痛。当艾炷燃尽时更换第 2 壮。每穴灸 3~5 壮，每日 1 次，3 次为 1 个疗程。此灸法最适用的症状为无梦而遗，遗精频作，甚则不分昼夜，阳动则有精液滑出，腰酸肢冷，头晕脑胀，神疲乏力，面色苍白，或兼阳痿，自汗气短。

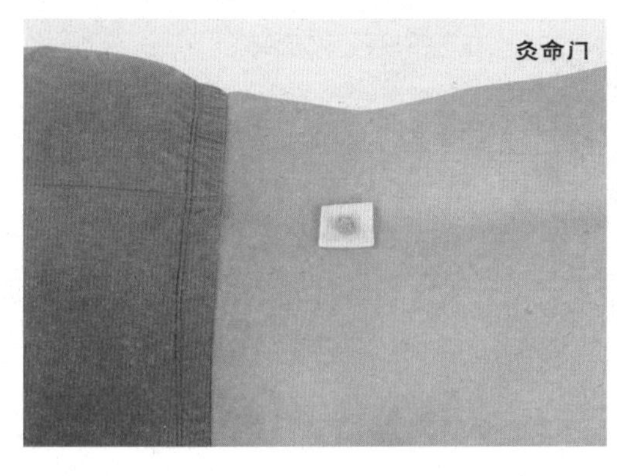
灸命门

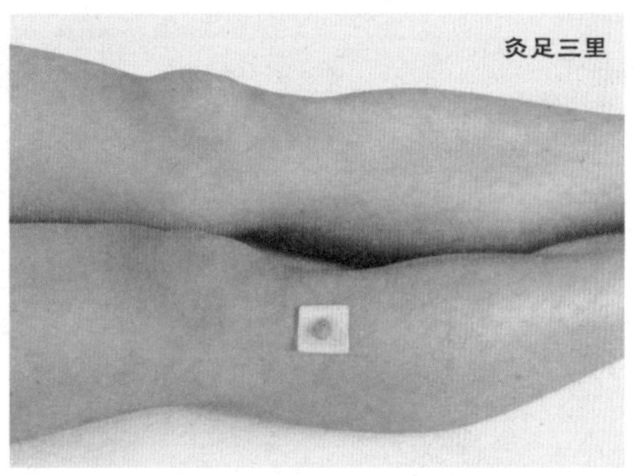
灸足三里

小贴士

遗精患者不要过分紧张，应做好心理调节，增强治疗疾病的信心。遗精后不要受凉，更不要用冷水清洗，以免寒邪侵入。做到劳逸结合，不熬夜，不吃辛辣刺激性食物。消除杂念，少看色情画报和电影。适当参加体育活动，转移注意力，陶冶情操。

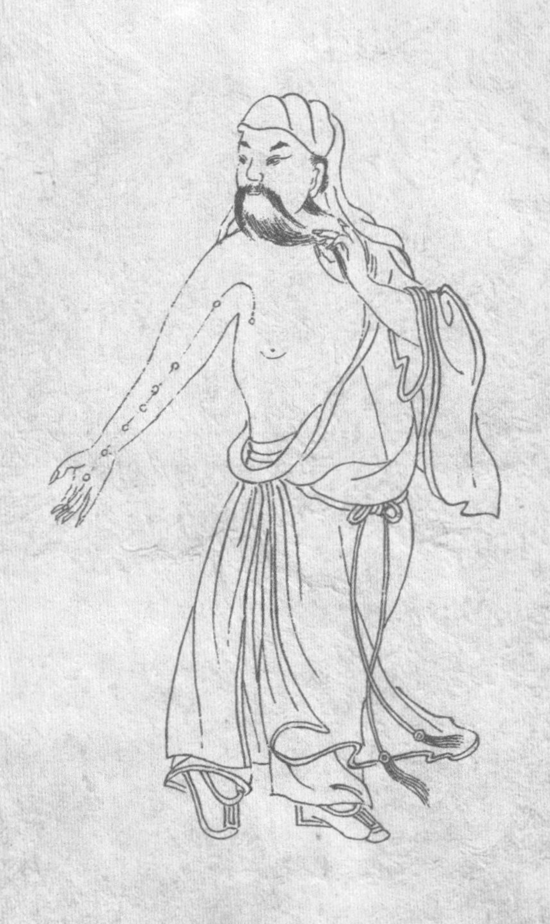